慶應義塾大学医学部神経内科教授 **鈴木則宏** ●シリーズ監修

東北大学大学院医学系研究科神経内科学教授 **青木正志** ●編集

運動ニューロン疾患

神経内科 Clinical Questions & Pearls

中外医学社

■執筆者一覧 （執筆順）

熱田直樹	名古屋大学医学部附属病院神経内科 講師
祖父江　元	名古屋大学神経変性・認知症制御研究部 特任教授
山下　徹	岡山大学大学院医歯薬学総合研究科脳神経内科学 講師
阿部康二	岡山大学大学院医歯薬学総合研究科脳神経内科学 教授
荒若繁樹	大阪医科大学内科学Ⅳ教室神経内科 教授
加藤丈夫	山形大学第3内科 教授
飯田　円	名古屋大学大学院医学系研究科神経内科学 日本学術振興会特別研究員
近藤直英	名古屋大学大学院医学系研究科神経内科学 医員
佐橋健太郎	名古屋大学大学院医学系研究科神経内科学 助教
勝野雅央	名古屋大学大学院医学系研究科神経内科学 教授
斎藤加代子	東京女子医科大学附属遺伝子医療センター 所長・教授
森田光哉	自治医科大学リハビリテーションセンター 准教授
若林孝一	弘前大学医学研究科脳神経病理学講座 教授
寺田　真	筑波大学医学医療系臨床医学域神経内科学
玉岡　晃	筑波大学医学医療系臨床医学域神経内科学 教授
長谷川成人	東京都医学総合研究所認知症・高次脳機能研究分野 分野長
井泉瑠美子	東北大学大学院医学系研究科神経内科学
髙橋祐二	国立精神・神経医療研究センター病院神経内科 診療部長
割田　仁	東北大学病院神経内科 院内講師
佐々木彰一	あがの市民病院神経内科 部長
内野　誠	総合リハビリテーションセンター城南病院 理事長・院長
山下　賢	熊本大学大学院生命科学研究部神経内科学 准教授
岩佐直毅	徳島大学病院神経内科
野寺裕之	徳島大学病院神経内科 講師
馬場　徹	東北大学大学院医学系研究科高次機能障害学 講師
大久保卓哉	東京医科歯科大学大学院脳神経病態学分野（神経内科）助教
永野　功	国立病院機構宮城病院 院長
菊池仁志	村上華林堂病院 理事長
浅田隆太	岐阜大学医学部附属病院先端医療・臨床研究推進センター 副センター長
中島　孝	国立病院機構新潟病院 院長
池田哲彦	国立病院機構新潟病院 神経内科医長

鈴木直輝	東北大学病院神経内科 助教
永田哲也	東京医科歯科大学大学院脳神経病態学分野（神経内科）特任講師
吉岡耕太郎	東京医科歯科大学大学院脳神経病態学分野（神経内科）特任助教
横田隆徳	東京医科歯科大学大学院脳神経病態学分野（神経内科）主任教授
四條友望	東北大学大学院医学系研究科神経内科学
山本　真	大分協和病院 院長（理事長）
成田有吾	三重大学医学部看護学科基礎看護学 教授
吉峰俊樹	大阪大学国際医工情報センター臨床神経医工学 特任教授
平田雅之	大阪大学国際医工情報センター臨床神経医工学 寄付研究部門教授
山本敏之	国立精神・神経医療研究センター嚥下障害リサーチセンター センター長
清水俊夫	東京都立神経病院脳神経内科 部長
尾野精一	帝京大学ちば総合医療センター神経内科 客員教授
吉澤奈央	公立昭和病院外科・消化器外科 医長
川内裕子	東北大学病院神経内科
加藤昌昭	総合南東北病院神経内科 科長
溝口功一	国立病院機構静岡富士病院神経内科 院長
秋山徹也	東北大学大学院医学系研究科神経内科学
宮地隆史	国立病院機構柳井医療センター 副院長
野中道夫	北祐会神経内科病院 医務部部長
小野洋也	東北大学大学院医学系研究科神経内科学
難波玲子	神経内科クリニックなんば 院長
木村文治	大阪医科大学神経内科 教授，難病総合センター センター長
小野美鈴	大阪医科大学附属病院難病総合センター医療相談部
新井哲明	筑波大学医学医療系臨床医学域精神医学 教授
池田謙輔	東北大学大学院医学系研究科神経内科学
青木洋子	東北大学大学院医学系研究科遺伝医療学分野 教授
今井尚志	医療法人徳洲会 ALS ケアセンター センター長
関本聖子	東北大学病院地域医療連携課宮城県神経難病医療連携センター

シリーズ刊行にあたって

　神経内科は，現在のわが国の専門医制度においては内科のsubspecialtyの一つであり，初期研修あるいは専門医への専攻医研修においては内科の必須研修科目の一つになっています．しかし神経内科疾患を「患者の主訴」という切り口で眺めてみると，「神経内科」はきわめて広い守備範囲を持っています．たとえば，「物がダブって二つに見える」「手がしびれる」「目がチカチカした後に激しい頭痛がする」などの感覚障害，「片側の手足が動かない」「ふらついて転びやすい」「呂律が回らない」「物が飲み込みにくい」などの運動障害，「朝食の内容を思い出せない」「自分の家族が誰であるかわからない」などの認知機能障害，「いくら呼んでも目を覚まさない」「時々失神する」などの意識障害など，さらには救急車で搬送されるような「激しい回転性めまいがして歩けない」「痙攣が止まらない」などの救急症状まで多岐にわたります．これらの多彩でかつ一般的な主訴から神経内科特有の疾患を鑑別し診断するのが神経内科なのです．神経疾患には，中枢神経の疾患（脳梗塞や脳出血等の脳血管障害，脳炎，髄膜炎，頭痛，てんかん，認知症，パーキンソン病，筋萎縮性側索硬化症，多発性硬化症，視神経脊髄炎など），末梢神経疾患，(Bell麻痺，Guillain-Barré症候群，慢性炎症性脱髄性ニューロパチーなど)，筋疾患（筋ジストロフィー症，多発筋炎，周期性四肢麻痺など），神経筋接合部疾患（重症筋無力症，Lambert-Eaton筋無力症症候群など）が含まれ，きわめて多くの疾患があります．

　シリーズ『神経内科 Clinical Questions & Pearls』はこのような神経内科を標榜し，さらに専門医を目指すという大きな志を抱く若き医師を対象として立案・企画されました．神経内科疾患を主な領域別に分け，各領域を独立したシリーズとして刊行することとし，各巻ごとに当該領域におけるオピニオンリーダーに責任編集者として内容を企画していただきました．テーマとしては，広い神経内科疾患の領域の中から，脳血管障害，パーキンソン病，認知症，頭痛，てんかん，多発性硬化症・視神経脊髄炎などの中枢脱髄性疾

患，神経感染症，小脳失調症，高次脳機能障害，運動ニューロン疾患，末梢神経疾患そして筋疾患の12領域を抽出し，それぞれ1冊単位の独立したモノグラフとしました．ただし，各巻相互に統一性を持たせるため，編集骨格は神経内科診療の現場で遭遇する疑問・課題を，諸疾患の診療ガイドラインで一般化した「Clinical Questions（CQ）形式」として50〜100項目をとりあげ，それぞれについてエビデンスも踏まえて解説するという方針としました．構成としては，疾患の病態理解のための要点，診断と治療の要点，そして外来・病棟での実臨床の要点をQ&A形式にまとめ，それを中核にして前後に総説あるいはコラムなどを交えて解説するという形をとりました．さらに各章の結びとして「Pearls」と題するコラムを設け，診療のポイント，コツ，ピットフォール，最新の知見，読んでおきたい重要文献などについて紹介する工夫を施したことも本シリーズの特徴といえると思います．すなわち，本シリーズは各神経疾患診療に必要な知識を学び，現場での実践力を身につけることができるようまとめられた，新しいコンセプトに基づく神経内科ガイドブックといえるでしょう．最後に，各疾患領域におけるCQを精力的かつ網羅的に抽出していただいた各巻の分担編集者の先生方，ならびに本シリーズ全体の企画編集にご協力いただきました慶應義塾大学医学部神経内科専任講師 清水利彦先生に心から感謝したいと思います．

　本シリーズが，神経内科専門医を志す方々にとって血となり肉となり，将来の臨床の場において大きな花を咲かせ，そして大きく豊かな実を結ぶことを期待しています．

　　2016年5月吉日

慶應義塾大学医学部神経内科教授

鈴 木 則 宏

序　文

　神経内科医であれば，是非，筋萎縮性側索硬化症（ALS）に自信を持って対応できる力量を備えて欲しいと思いますが，ALS の臨床は難しいと思います．どの疾患も簡単ではないかも知れませんが，ALS の臨床が難しい理由はいくつかあると思います．1 つめは神経内科医であればだれでも診療に携わる疾患でありながら，頻度はそれ程高くはなく，さらには臨床型や経過に大きなばらつきがあることです．言い換えれば，一部の専門機関でなければ，一度に多くの，さらにはさまざまな臨床経過の患者さんを担当することができない疾患だと思います．2 つめは，診断の難しさとその病気の進行の速さから，最初に診断をする病院と，その後の療養を支援する医療機関が役割分担をせざるを得ない状況があります．たとえ，診断から療養支援まで行うことができる医療機関であっても，病気の進行により地域の医療機関との連携が必要になることがほとんどです．さらには患者さんが地域で生活をするためにはボランティアや福祉関係者を含めたさまざまな職種との連携も必要になります．

　現在の臨床研修システムでは多くの若手医師は，急性期病院で研修を行うことになりますが，そこで ALS と診断された患者さんが，2〜3 年の経過をかけてどのように病気が進行し，またどのように病気を理解して，生活をしていくのかを主治医として一緒に経験しないうちには，この病気の患者さんへの説明は難しいと云わざるを得ません．

　本書では臨床上の疑問に答える形で，ガイドラインには書いていない内容を含めて，エビデンスよりもエキスパートオピニオンを集めた内容になっています．ALS のような希少疾患は診療においてエビデンスレベルが高いものはごく一部であり，その他のほとんどは患者さんをみている専門家の意見を参考にしていただくのが良いと思います．さらには実際の患者さんの診療に際しては，患者さんや家族，支援者の意見を丁寧に聞き，看護師さんや保健師さん，地域の担当の先生など多くの人と相談をして進めてもらうことが大切だと思います．

　最後になりましたが，本書の作成にあたり多くの関係者に協力をいただきました．この場を借りて感謝申し上げます．

2017 年 8 月吉日

東北大学大学院医学系研究科神経内科学教授

青　木　正　志

Contents

Ⅰ 病型，病態，病因，経過（予後）

1 ALS の自然歴，予後予測因子はどのようにわかっていますか？
〈熱田直樹　祖父江 元〉　2

2 発症が多い集積地はありますか？ 〈山下 徹　阿部康二〉　9

3 孤発性 ALS の病因・病態はどこまでわかっていますか？
〈荒若繁樹　加藤丈夫〉　14

4 SBMA の病態はどこまでわかっていますか？
〈飯田 円　近藤直英　佐橋健太郎　勝野雅央〉　21

5 脊髄性筋萎縮症（SMA）の病態はどこまでわかっていますか？
また成人発症の SMA は存在しますか？ 〈斎藤加代子〉　31

6 ALS は単一疾患ですか，どのような亜型が存在しますか？
（予後を含む） 〈森田光哉〉　38

7 傍腫瘍性の運動ニューロン疾患は存在しますか？ 〈若林孝一〉　46

8 プリオン仮説とはどのようなものですか？
〈寺田 真　玉岡 晃　長谷川成人〉　51

9 多系統タンパク質症とはどういった疾患概念ですか？
〈井泉瑠美子〉　60

Ⅱ 診断，遺伝学的検査

1 ALS の診断にどのくらい時間を要しますか？
診断基準をどのように用いますか？ 〈熱田直樹〉　70

2 ALS の原因遺伝子にはどのようなものがありますか？
本邦と欧米で異なりますか？ 〈髙橋祐二〉　78

3 遺伝学的検査はどのように行いますか？ 〈割田 仁〉　86

4 ALS mimic の鑑別はどのように行いますか？ 〈佐々木彰一〉　97

5 ALS mimics: 封入体筋炎との鑑別診断 ………………… 〈内野 誠〉 104

Ⅲ 検査，機能評価

1 運動ニューロン疾患で重要な機能評価はどのようなものですか？
………………………………………………………… 〈山下 賢〉 110

2 電気生理学的検査はどのように行いますか？（針筋電図，伝導検査，RNS，
経頭蓋電気刺激検査を含む）……………… 〈岩佐直毅 野寺裕之〉 117

3 前頭側頭型認知症の認知機能評価はどのように行いますか？
………………………………………………………… 〈馬場 徹〉 124

4 診断や進行の目安となるバイオマーカーはありますか？
（画像，血液・脳脊髄液など）……………………… 〈大久保卓哉〉 130

Ⅳ 治療，治験，将来的治療

1 運動ニューロン疾患の薬物治療にはどのようなものがありますか？
………………………………………………………… 〈永野 功〉 142

2 在宅療養の現状はどのようになっていますか？ ……………… 〈菊池仁志〉 149

3 国内外の治験にどのように参加できますか？（患者として）
………………………………………………………… 〈浅田隆太〉 156

4 ロボットスーツ HAL は運動ニューロン疾患に有効ですか？
……………………………………………… 〈中島 孝 池田哲彦〉 161

5 iPS 細胞を用いた研究や細胞移植療法はどのように行われていますか？
………………………………………………………… 〈鈴木直輝〉 168

6 運動ニューロン疾患に対する核酸医療は将来どうなりますか？
………………………… 〈永田哲也 吉岡耕太郎 横田隆徳〉 180

V リハビリテーション・代替コミュニケーション

1 ALS に対してどのようなリハビリテーションがあり，
どの程度が適切ですか？ ……………………………………〈四條友望〉 190

2 ALS 患者の排痰補助として，どのような方法が有用ですか？
………………………………………………………………〈山本 真〉 197

3 代替コミュニケーション機器はいつ，どのように導入しますか？
………………………………………………………………〈成田有吾〉 205

4 ブレイン・マシン・インターフェース（BMI）開発は
どこまで進んでいますか？ ……………………〈吉峰俊樹　平田雅之〉 212

VI 栄養管理，経管栄養

1 運動ニューロン疾患の嚥下機能をどのように評価しますか？
………………………………………………………………〈山本敏之〉 222

2 栄養評価をどのように行い，胃瘻造設のタイミングを
どのように決めますか？ ……………………………………〈清水俊夫〉 229

3 胃瘻造設困難/希望されない場合の栄養管理はどうしますか？
………………………………………………………………〈尾野精一〉 236

4 胃瘻・腸瘻・食道瘻のメリット・デメリットはどのようなものですか？
………………………………………………………………〈吉澤奈央〉 244

5 経腸栄養の管理をどのように行いますか？ ………〈川内裕子　加藤昌昭〉 249

VII 呼吸管理，緩和ケア

1 気管切開・呼吸器導入のタイミングをそれぞれどのように決めますか？
………………………………………………………………〈溝口功一〉 260

2 筋萎縮性側索硬化症に対して NIV を使用することはありますか？
………………………………………………………………〈秋山徹也〉 270

3 TIV 導入の際にどのような説明をするのが適切ですか？
〈宮地隆史〉 279

4 呼吸困難にはどのように対応しますか？ 〈野中道夫〉 286

5 疼痛にはどのようなものがあり，どのように対応しますか？
（強オピオイド使用法を含む） 〈小野洋也〉 294

case approach オピオイド使用による緩和ケアの実際 〈難波玲子〉 303

Ⅷ 告知，その他

1 ALS 病気の告知について 〈木村文治　小野美鈴〉 310

2 前頭側頭型認知症の告知をどのように行いますか？ 〈新井哲明〉 316

3 利用できる社会資源にはどのようなものがありますか？
（適切な申請タイミングを含む） 〈池田謙輔〉 321

4 遺伝カウンセリングはどのようなものですか？ 〈青木洋子〉 328

5 多職種連携チームをどのように組織しますか？
その有用性はどのようなものですか？ 〈今井尚志〉 333

6 患者・家族に対してどのように支援するのが適切ですか？
〈関本聖子〉 338

索引 345

告知，その他 VIII

病型，病態，病因，経過（予後） I

診断，遺伝学的検査 II

検査，機能評価 III

治療，治験，将来的治療 IV

リハビリテーション・代替コミュニケーション V

栄養管理，経管栄養 VI

呼吸管理，緩和ケア VII

| Ⅰ 病型，病態，病因，経過（予後） | Ⅱ 診断，遺伝学的検査 | Ⅲ 検査，機能評価 | Ⅳ 治療，治験，将来的治療 |

ALSの自然歴，予後予測因子はどのようにわかっていますか？

1. ALS患者の予後

　筋萎縮性側索硬化症（amyotrophic lateral sclerosis: ALS）の生命予後は侵襲的人工換気（気管切開を伴う人工呼吸）を行うか否かによって大きく異なる．世界各国のコホートスタディにより，ALS患者の生命予後が報告されているが，多くは死亡と侵襲的人工換気導入を同等のエンドポイントにしている．死亡のみをエンドポイントにした報告は，侵襲的人工換気導入をほとんど行っていないコホートであることが多い．侵襲的人工換気を行った場合にALS患者の生命予後がどうなるかという点は，十分に確立していない．

　世界的にはヨーロッパや北米のコホート研究によってALS患者の予後を示した報告が多数あり，ALS患者の発症してからの生存期間中央値が2～4年程度であることが報告されている．日本においては厚生省研究班による死亡例調査[1]の報告があり，1985年以降10年間のALS患者死亡例698例に対して行われた調査で，発症から死亡までの全経過は全体で平均40.6±33.1カ月，中央値は31.0カ月，気管切開や人工呼吸器装着を行った群では平均49.1±37.2カ月，行わなかった群では35.8±31.1カ月であった． 図1 にわが国の多施設共同大規模ALS患者コホートであるJaCALSからの報告で示された生存曲線[2]を示す．2006年から2012年までに登録された451例の孤発性ALS患者のデータで，発症から死亡もしくは侵襲的人工換気導入までの期間の中央値は48カ月である．

　これらの報告は調査手法が異なるため，単純に比較できないが，北米からの報告[3]で，1984～1999年に診断された患者と1999～2004年に診断された患者を比較したところ，生存期間中央値が3.22年から4.32年に有意に延長したことが示されている．また，1990年以降の治験のプラセボ群の比較から，生存期間が延長傾向にあることも示されている．リルゾールや積極的な栄養補助療法，非侵襲的換気補助などの治療の進歩やケアの改善により，20～30年前と比較して，ALS患者の生存期間が延長してきている可能性がある．

　中国のALSセンターのデータから1,624例を解析した報告[4]で，気管切開または死亡をエンドポイントとした解析で，ALS患者の生存期間中央値が71カ月であることが報告された．一方で，ヨーロッパからの報告ではALS患者の生存期間

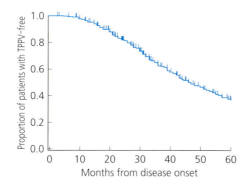

図1 死亡もしくは侵襲的人工換気導入までの生存曲線（JaCALS）

わが国の多施設共同ALS患者コホートであるJaCALSの報告から生存曲線を示す．発症から死亡もしくは侵襲的人工換気導入までの期間の中央値は48カ月である．

(Watanabe H, et al. Amyotroph Lateral Scler Frontotemporal Degener. 2015; 16: 230-6.[2]より改変)

中央値は3年弱であることが多い．近年，欧米のALS患者では孤発性の場合もC9orf 72遺伝子異常が影響している割合が高いことが示されているが，日本をはじめアジアではきわめてまれであることが報告されている．ALSの遺伝学的背景を含めた疫学が，地域や民族である程度異なる可能性があることがわかってきており，ALS患者の自然歴，予後も地域差，民族差が存在する可能性が認識されている．

2. ALS患者の経過，予後は個別の患者では多様である

ALS患者の生命予後は個別の患者ではさまざまであり，一部の患者は1年足らずで生命が危うくなる一方で，10％以上の患者が，発症10年を経ても人工換気なしで生存できている．図2 にJaCALSの報告[5]から，個別のALS患者における発症後の改訂ALS Functional Rating Scale（ALSFRS-R）スコアの変化を示す．ALSFRS-Rは代表的なALS患者機能評価スケールであり，多くの治験や臨床研究における評価指標として使用されており，日常生活活動度の変化を反映する．この図から，ALSの経過は個別の患者できわめて多様であることが示され

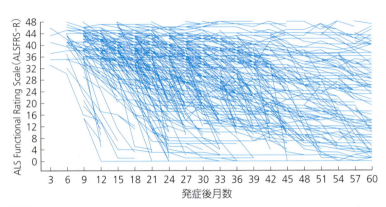

図2 発症後の重症度スケール（ALSFRS-R）変化
JaCALSの報告から，個別のALS患者における発症後のALSFRS-Rスコアの変化を示す．ALSFRS-RはALSの代表的な重症度スケールで日常生活活動度の変化を反映する．ALSの経過は個別の患者で極めて多様であることがわかる．
(Watanabe H, et al. J Neurol Neurosurg Psychiatry. 2016; 87: 851-8.[5] より改変)

る．世界的に多数行われている治験で収集されたデータでも，非常によく似た経過のばらつきが示されている．

ALSの患者および御家族は，インターネットなどで集めた情報から，一律に3年で亡くなってしまうなどと思いがちであるが，最初の診断告知の段階から，個別の患者における経過，予後の多様性を説明しておくことは重要である．

3. ALS患者の経過予後に影響する因子

ALSの進行は個別の患者において多彩である．進行の速さや，予後に影響する因子がいくつか知られており，診療において念頭に置く必要がある．

発症部位に規定される病型が経過，予後に影響することは数多くのコホートスタディによって示されている．代表的な報告の一つとしてイタリアのPARALSというレジストリにおける1,332例の解析[6]から示される病型別の予後を紹介する．このコホートでは古典型とされる四肢筋力低下で始まる典型的なALS患者の生存期間中央値が2.6年であり，球麻痺型では2.0年，flail arm型では4.0年，flail leg型では3.0年，上位運動ニューロン優位型では6.3年，呼吸筋麻痺型では1.4年，純粋下位運動ニューロン型では7.3年，純粋上位運動ニューロン型では13.1年だった．ここでflail arm型とは上肢に1年以上症状が限局するタイプ，

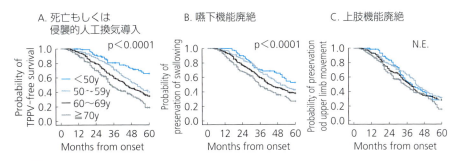

図3 発症年齢と経過, 予後
JaCALS の報告から発症年齢と経過, 予後の関連を示す. 発症年齢が高齢になるほど, 生命予後が悪化する. また, 嚥下機能廃絶など球麻痺が出現するまでの期間が短い. 一方で, 上肢機能の経過には年齢は有意な影響を及ぼさない.
(Yokoi D, et al. J Neurol. 2016; 263: 1129-36.[7] より改変)

　flail leg 型とは下肢遠位筋の進行性筋萎縮で始まるタイプ, 上位運動ニューロン優位型とは下位運動ニューロン症候も認めるが痙性が前景にたち, 上位運動ニューロン症候優位のタイプを指す. 病型ごとの経過, 予後の違いは報告ごとにややばらつきがあるが, おおむね球麻痺型や呼吸筋麻痺型は生命予後が悪く, flail arm 型や上位運動ニューロン優位型は生命予後が比較的良い結果が示されている. ただし, わが国の JaCALS のデータを用いた解析[2]では球麻痺発症は生命予後と関連しない結果が示されている. 現代の ALS 診療において, 胃瘻などを用いた積極的な栄養療法を行う場合, 必ずしも球麻痺が生命予後悪化につながらない可能性がある.
　発症年齢は進行・予後を左右する因子であり, 高齢になるほど発症からの生存期間が短くなることが数多くのコホート研究で報告されている. 図3 に JaCALS のデータからみた発症年齢と経過の関連[7]を示す. ALS の発症が高齢になるほど生命予後が悪化し, 嚥下機能廃絶など球麻痺が出現するまでの期間も有意に短くなる. 一方で, 上肢機能低下の進行には発症年齢は有意な関連を示さず, むしろ若年群で上肢機能低下が速い群があることが示唆されている.
　日本の施設コホートの解析[8]から, 球筋, 上肢筋, 下肢筋の各領域について, 症候が発症早期に複数領域に進展する例は予後不良であることが示されている. また, イングランドの施設コホートの解析[9]から, 下肢発症例において, 発症後に症状が対側下肢もしくは同側上肢に進展するまでの期間が短いほど予後不良であると報告されている. 複数のコホート研究が改訂 El Escorial 診断基準で defi-

nite に該当することが予後不良に関連することを示している．Definite の基準は身体の 3 領域に上位および下位運動ニューロン症候を持つことであるので，診断時に definite と判断される場合には早期に多領域に症候が広がったことを意味する場合が多い．したがってこれも同じような意味を持つと考えられる．

診断時または経過中の栄養不良を示す指標が，独立した予後不良因子であることが複数の報告で示されている．栄養管理については他項で詳述されるが，栄養不良にならないような積極的介入を早期から行うことは，予後改善に有用である．

前頭側頭葉変性を伴う例は伴わない例に比して有意に発症からの生存期間が短いことが示されている．ただし，認知機能低下が目立つ例は非侵襲的陽圧換気療法や胃瘻造設を受け入れない割合が有意に高く，その点が生存期間に影響した可能性が指摘されている．

喫煙は，複数の解析研究で有意な予後不良因子であることが示されている．ALS 患者には禁煙を勧めることが推奨される．

4. ALS 患者の予後予測

ALS の代表的重症度スケールに ALSFRS-R があり，日本版が検証済みである．日本の施設コホート研究および諸外国のコホート研究にて，ALSFRS-R の低下率が強力な予後予測指標であることが示されている．また，努力性肺活量（％FVC）は複数の施設コホート研究で予後予測の有用な指標であることが示されている．

症状悪化の進行速度は 図2 で示したように必ずしも一直線ではなく，悪化進行が速いと思われた患者さんで，途中から緩やかになったり，逆に途中から速く進行したりするケースが存在する．しかし，全体としてみると ALSFRS-R で測定されるような日常生活活動度の低下が速く進む例は，今後も速い進行が続く場合が多い．また，もともと肺活量が正常の患者の％FVC が 80％を下回り，さらに低下してくると呼吸不全が切迫している可能性を考える必要がある．ALS の診療においては，多職種でのサポート体制の構築，侵襲的人工換気療法に代表される侵襲的処置を行うか否かの十分なインフォームドコンセントが重要であり，深刻な状況になる前に先回りして説明，情報提供，各種申請や体制の手配を行わなければならない．そのためにも，深刻な ADL 低下，栄養，呼吸状態の悪化を的確に予測する必要がある．

JaCALS のデータを用いた解析[10]で，図4 のように頸部屈筋の筋力低下の程

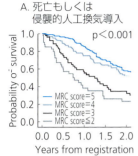 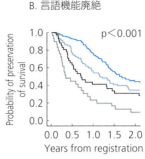 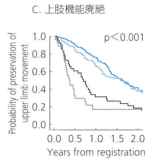

図4 頸部筋力と経過, 予後
JaCALSの報告から頸部筋力と経過, 予後の関連を示す. 筋力を評価した時点から死亡もしくは侵襲的人工換気導入, 言語機能廃絶, 上肢機能廃絶までの期間を示す. 徒手筋力検査にて頸部屈筋力が3レベル以下となると深刻なADL低下, 呼吸不全や死亡が切迫してきている可能性を考慮する必要がある.
(Nakamura R, et al. J Neurol Neurosurg Psychiatry. 2013; 84: 1365-71.[10]より改変)

度がその後の進行, 予後と強く関連することが示されている. 頸部屈筋力が徒手筋力検査にて3レベル以下に低下した場合には, 深刻な日常生活活動度（ADL）の低下, 呼吸不全や生命のリスクが切迫してきている可能性を考慮する必要がある. 頸部屈筋群は主にC2-4髄節に支配されており, 横隔膜を支配するC3-5髄節と重なる. また球筋を支配する神経核や上肢筋群を支配する髄節とも近く, 要の位置にあることが関連していると思われる. 頸部屈筋群の徒手筋力検査は日常診療において簡便, 迅速に実施可能であり, 有用である.

Pearls

　ALSの進行は個別の患者では驚くほど多彩であり, 日の単位で症状の悪化を自覚する場合もあれば, 半年ほど振り返ると症状の変化があるという場合もある. しかし多くの場合, 最初に患者がイメージするよりも実際の進行が速く, 疾病や症状の受け入れに戸惑っているうちにサポート体制の構築や, 胃瘻造設や気管切開など侵襲的処置に関する意思決定が後手にまわってしまうことが稀ではない. 本稿で示した情報などを参考に, 早めの情報提供, 意思決定のサポート, 支援体制構築を進めていくことが重要である.

文献

1. 桃井浩樹, 柳澤信夫, 田邊 等, 他. 本邦における筋萎縮性側索硬化症の病勢経過 厚生省特定疾患神経変性疾患調査研究班調査より. 神経研究の進歩. 2004; 48: 133-44.
2. Watanabe H, Atsuta N, Nakamura R, et al. Factors affecting longitudinal functional decline and survival in amyotrophic lateral sclerosis patients. Amyotroph Lateral Scler Frontotemporal Degener. 2015; 16: 230-6.
3. Czaplinski A, Yen AA, Simpson EP, et al. Slower disease progression and prolonged survival in contemporary patients with amyotrophic lateral sclerosis: is the natural history of amyotrophic lateral sclerosis changing? Archives Neurol. 2006; 63: 1139-43.
4. Chen L, Zhang B, Chen R, et al. Natural history and clinical features of sporadic amyotrophic lateral sclerosis in China. J Neurol Neurosurg Psychiatry. 2015; 86: 1075-81.
5. Watanabe H, Atsuta N, Hirakawa A, et al. A rapid functional decline type of amyotrophic lateral sclerosis is linked to low expression of TTN. J Neurol Neurosurg Psychiatry. 2016; 87: 851-8.
6. Chiò A, Calvo A, Moglia C, et al. PARALS study group. Phenotypic heterogeneity of amyotrophic lateral sclerosis: a population based study. J Neurol Neurosurg Psychiatry. 2011; 82: 740-6.
7. Yokoi D, Atsuta N, Watanabe H, et al. Age of onset differentially influences the progression of regional dysfunction in sporadic amyotrophic lateral sclerosis. J Neurol. 2016; 263: 1129-36.
8. Fujimura-Kiyono C, Kimura F, Ishida S, et al. Onset and spreading patterns of lower motor neuron involvements predict survival in sporadic amyotrophic lateral sclerosis. J Neurol Neurosurg Psychiatry. 2011; 82: 1244-9.
9. Turner MR, Brockington A, Scaber J, et al. Pattern of spread and prognosis in lower limb-onset ALS. Amyotrophic Lateral scler. 2010; 11: 369-73.
10. Nakamura R, Atsuta N, Watanabe H, et al. Neck weakness is a potent prognostic factor in sporadic amyotrophic lateral sclerosis patients. J Neurol Neurosurg Psychiatry. 2013; 84: 1365-71.

〈熱田直樹 祖父江 元〉

2 発症が多い集積地はありますか？

1. 紀伊半島の ALS/PDC

　運動ニューロン疾患の集積地としてまずあげられるのは，紀伊半島とグアムに多発することが知られる筋萎縮性側索硬化症・パーキンソン痴呆複合（ALS/PDC）である．紀伊半島の牟婁地方に ALS が多発することは明治時代から知られており[1]，その後の和歌山県立医科大学の木村・八瀬らの疫学的調査により，ALS が数十倍以上の有病率を示す ALS 集積地（和歌山県の古座川地区と三重県の穂原地区）の存在が明らかにされている 図1 ．またその後 1990 年代に三重大学の葛原らにより，ALS 患者の血縁者あるいは同じ集落内に非定型パーキンソニズム・痴呆症候群を呈する患者が多数存在していることが報告された．ALS 患者並びに PDC 患者の剖検から明らかにされた病理像は老人斑を伴わない神経原線維変化が多数出現することが特徴とされ，ALS/PDC という単一疾患として

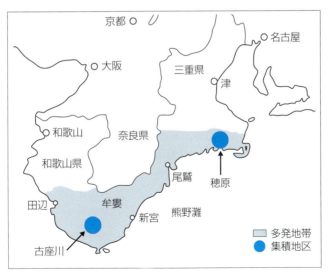

図1 紀伊半島牟婁地方の ALS/PDC の集積地
（葛原茂樹．神経進歩．2004; 48: 769-77[2]より改変引用）

とらえられている．同様にグアムのチャモロ人（グアム人口の約37%）にALSが他地域の約100倍の頻度で多発することが知られており，紀伊と同様に血縁者内にPDCが多発し神経病理学的にも類似していることから，ALS/PDCと紀伊ALS/PDCは同一疾患もしくは極めて類似した疾患と考えられている[2]．

2. 紀伊半島やグアムにALS/PDCが集積する理由は何か？

紀伊半島やグアムにおいて，同一家系内にALS/PDCが多発していたことから，遺伝性疾患がまずは疑われ，これまでに家族性ALSの原因遺伝子や家族性前頭側頭型認知症の原因でもあるタウ遺伝子なども検索されているが，異常は指摘されていない．現在も遺伝的素因が大きな発症要因とみなされており，その探索が続けられている．

また，環境因子も原因として疑われ，これまでに感染症（ウイルスやプリオン），飲料水からのミネラル摂取と代謝異常，食物に含まれる神経毒（ソテツの実，コウモリに含まれるとされる β-N-methylamino-L-alanine: BMAA）などさまざまな病因仮説が提唱されたが，実証されたものはいまだない．

3. 岡山県と広島県の県境である芦田川流域に集積する Asidan

岡山大学神経内科では，2000年以降50歳以降に体幹失調で発症し，数年を経て舌や四肢の筋萎縮と脱力，線維束性収縮などの運動ニューロン障害を呈する非常にユニークな臨床像を持つ常染色体優性遺伝性家系を集積し報告してきた 図2 [3〜5]．これらの家系のほとんどが岡山県と広島県の県境である芦田川流域に集積することから 図3 ，当科の阿部らは本遺伝性疾患を芦田川にちなんで'Asidan'と命名した．その後，本疾患の原因遺伝子変異は20番染色体短腕（20p13領域）の NOP56 遺伝子イントロン1に存在するGGCCTGリピートの異常伸長（1700〜2300リピート）であることを，岡山大学神経内科と京都大学小泉昭夫教授（遺伝疫学）の研究グループが既に2011年に報告し，SCA36としてHUGO遺伝子命名法委員会に登録されている[6]．6塩基リピートの異常伸長で神経疾患が引き起こされることを明らかにした世界初の報告でもある．

| V リハビリテーション・代替コミュニケーション | VI 栄養管理，経管栄養 | VII 呼吸管理，緩和ケア | VIII 告知，その他 |

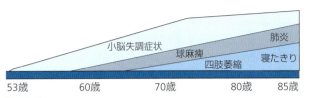

図2 Asidan の臨床的特徴，臨床症状推移
- 常染色体優性遺伝性: Anticipation（－）
- 発症年齢: 53.1±3.4 歳（47〜58 歳）
- 経過年数: 13.9 年（6〜29 年間）
- 初発症状: 体幹失調
- 小脳症状: 体幹失調＞構音障害＞四肢失調
- 運動神経症状: 反射亢進 79%，筋トーヌス亢進 29%，舌萎縮 71%（10 年以上は 100%），四肢筋萎縮 64%，四肢 fasciculation 57%，バビンスキー反射 0%
- 眼球運動 smooth pursuit: 低下 93%，眼振 29%
- 知覚障害: 0%，排尿障害 0%

(Ikeda Y, et al. Neurology. 2012; 79: 333-41[3] より改変引用)

2 発症が多い集積地はありますか？

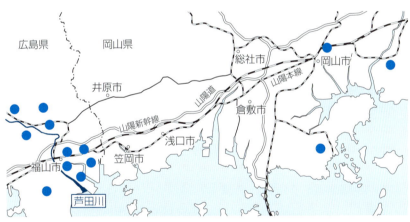

図3 芦田川流域の Asidan 患者の集積地
Asidan 家系の先祖は，そのほとんどが岡山県と広島県の県境に近い芦田川流域の出身者であった（●が現在の Asidan 患者の居住地）．

4. Asidan は何処から来たのか？

　Asidan（SCA36）は芦田川流域に集積することと，変異遺伝子に共通するハプロタイプを認めたことからわが国特有の創始者効果が強い疾患と想定されて

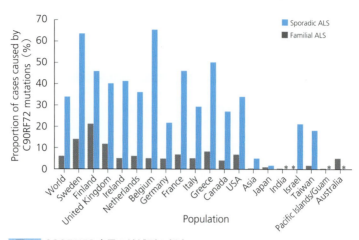

図4 *C9ORF72* 変異の地域別の頻度

この異常リピートの保有率には地域差が強く存在し，欧米，特に北欧に多い一方で，日本を含むアジアでは少ないことから，強い創始者効果を持った変異であると考えられている．

(Rademakers R, et al. Nat Rev Neurol. 2013; 9: 63-4[9]より改変引用)

きた．ただ，近年になりスペイン，台湾，中国からも相次いで Asidan 患者の報告がされてきている．このことから，大航海時代にスペインから Asidan の病因遺伝子が日本にもたらされた可能性もある．今後，各国 Asidan 患者のハプロタイプを比較解析していく必要がある．

5. 北欧を中心に集積する *C9ORF72*

Asidan 原因遺伝子を発見した論文からわずか3カ月後の2011年10月に，白人家系より9番染色体短腕（9p21領域）の *C9orf72* 遺伝子イントロン1内の6塩基（GGGGCC）の異常伸長（700～1600リピート）が，前頭側頭型認知症（FTD）を伴う家族性および弧発性 ALS の原因遺伝子変異であることが報告され注目を浴びた[7][8]．この遺伝子変異は欧米特に北欧に多く集積し，家族性 ALS の30～40％，弧発性 ALS の5～8％に認められたが，わが国ではきわめて少数例であったことが明らかになり，その強い創始者効果が想定されている 図4 [9]．この *C9ORF72* では ALS 様の上位下位の運動ニューロン徴候と認知症を呈し，小脳皮質萎縮も報告されている点から，Asidan との類似点も多く興味深い．イントロンに存在する CG リッチな6塩基リピートが原因である点も類似しており，

両疾患に共通する分子病態メカニズムが存在する可能性がある．

Pearls

創始者変異とは

　ある特定の人物（創始者）に起きた遺伝子変異が子孫に伝わり，子孫たちの移動に伴い，その遺伝子変異は地理的に広がっていく．この創始者で生じた遺伝子変異のことを創始者変異と言う．神経系以外でも遺伝性ヘモクロマトーシス（ヨーロッパ北西部奥地が起源）や鎌状赤血球貧血症（アフリカと中東が起源）など多様な疾患群でみつかっている．興味深いことに，多くの創始者変異は劣性遺伝であるが，その変異遺伝子を1つだけもつ保因者は，生存競争に有利な性質が与えられる場合がある．最も有名なのは鎌状赤血球貧血症の保因者で，マラリアに対して耐性を発揮することが知られている．

文献

❶ 三浦謹之助. 筋萎縮性側索硬化症にして所謂延髄球麻痺の症状を呈するもの（臨床講義）. 神経誌. 1911; 10: 366-9.

❷ 葛原茂樹. 紀伊半島の筋萎縮性側索硬化症・パーキンソン・痴呆複合の臨床遺伝学. 神経進歩. 2004; 48: 769-77.

❸ Ikeda Y, Ohta Y, Kobayashi H, et al. Clinical features of SCA36: a novel spinocerebellar ataxia with motor neuron involvement（Asidan）. Neurology. 2012; 79: 333-41.

❹ Manabe Y, Shiro Y, Takahashi K, et al. A case of spinocerebellar ataxia accompanied by severe involvement of the motor neuron system. Neurol Res. 2000; 22: 567-70.

❺ Ohta Y, Hayashi T, Nagai M, et al. Two cases of spinocerebellar ataxia accompanied by involvement of the skeletal motor neuron system and bulbar palsy. Intern Med. 2007; 46: 751-5.

❻ Kobayashi H, Abe K, Matsuura T, et al. Expansion of intronic GGCCTG hexanucleotide repeat in NOP56 causes SCA36, a type of spinocerebellar ataxia accompanied by motor neuron involvement. Am J Hum Genet. 2011; 89: 121-30.

❼ DeJesus-Hernandez M, Mackenzie IR, Boeve BF, et al. Expanded GGGGCC hexanucleotide repeat in noncoding region of C9ORF72 causes chromosome 9p-linked FTD and ALS. Neuron. 2011; 72: 245-56.

❽ Renton AE, Majounie E, Waite A, et al. A hexanucleotide repeat expansion in C9ORF72 is the cause of chromosome 9p21-linked ALS-FTD. Neuron. 2011; 72: 257-68.

❾ Rademakers R, van Blitterswijk M. Motor neuron disease in 2012: Novel causal genes and disease modifiers. Nat Rev Neurol. 2013; 9: 63-4.

〈山下　徹　阿部康二〉

孤発性 ALS の病因・病態はどこまでわかっていますか？

1. 孤発性 ALS の病態に関連する分子の探索

　孤発性 ALS の原因を解明する試みは，病態に関与する分子の同定作業に大きく牽引されている．一つは，遺伝学的手法によって家族性 ALS の原因遺伝子を同定する作業である．1993 年の *SOD1* 遺伝子変異の発見以来，多くの遺伝子が同定されている．もう一つは，神経病理学と生化学的手法を組み合わせて，孤発性 ALS を病理学的に特徴づける異常構造物の構成分子を探索する作業である．この成功例として，ユビキチン陽性細胞質内封入体の構成成分である TDP-43 の同定があげられる．さらに，TDP-43 をコードする遺伝子 *TARDBP* は，一部の家族性 ALS の原因遺伝子であることが示され，孤発性と家族性 ALS における共通の分子メカニズムが想定されるようになった．

2. 一部の孤発性 ALS は遺伝子変異によって説明される

　家族歴を持たない ALS 患者の一部に，家族性 ALS で同定された遺伝子変異が認められる　表1 ．欧米では，孤発性 ALS の 1〜3％に *SOD1* の変異，5％またはそれ以上に *C9orf72* 遺伝子の変異が認められる．また，まれながら家族性 ALS で認められている *TARDBP, FUS, HNRNPA1, SQSTM1, VCP, OPTN, PFN1* 遺伝子の変異が，孤発性 ALS に認められる．本邦では，Nakamura らの報告によると，28 個の ALS 関連遺伝子を日本人のコホート（469 例の孤発性 ALS を含む）で調べたところ，孤発性 ALS の 14 例（3.0％）に既知の遺伝子異常が認められている[2]．その内訳は，11 例が *SOD1* 変異であり，残り 2 例が FUS 変異，1 例が *TARDBP* 変異である．*VCP* や *C9orf72* は認められていない．このように欧米と本邦では各遺伝子変異の頻度に違いがある．しかし，孤発性 ALS 全体の数％は遺伝子変異によって引き起こされる事実は重要である．これらの遺伝子産物が担っている細胞内機能に異常が生じることによって，運動ニューロンの変性が生じることを示している．

| V リハビリテーション・代替コミュニケーション | VI 栄養管理，経管栄養 | VII 呼吸管理，緩和ケア | VIII 告知，その他 |

表1 ALS 原因遺伝子と頻度

遺伝子	タンパク質	タンパク質機能	頻度	
			家族性	孤発性
SOD1	Cu/Zn superoxide dismutase	Superoxide dismutase	20%	2%
UBQLN2	Ubiquilin 2	Autophagy adaptor	<1%	<1%
SQSTM1	Sequestome 1	Autophagy adaptor	<1%	?
OPTN	Optineurin	Autophagy adaptor	4%	<1%
VCP	Translational endoplasmic reticulum ATPase	Ubiquitin segregase	1-2%	<1%
TBK1	Serine/threonine-protein kinase	Regulates autophagy and inflammation	?	?
DCTN1	Dynactin subunit 1	Component of dynerin motor complex	1%	<1%
PFN1	Profilin-1	Actin-binding protein	<1%	<1%
TUBA4A	Tubulin α-4A chain	Microtubule subunit	<1%	<1%
TARDBP	TDP-43	RNA-binding protein	5%	<1%
FUS	FUS	RNA-binding protein	5%	<1%
HNRNPA1	hnRNP A1	RNA-binding protein	<1%	<1%
MATR3	Matrin 3	RNA-binding protein	<1%	<1%
C9orf72	C9orf72	Possible guanine nucleotide exchange factor	25%	10%
CHCHD10	Coiled-coil-helix-coiled-coil-helix domain-containing protein 10	Mitochondrial protein of unknown function	<1%	<1%

(Taylor JP, et al. Nature. 2016; 539: 197-206❶より改変引用)

3. 遺伝子変異の知見から孤発性 ALS の病態が推測される

　遺伝子変異を伴わない大多数の孤発性 ALS はなぜ生じるのか．この答えは，いまだわからない．しかし，家族性 ALS で同定された遺伝子群は，ゆるやかに３つのカテゴリーに分けられることが知られている **表1** ．第１は，タンパク質恒常性(proteostasis＝protein homeostasis)・品質管理に影響するものである．第２は，運動ニューロンの軸索における細胞骨格動態を障害するものである．第３は，RNA の安定性・機能・代謝を攪乱するものである．遺伝子の変異に伴って生じる毒性と似たメカニズムが働いて，孤発性 ALS において運動ニューロンの脆弱性が惹起されるのではないかと考えられている **図1** ．

1 タンパク質恒常性・品質管理の異常

　SOD1 の遺伝子変異による運動ニューロンの障害は，SOD1 の酵素活性とは関

3 孤発性ALSの病因・病態はどこまでわかっていますか？

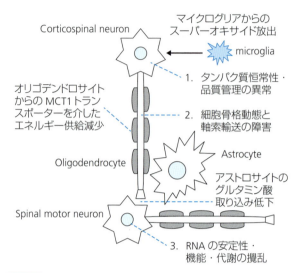

図1 ALSで考えられている機能異常

係がないことが明らかになっている[3]．しかし，発見から20数年経過し，SOD1変異の毒性について多くの機序が提唱されているが，いまだコンセンサスは得られていない．代表的なものとして，*SOD1*遺伝子変異はSOD1タンパク質を正しく折りたたむことができず，異常に折りたたまれたタンパク質が細胞質に蓄積し，細胞の恒常性を破綻させるという考えがある．しかし，動物実験において，神経細胞から凝集物を取り除いても毒性を緩和させるには不十分であることが知られている．*SOD1*遺伝子変異では，non-cell autonomous（非細胞自律的）な毒性メカニズムが考えられている．変異SOD1による障害は，運動ニューロン単独で生じているのではなく，神経細胞とグリア細胞の共同的な働きによって生じることが示されている．グリア細胞の一つであるマイクログリアにおいて，NF-κBを介した炎症機序が示唆されている．他に，変異型SOD1が，マイクログリアにスーパーオキサイドの産生を増加させることが示唆されている．また，オリゴデンドロサイトの関与が報告されている．オリゴデンドロサイトは，モノカルボン酸トランスポーター1（MCT1）を介して運動ニューロンの軸索にエネルギー源となる乳酸を供給する．変異型SOD1は，このMCT1の発現を抑制することがマウスモデルと孤発性ALS患者で認められている．

タンパク質の品質管理については，異常に折りたたまれたSOD1は小胞体の細

胞質側表面に結合し，小胞体から異常に折りたたまれたタンパク質を分解除去する機能を担う ER-associated degradation（ERAD: 小胞体関連分解）を抑制することが示されている[4,5]．ER ストレスを緩和することによって，ALS モデルマウスにおいて病勢の進行を遅延させることが報告されている．変異型 SOD1 のマウスモデルでは，運動機能障害の発症前から腰髄のプロテアソーム活性が低下していることが示されている．家族性 ALS を引き起こす遺伝子 *UBQLN2*，*SQSTM1* は，ユビキチン化されたタンパク質を分解するためプロテアソームやオートファゴソームに向かわせるアダプターとして機能する．また，optineurin は，オートファジーの受容体として考えられ，valosin-containing protein（VCP）は，ERAD とエンドソームへの関与が知られている．

② 軸索における細胞骨格動態を障害

運動ニューロンの生存には，胞体で合成された細胞成分を軸索とシナプス末端に送る軸索輸送が重要である．変異型 SOD1 は，発症前より順行性と逆行性輸送を障害する．*DCTN1* の変異は，逆行性輸送を低下させる．また，シナプス末端における翻訳のために，mRNA，リボゾーム，翻訳因子を遠位に輸送しなければならない．TDP-43，FUS，hnRNP A1 といった RNA 結合タンパク質は，RNA 顆粒の軸索輸送を障害することが，ショウジョウバエや ALS 患者由来の運動ニューロン細胞で示されている．

③ RNA の安定性・機能・代謝を攪乱

家族性 ALS の原因遺伝子の一つとして同定された TDP-43 は，主に核内に分布する RNA 結合タンパク質である．遺伝子変異は細胞内局在に変化をもたらし，核内から除かれて細胞質に凝集体として蓄積する　図2 ．この局在変化は，TDP-43 の正常機能の喪失（loss of function）をもたらす．転写，スプライシング調節，RNA の安定化などに影響が生じると考えられている．また，細胞質への移動は，TDP-43 の線維化をもたらし新たな毒性の獲得を引き起こす（gain of function）．TDP-43 の変異で考えられている RNA 代謝への影響とタンパク質凝集による毒性の獲得は，TDP-43 と同じ hnRNP ファミリーに属する RNA 結合タンパク質である FUS，hnRNP A1 においても同じようなメカニズムが考えられている．

2011 年に 9 番染色体短腕に連鎖する家族性 FTD/ALS 家系で *C9orf72* 遺伝子のイントロン領域にある GGGGCC6 塩基反復配列の異常伸長が同定された．本

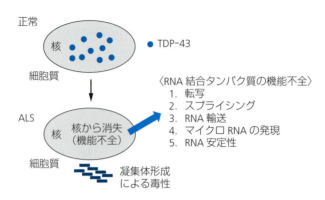

図2 TDP-43の毒性メカニズム仮説

邦では紀伊半島のALSに報告されている．この遺伝子の場合，イントロンのリピート配列異常であることから，変異アレルの翻訳やスプライシング障害によるハプロ不全，RNA結合タンパク質の捕捉を介したRNA凝集体（RNA foci）形成による毒性が想定されている．RanGAPと呼ばれるRNA結合タンパク質分子がショウジョウバエで同定され，リピート配列の異常伸長によって，核細胞質輸送が障害されることが報告されている．一方，開始コドンより上流に存在するリピートが，特殊な形式で翻訳され，タンパク質として発現していることが報告された．このタンパク質は，TDP-43陽性封入体とともに出現するTDP-43陰性封入体の構成成分であることが示されている．このようにRNA代謝の攪乱と細胞質凝集体の形成などによる毒性の獲得は，ALSの病態における重要なメカニズムの一つとして認識されている．

4. その他に考えられている孤発性ALSの病態メカニズム

以上に述べた病態メカニズムの他にも孤発性ALSの病態について仮説が提唱されている．

1 グルタミン酸の興奮毒性仮説

神経伝達物質であるグルタミン酸が過剰に運動ニューロンを興奮させるため神経細胞が死に至るという仮説がある．シナプスにおけるグルタミン酸量の調節には，アストロサイトが関与している．アストロサイトは，興奮性アミノ酸トラ

ンスポーター 2 (EAAT2) を介してシナプスに放出されたグルタミン酸を回収して，グルタミン酸による運動ニューロンの発火を制限している．変異型SOD1のモデルマウスでは，EAAT2 の発現が減少していることが報告されている．孤発性 ALS 患者でも EAAT2 の発現が減少していることが示されている．また，ALSの脊髄組織でグルタミン酸の細胞内取り込みが低下していることが知られている．EAAT2 タンパク質の発現異常を介したアストロサイトの機能不全は，シナプスからグルタミン酸を迅速に取り除くことに支障をきたし，神経細胞の反復的な発火をもたらすと考えられている．

2 内在性レトロウイルス仮説

　ヒトの遺伝子の一部にはウイルス由来の遺伝子が組み込まれている．孤発性ALS が内在性に存在するレトロウイルスによって発症する仮説が提唱されている[6]．ALS 患者血清を用いて逆転写酵素活性を測定してみると，非 ALS 血清と比べて，逆転写酵素活性が高率に ALS 患者で認められることが報告されている．また，ALS 患者脳では，ヒト内在性レトロウイルス K (HERV-K) 由来の mRNAが検出されることが報告されている．*HERV-K* 遺伝子の活性化は TDP-43 によって調節され，この *HERV-K* 遺伝子の活性化が神経細胞死をもたらすことが実験的に示されている．

Pearls

　孤発性 ALS の病態はいまだ明らかではない．エビデンスが低いものも含めて家族性 ALS の原因遺伝子は 20 種類以上報告されている．これは，ALS における運動ニューロンの変性は多様な原因で生じることを示唆している．しかし，原因遺伝子群の機能が大まかに分類できることを示し，運動ニューロンの変性が生じる細胞内恒常性の異常についてそのメカニズムを明確に解説した総説が，Taylor，Brown Jr と Cleaveland によって Nature に発表されている[1]．混沌とした研究結果の集積から，どのように孤発性 ALS の病態を考えていけるか指標となる論文である．

3 孤発性ALSの病因・病態はどこまでわかっていますか？

文献

❶ Taylor JP, Brown Jr RH, Cleaveland DW. Decoding ALS: from genes to mechanism. Nature. 2016; 539: 197-206.

❷ Nakamura R, Sone J, Atsuta N, et al. Next-generation sequencing of 28 ALS-related genes in a Japanese ALS cohort. Neurobiology of Aging. 2016; 39: 219. e1-8.

❸ Bruijn LI, Houseweart MK, Kato S, et al. Aggregation and motor neuron toxicity of an ALS-linked SOD1 mutant independent from wild-type SOD1. Science. 1998; 281: 1851-4.

❹ Tobisawa S, Hozumi Y, Arawaka S, et al. Mutant SOD1 linked to familial amyotrophic lateral sclerosis, but not wild-type SOD1, induces ER stress in COS7 cells and transgenic mice. Biochem Biophys Res Commun. 2003; 303: 496-503.

❺ Nishitoh H, Kadowaki H, Nagai A, et al. ALS-linked mutant SOD1 induces ER stress- and ASK1-dependent motor neuron death by targeting Derlin-1. Genes Dev. 2008, 22: 1451-68.

❻ Douville R, Liu J, Rothstein J, et al. Identification of active Loci of a human endogenous retrovirus in neurons of patients with amyotrophic lateral sclerosis. Ann Neurol. 2011; 69: 141-51.

〈荒若繁樹　加藤丈夫〉

SBMAの病態はどこまでわかっていますか？

1. SBMAとは？

　球脊髄性筋萎縮症（spinal and bulbar muscular atrophy: SBMA）は遺伝性の神経変性疾患であり，脊髄・脳幹の下位運動ニューロンが選択的に変性する．緩徐進行性で成人男性にのみ発症する．わが国の有病率は人口10万人あたり1～2人と推定されており，人種や地域による有病率の差は明らかではない．主症状は四肢や顔面，舌，構音筋の筋力低下・筋萎縮である．四肢の運動障害は近位筋に優位に認め，動揺性歩行や起立困難となる．また構音障害や鼻声を呈する．手指の振戦や有痛性筋痙攣などがしばしば先行し，30～60歳代で下肢を中心とした筋力低下を初めて自覚する．随意運動時や筋肉の収縮時に線維束性収縮が増強する現象（contraction fasciculation）が特徴的である．約50％の症例で反復性の喉頭痙攣（短時間の呼吸困難感の発作）を自覚している．深部腱反射は全身で低下ないし消失し，バビンスキー徴候などの病的反射は原則陰性である．感覚障害として振動覚などの低下を認めることがあり，多くの例で下肢遠位に限局する．随伴症状として女性化乳房，発毛の減少，皮膚の女性化，睾丸萎縮などのアンドロゲン不応症状がみられ，しばしば筋力低下に先行する．知能や精神には異常を認めない．進行性の経過をたどり，嚥下機能障害や呼吸機能低下による呼吸器感染が死因になることが多い．

　針筋電図では安静時に線維自発電位や陽性鋭波などの進行性脱神経所見を認め，随意収縮時に高振幅・多相性運動活動電位などの慢性脱神経所見，動員（recruitment）の減少などの神経原性変化がみられる．神経伝導検査では複合筋活動電位の軽度低下に加え，感覚神経の異常が目立つのが特徴である．下肢筋のMRIでは，大腿筋では半膜様筋，大腿二頭筋長頭および外側広筋などがT1高信号を呈し萎縮を認めるが，縫工筋，薄筋，大腿直筋は比較的保たれる．また腓腹部では内・外側腓腹筋とヒラメ筋が選択的に萎縮する．

　血液検査では血清クレアチンキナーゼ（CK）が高値を示すことが多く，軽度の肝機能障害や高脂血症，耐糖能異常の合併をしばしば認める．また筋萎縮を反映して血清クレアチニンは低値であり，運動機能などの重症度を反映するバイオマーカーと考えられている．血清テストステロンは正常ないし軽度高値だが，内

分泌学的検査ではアンドロゲン抵抗性を認める．心電図では約 10％で Brugada 型異常がみられ，一部の患者では失神や突然死に至ることも報告されている．嚥下造影では嚥下したバリウムが喉頭蓋谷や食道入口部に蓄積する所見（咽頭部バリウム残留）がみられる．遺伝子検査は 2010 年から保険が適応されており，診断に有用である．病理学的には，脊髄前角細胞，顔面神経核，舌下神経核，疑核の変性や脱落を認め，骨格筋では神経原性変化と筋原性変化が混在し，肥大線維が観察される．根治療法は存在せず，手指振戦に対して β-受容体遮断薬などを使用することもある．また誤嚥予防や運動について症状に応じた生活指導を行う．

2. SBMA の分子機序

　SBMA の原因は，X 染色体長腕（Xq11-q12）に位置するアンドロゲン受容体（androgen receptor: AR）遺伝子第 1 エクソン内の CAG 繰り返し配列が異常に延長していることである．健常人では CAG リピート数は 11～36 であるが，SBMA 患者ではリピート数が 38 以上である．リピート数が多いほど SBMA の発症が若年となり，年齢補正した重症度とリピート数は正の相関関係を示すことから，リピート数は SBMA の病態を反映する重要な因子と考えられている．ポリグルタミン病はグルタミンをコードする CAG の異常伸長を起因とする疾患であり，SBMA のほかにハンチントン病や脊髄小脳失調症など現在までに複数の疾患が知られている．これらの疾患では神経細胞内に変異タンパク質の集積を認め，変異タンパク質が蓄積する過程で細胞毒性を獲得し細胞死に至るという共通の分子機序をもつと考えられている．変異タンパク質は異常な折りたたみ構造により，不溶性のオリゴマーを形成してニューロンの核内に集積し，転写因子などの核タンパク質の機能を障害し，転写障害や DNA 損傷などの細胞障害を誘導する可能性が示唆されている　図1 ．

　近年，SBMA における運動ニューロン-骨格筋クロストークの異常が注目されている．SBMA では血清 CK 値が正常より上昇し（正常値～正常上限の 10 倍以上），筋病理において筋線維の大小不同や中心核の増加，筋線維の分割などの筋原性を示唆する所見を認めることから，骨格筋にも一次性の病変があることが示唆されている．SBMA のノックインマウスモデルでは骨格筋の形態学的変化ならびに変異タンパク質の凝集や電気生理学的変化が，運動ニューロンの障害に先行すると言われている．また変異 AR はニューロンのみならず，骨格筋においても酸化ストレス上昇などにより細胞障害を惹起することが示されている．変異 AR

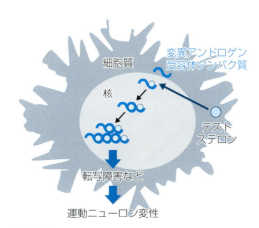

図1 SBMAの分子病態

を発現するSBMAモデルマウスに対し，骨格筋でのみ変異ARの発現を抑制することでモデルマウスの寿命，筋病理，運動神経障害を改善することが報告されている．さらにSBMAノックインマウスでは遅筋（酸化系骨格筋）と比較して速筋（解糖系骨格筋）がより障害を受けており，初期から進行性に速筋から遅筋へのタイプ移行を認めることが報告されている．全ゲノムマイクロアレイと脂質分析では，脱神経が生じる以前より骨格筋において脂質代謝が亢進し解糖作用が低下していることが示されている．こうしたことから，SBMAでは骨格筋においても変異ARによる一次的な病態が存在し，二次的に運動ニューロン変性へつながる可能性が考えられている　図2　．

3. SBMAに対する治療法開発

1 ホルモン依存性病態と抗アンドロゲン療法

現時点でSBMAに対する有効性が証明された治療法はないが，動物モデルなどを用いて病態解明や治療法開発が進んでいる　図3　．中でもARのリガンドである男性ホルモンを標的にした治療法が，基礎研究から臨床試験へと研究が進められている．SBMAの原因タンパク質であるARは，通常熱ショックタンパク質（HSP）などのタンパク質と複合体を形成し細胞質に存在するが，リガンドである男性ホルモンと結合するとこれらのタンパク質から遊離し核内へと移行する．SBMAの動物モデルでは患者と同様に，雄のみで進行性筋力低下や神経原性筋萎

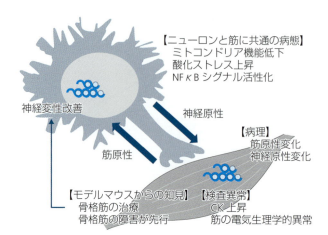

図 2 運動ニューロン-骨格筋クロストーク異常

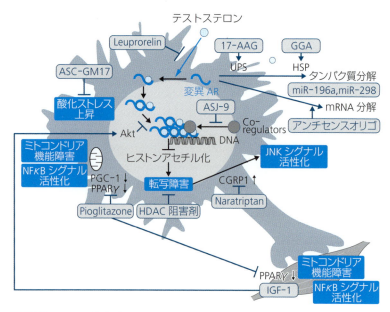

図 3 SBMA の治療開発

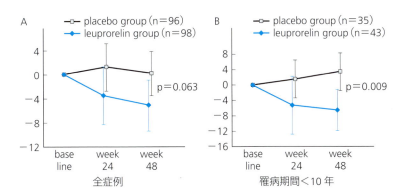

図4 リュープロレリン酢酸塩投与による,咽頭部バリウム残留率変化量
(Katsuno M, et al. Lancet Neurol. 2010; 9; 875-84[3]より改変)

縮を認めると報告されている.雄マウスに去勢術を行うと血清テストステロン値は測定感度以下に低下し,運動ニューロンなどにおける変異ARの凝集が抑制され,表現型や寿命は著しく改善する.この効果はSBMAマウスモデルにリュープロレリン酢酸塩を投与することにより同様に観察される[1].リュープロレリンは黄体形成ホルモン刺激ホルモン(luteinizing hormone-releasing hormone: LHRH)アナログであり,下垂体に作用し精巣からのテストステロン分泌を抑制する.逆に,雌マウスにテストステロンを投与すると,雄マウスと同様の高度な筋力低下・筋萎縮が生じ,変異ARの集積が増悪する.これらの結果は,本疾患の病態の根幹が,テストステロン濃度に依存した変異ARの核内集積であることを示唆している.

マウスモデルでの結果に基づき,SBMA患者50例に対するリュープロレリン酢酸塩の第Ⅱ相臨床試験(ランダム化プラセボ対照比較試験)が実施された.48週間のリュープロレリン酢酸塩投与により,陰嚢皮膚における変異ARタンパク質の核内集積が有意に抑制され,血清CKが有意に改善することが明らかになった[2].さらに本試験に参加し約2年半のリュープロレリン酢酸塩投与を受けた剖検例では,脊髄・脳幹の運動ニューロンにおける変異ARの核内集積も抑制された可能性が示されている[2].

引き続いて実施された第Ⅲ相臨床試験では,199名の患者に投薬が行われた(リュープロレリン酢酸塩群100名,プラセボ群99名).主要評価項目である咽頭部バリウム残留率(嚥下造影検査における嚥下機能評価指標)の0週から48週の変化量はリュープロレリン酢酸塩群で-5.1%,プラセボ群で0.2%であっ

た（p＝0.063）．発症 10 年未満の群でサブ解析を行ったところ，咽頭部バリウム残留率の変化量がリュープロレリン酢酸群で−6.4％，プラセボ群で 3.4％となり，有意な変化を示した（p＝0.009）　図4　．また，第 II 相臨床試験と同様，陰嚢皮膚における変異タンパク質の凝集の頻度や血清 CK はリュープロレリン酢酸塩群で有意に抑制された．以上より 48 週間のリュープロレリン酢酸投与は，発症からの期間が短い SBMA 患者において嚥下機能を改善する可能性が示唆された[3]．米国 NIH で実施された，テストステロンの活性化を抑制する 5α 還元酵素阻害剤である dutasteride の臨床試験においても嚥下機能の改善を示唆する結果が得られており，発症からの経過期間が比較的短い症例を中心としたさらなる検証が重要と考えられる．

2 蛋白質分解系の賦活

ユビキチン-プロテアソーム系（UPS）は神経細胞内に蓄積した異常タンパク質の低毒化や分解を促進する作用を有し，神経変性に対する生体の防御機構として注目されている．

17-allylamino-17-demethoxygeldanamycin（17-AAG）やその誘導体はSBMA モデルマウスにおいて，UPS による病原性 AR タンパク質の選択的な分解（degradation）を促進し，症状や病理所見を改善することが明らかとなっている．また heat shock protein (HSP) は変異タンパク質の再折り畳みや可溶化を促進させることにより神経変性を抑制することが知られている．HSP70 を過剰発現させたマウスと SBMA マウスを交配すると，HSP70 の発現により病原性 AR の核内集積が抑制され，マウスの症状や病理所見が改善する．HSP が認識した異常タンパク質の UPS における分解を仲介するタンパク質である C terminus of Hsc70（heat shock cognate protein 70）-interacting protein（CHIP）や，HSP70 誘導剤である geranylgeranylacetone（GGA）においても神経変性を抑制することが明らかとなっている．一方，リソソーム依存性分解経路であるオートファジーも病原性 AR の分解に関与することが報告されており，ユビキチン化された異常タンパク質のオートファゴソームでの分解を仲介する p62 の発現を抑制すると病原性 AR の凝集が増加し，ニューロン変性が増悪することがマウスレベルで示されている．また，オートファジーの活性化が SBMA の治療法になる可能性が培養細胞を用いた実験で示されており，SBMA のショウジョウバエモデルを用いた研究では，ヒストン脱アセチル化酵素である HDAC6 が，UPS を抑制した際にオートファジーを代償性に誘導し，ニューロン変性を抑制することも

報告されている.

　SBMA では原因遺伝子が全身組織に広く発現しているにも関わらず神経細胞や骨格筋をはじめとする特定の臓器で病態が出現する特色があり，Heat shock factor-1（HSF-1）が疾患の部位特異性に関連していることが見出されている[4]. HSF-1 は HSP70 などの転写を制御しており，SBMA モデルマウスの病態を臓器別に解析すると HSF-1 の発現量と病原タンパク AR の発現量には負の相関があり，HSF-1 が SBMA の病変部位の決定に影響を及ぼしている可能性が示唆されている.

3 AR の分子間相互作用・翻訳後修飾

　テストステロンは AR の核内移行を促進するのみならず，AR 分子間の相互作用（N/C interaction）や，AR と AR 調整因子（co-regulator）との相互作用を促進する作用が知られており，これらの分子変化も SBMA の病態に寄与していると考えられている. AR の N 末端への変異導入により C 末端との相互作用を防御すると SBMA マウスモデルの神経変性が抑制されることが報告されている. また，AR の調節因子である ARA70 は AR の核内移行を制御していることが知られており，ARA70 の機能を薬剤（ASJ-9）によって阻害することで病原性 AR の核内集積が抑えられ，SBMA モデルマウスの病態が改善することが報告されている. 一方，Akt によって AR がリン酸化されるとリガンドであるテストステロンとの結合が減弱し，この現象がインスリン様成長因子（IGF-1）によって促進されることが知られているが，SBMA モデルマウスの骨格筋において IGF-1 を高発現すると，病原性 AR の凝集が抑制されマウスの表現型が改善することが報告されている. このことは，AR タンパク質の翻訳後修飾の調整が SBMA の治療法となり得ることとともに，運動ニューロンのみならず骨格筋が治療法開発の重要なターゲットであることを示唆している.

4 マイクロ RNA，アンチセンスオリゴを介した治療法

　マイクロ RNA（miRNA）は生体内に存在する，タンパク質へ翻訳されない RNA（non-coding RNA）で，標的となる mRNA の 3'UTR に相補的に結合しその発現を調節すると考えられている. 網羅的発現解析により SBMA マウス脊髄で miR-196a の発現が亢進していること，およびこの miRNA が CUGBP2, Elav-like family member 2（CELF2）の発現を抑制することが見出されている. CELF2 は AR mRNA の安定性に必要であり，miR-196a を発現するアデノ随伴

ウイルスベクター（AAV-miR-196a）を SBMA モデルマウスに投与すると病原性 AR の mRNA やタンパク質の発現レベルが低下し，運動機能や病理学的所見が改善することが報告されている．また AR に直接作用して発現を抑制する miRNA をデータベースなどにより検索した結果，miR-298 が最も効率的に AR の発現を抑制することが見出され，AAV を用いてマウスモデルに投与すると変異タンパク質の毒性が軽減したと報告されている．さらに変異 AR を標的にしたアンチセンスオリゴを SBMA マウスモデルに脳室内投与すると，脊髄の変異 AR の発現が低下しモデルマウスの神経筋接合部，神経筋症状の改善が示されている[5]．

5 転写障害，細胞毒性などを標的とした治療法

ポリグルタミン病では核内に集積した変異タンパク質が転写障害を惹起することが知られている．他のポリグルタミン病と同様，SBMA における転写障害のメカニズムの一つはヒストンのアセチル化障害と考えられており，ヒストンのアセチル化を亢進するヒストン脱アセチル化酵素（HDAC）阻害剤の有効性が SBMA の動物モデルで示されている．また，SBMA モデルマウスの脊髄ではカルシトニン遺伝子関連ペプチド（CGRP1）の転写が亢進していることが見出されており，CGRP1 が JNK シグナルの活性化を介した運動ニューロン変性を誘導することが示されている．セロトニン受容体アゴニストであるナラトリプタンは運動ニューロンにおける CGRP1 の発現量を低下させ，JNK シグナルを抑制し，SBMA モデルマウスの運動機能や寿命を改善することが報告されている．

SBMA ではミトコンドリアの機能障害が報告されており，SBMA マウスモデルの脊髄と骨格筋ではミトコンドリア機能に重要な peroxisome proliferator-activated receptor-γ（PPARγ）の mRNA 低下，発現量低下が示されている[6]．PPARγ アゴニストであるピオグリタゾンは PPARγ の発現量を増加し，脊髄と骨格筋における酸化ストレスや NFκB シグナルを改善させ，SBMA マウスモデルの運動機能悪化や寿命短縮を抑制することが示されている[6]．クルクミンアナログの ASC-JM17 を SBMA 動物モデルに投与すると，抗酸化酵素の Nrf1 と Nrf2 の活性化を介して変異 AR の毒性を低減させたと報告されている．また hepatocyte growth factor（HGF）は神経保護作用が知られており，SBMA モデルマウスに HGF を過剰発現させると Akt のリン酸化を経由して SBMA マウスモデルの運動機能改善効果が見出された．さらに SBMA ノックインマウスにおける脂質代謝亢進に対して高脂肪食を投与すると，酸化代謝に関与する遺伝子発現やミトコンドリア異常を是正し，骨格筋の病理学的異常や生存率の改善が示さ

れている.

4. 今後の展望

　近年多くの神経変性疾患に共通した病態として異常タンパク質の蓄積や転写障害がみられることが明らかとなり，動物モデルを用いて神経変性の病態を抑制する根本的な治療法（disease-modifying therapy）が開発されているが，非臨床試験で有効性が示された薬剤の多くが臨床試験では期待されたほどの効果を示すには至っていない．SBMA は他の神経疾患と比較して経過が長いため，自然歴を正確に把握するとともにバイオマーカーの開発，適切な評価対象の選択が重要である．筆者らが米国 NIH と共同で開発した SBMA に対する疾患特異的評価スケール（SBMAFRS）は，今後の臨床試験で disease-modifying therapy の効果を検出するための評価指標として期待される．

　神経変性疾患では症状の発現以前から分子・病理学的変化が始まっていることが示唆されており，発症後に disease-modifying therapy を開始してもその治療効果は限定的であると考えられるようになってきている．今後，他の神経変性疾患同様，SBMA についても早期・発症前の病態を解明し，その病態に対する治療法を開発することが重要と考えられる．

Pearls

SBMA の進行抑制にリハビリテーションは有効か？

　運動機能が徐々に低下する疾患では，運動は病態に良い影響を与えるのか，どのくらいの運動をすれば良いのかがしばしば議論になる．ALS では激しい運動がリスクファクターとして考えられており以前からリハビリについて検討されているが，現時点では定まった見解はない．SBMA でもリハビリが病態を有意に改善させたという報告はないが，球症状に限定すると 6 週間の頭部挙上訓練が舌圧や口腔内嚥下障害を改善したと報告されている．また，2016 年にロボットスーツ HAL が本疾患に保険適応となり，リハビリテーションの新たな方法として期待される．

文献

1. Katsuno M, Adachi H, Doyu M, et al. Leuprorelin rescues polyglutamine-dependent phenotypes in a transgenic mouse model of spinal and bulbar muscular atrophy. Nat Med. 2003; 9: 768-73.
2. Banno H, Katsuno M, Suzuki K, et al. Phase 2 trial of leuprorelin in patients with spinal and bulbar muscular atrophy. Ann Neurol. 2009; 65: 140-50.
3. Katsuno M, Banno H, Suzuki K, et al. Efficacy and safety of leuprorelin in patients with spinal and bulbar muscular atrophy (JASMITT study): a multicentre, randomised, double-blind, placebo-controlled trial. Lancet Neurol. 2010; 9: 875-84.
4. Kondo N, Katsuno M, Adachi H, et al. Heat shock factor-1 influences pathological lesion distribution of polyglutamine-induced neurodegeneration. Nat Commun. 2013; 4: 1405.
5. Sahashi K, Katsuno M, Hung G, et al. Silencing neuronal mutant androgen receptor in a mouse model of spinal and bulbar muscular atrophy. Hum Mol Genet. 2015; 24: 5985-94.
6. Iida M, Katsuno M, Nakatsuji H, et al. Pioglitazone suppresses neuronal and muscular degeneration caused by polyglutamine-expanded androgen receptors. Hum Mol Genet. 2015; 24: 314-29.

〈飯田 円　近藤直英　佐橋健太郎　勝野雅央〉

5 脊髄性筋萎縮症（SMA）の病態はどこまでわかっていますか？ また成人発症のSMAは存在しますか？

1. 脊髄性筋萎縮症（SMA）には小児期発症と成人発症がある

脊髄性筋萎縮症（spinal muscular atrophy: SMA）は，発症年齢，運動機能に基づき，Ⅰ～Ⅳ型に分類される 表1 ．Ⅰ型は乳児期に呼吸不全で死亡，Ⅱ型は生涯歩行不可能，Ⅲ型は歩行機能喪失，Ⅳ型は成人発症にて次第に運動機能喪失の経過をたどる．小児期発症のSMAの多くは常染色体劣性遺伝性疾患である．各型について述べる．

Ⅰ型: 重症型，急性乳児型，ウェルドニッヒ・ホフマン（Werdnig-Hoffmann）病

筋力低下が重症で全身性である．妊娠中の胎動が弱い例も存在する．発症は生後6カ月まで．発症後，運動発達は停止し，体幹を動かすこともできず，筋緊張低下のために体が柔らかいフロッピーインファントの状態を呈する．肋間筋に対して横隔膜の筋力が維持されているため吸気時に腹部が膨らみ胸部が陥凹する奇異呼吸を示す．支えなしに座ることができず，哺乳困難，嚥下困難，誤嚥，呼吸不全を伴う．舌の線維束性収縮がみられる．深部腱反射は消失，上肢の末梢神経の障害によって，手の尺側偏位と手首が柔らかく屈曲する形のwrist dropが認められる．人工呼吸管理を行わない場合，死亡年齢は平均6～9カ月であり，24カ月までにほぼ全例が死亡する．

表1 脊髄性筋萎縮症の分類

型		発症年齢	最高到達運動機能	遺伝
Ⅰ型	重症 Werdnig-Hoffmann病	0～6m	座位不能	AR
Ⅱ型	中間 Dubowitz病	<18m	立位不能	AR
Ⅲ型	軽症 Kugelberg-Welander病	18m<	立位・歩行	AR/AD
Ⅳ型	成人型	20y<	正常	多くは孤発 AR/AD

AR: 常染色体劣性遺伝
AD: 常染色体優性遺伝

Ⅱ型: 中間型，慢性乳児型，デュボビッツ（Dubowitz 病）

発症は1歳6カ月まで．支えなしの起立，歩行ができないが，座位保持が可能である．舌の線維束性収縮，手指の振戦がみられる．腱反射は減弱または消失．次第に側弯が著明になる．Ⅱ型のうち，より重症な症例は呼吸器感染に伴って，呼吸不全を示すことがある．

Ⅲ型: 軽症型，慢性型，クーゲルベルグ・ウェランダー（Kugelberg-Welander）病

発症は1歳6カ月以降．自立歩行を獲得するが次第に転びやすい，歩けない，立てないという症状がでてくる．後に，上肢の挙上も困難になる．

Ⅳ型: 成人発症型

発症は20歳以上，小児期や思春期に筋力低下を示すⅢ型の小児は側弯を示すが，成人発症のSMA患者では側弯は生じない．それぞれの型の中でも臨床的重症度は多様であり分布は連続性である．

2. 小児期発症の SMA に関して，病態が明らかになってきた

SMAは，脊髄前角細胞の変性によって起こる筋萎縮と進行性筋力低下を特徴とする下位運動ニューロン病である．線維束性収縮などの脱神経の症状と近位筋優位の筋萎縮を伴った筋力低下の症状を示す．小児期発症のSMAの原因遺伝子は第5番染色体5q13.2に存在し，SMN（survival motor neuron）タンパク質をコードするSMN1遺伝子と，exon 7がsplicingにより抜けてnon-functionalなタンパク質（Δ7）が合成されるSMN2遺伝子からなっている 図1 ❶．さらに，SMN2遺伝子からも，僅かにsexon 7が存在するための全長のSMNタンパク質合成がなされている．SMAにおいては，SMN1遺伝子に欠失などの変異が生じているため，SMN1遺伝子からのSMNタンパク質は合成されず，SMN2遺伝子からの僅かな全長のSMNタンパク質のみが合成される 図2 ．SMN1遺伝子変異によるSMAのⅠ〜Ⅳ型においては，臨床的重症度の幅は，SMNタンパク質の発現量，すなわちSMN2遺伝子がどの程度，SMNタンパク質を産生するかで説明できる．また，臨床像が軽症の場合，SMN1遺伝子欠失ではなく遺伝子変換によりSMN1遺伝子がSMN2遺伝子になること，すなわちSMN2遺伝子のコピー数が多くなっている❷．以上から，正常ではSMNタンパク質量が100%

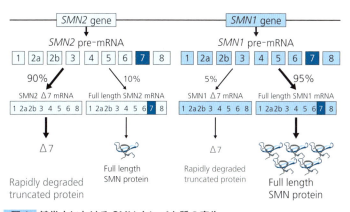

図1 健常人におけるSMNタンパク質の産生

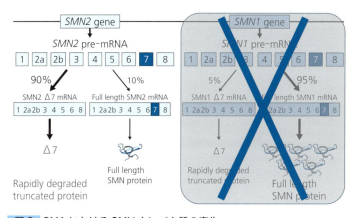

図2 SMAにおけるSMNタンパク質の産生

であるとすると,SMA I 型は20%,II 型は30%,III 型は40%と考えられ,臨床症状の重症から軽症の幅の説明となっている 図3 .

3. 診断のポイント

　SMAの遺伝子同定のためには明確な診断基準と分類を確立することが必要であるという考えのもとに,国際SMA協会が組織され, 表2 に示す診断基準が作成された.さらに2007年にはわが国の厚生労働科学研究費補助金(難治性疾

| I 病型，病態，病因，経過（予後） | II 診断，遺伝学的検査 | III 検査，機能評価 | IV 治療，治験，将来的治療 |

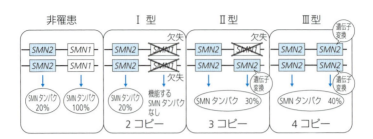

図3 SMAにおける型と*SMN2*遺伝子コピー数

(Wirth, et al. Hum Genet. 2006; 119: 422-8 [2]を改変)

表2 脊髄性筋萎縮症の診断基準

包含項目	除外項目
I．筋力低下 　　対称性 　　近位筋＞遠位筋 　　下肢＞上肢 　　躯幹および四肢 II．脱神経 　　舌の線維束性収縮 　　手の振戦 　　筋生検―萎縮筋線維の群 　　筋電図―神経原性変化	1．中枢神経機能障害 2．関節拘縮症 3．外眼筋，横隔膜，心筋の障害，聴覚障害，著しい顔面筋罹患 4．知覚障害 5．血清CK値＞正常上限の10倍 6．運動神経伝導速度＜正常下限の70％ 7．知覚神経活動電位の異常

(International SMA Consortium Report, 1992より)

患克服研究事業）神経変性疾患に関する調査研究班において　表3　の診断基準が作成された．これを満たすものが典型的SMAであり，特に小児期発症のSMAは遺伝子的に単一の疾患単位である．臨床所見として，左右対称性・近位筋優位・下肢優位の筋力低下と舌の線維束性収縮・手の振戦などの脱神経所見を示す．腱反射の減弱・消失などの下位運動ニューロン徴候を示し，上位運動ニューロン徴候を示さないことがポイントである．特に小児期発症のSMA I 型，II 型は90％以上で*SMN1*遺伝子欠失または変異の同定がなされる．遺伝学的検査は保険収載されており，確定診断として実施される．筋電図や筋生検は変異が同定されなかった場合にのみ実施する．

V リハビリテーション・代替コミュニケーション	VI 栄養管理，経管栄養	VII 呼吸管理，緩和ケア	VIII 告知，その他

表3 厚生労働省特定疾患調査研究班（神経変性疾患調査研究班）による診断基準

A．臨床所見
(1) 脊髄前角細胞の喪失と変性による下位運動ニューロン徴候を認める．
　　筋力低下（対称性，近位筋＞遠位筋，下肢＞上肢，躯幹および四肢），筋萎縮，舌・手指の筋線維束性収縮，腱反射減弱から消失
(2) 上位運動ニューロン徴候は認めない．
(3) 経過は進行性である．

B．臨床検査所見
(1) 血清 creatine kinase（CK）値が正常上限の 10 倍以下である．
(2) 筋電図で高振幅電位や多相性電位などの神経原性所見を認める．
(3) 運動神経伝導速度が正常下限の 70％ 以上である．

C．以下を含み，鑑別診断ができている．
　　筋萎縮性側索硬化症，球脊髄性筋萎縮症，脳腫瘍・脊髄疾患，頸椎症，椎間板ヘルニア，脳および脊髄腫瘍，脊髄空洞症など，末梢神経疾患，多発性神経炎（遺伝性，非遺伝性），多巣性運動ニューロパチーなど，筋疾患，筋ジストロフィー，多発筋炎など，感染症に関連した下位運動ニューロン障害，ポリオ後症候群など，傍腫瘍症候群，先天性多発性関節拘縮症，神経筋接合部疾患

D．遺伝学的検査
　　以下の遺伝子変異が認められる．
　　(1) *SMN1* 遺伝子欠失　(2) *SMN1* 遺伝子の点変異または微小変異
　　(3) *IGHMBP2* の変異　(4) その他の遺伝子変異

＜診断の判定＞
確実:(1) 下位運動ニューロン徴候を認め，(2) 上位運動ニューロン徴候は認めず，(3) 経過は進行性で，かつ B の 1〜3 を満たし，C の鑑別すべき疾患を全て除外したもの
確実:(1) 下位運動ニューロン徴候を認め，(2) 上位運動ニューロン徴候は認めず，(3) 経過は進行性で，かつ D を満たし，C の鑑別すべき疾患を全て除外したもの

4. 成人発症の SMA について

　成人で発症し，症状が進行する下位運動ニューロン障害について，従来は脊髄性進行性筋萎縮症（spinal progressive muscular atrophy: SPMA）あるいは進行性筋萎縮症（progressive muscular atrophy: PMA）と診断されていた．筋萎縮性側索硬化症（ALS）の特殊なタイプとする考えもあるが，経過中に上位運動ニューロン障害を示す徴候が認められず，かつ進行も非常に緩徐である症例が存在する．小児期発症の脊髄性筋萎縮症（SMA）と成人発症の脊髄性進行性筋萎縮症（SPMA）を総称して従来，「広義の脊髄性進行性筋萎縮症（SPMA）」としていた．しかしながら，海外の成書や論文では，「広義の SPMA」という表現はなされておらず，「広義の SMA」として表わされている．そこで国際的に統一を図るために，わが国でも SPMA という病名に代わり，2009 年より，小児および成

5 脊髄性筋萎縮症（SMA）の病態はどこまでわかっていますか？ また成人発症の SMA は存在しますか？

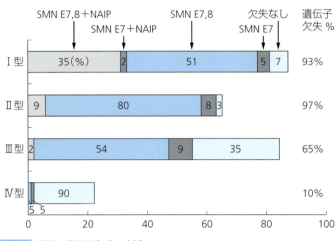

図4 型別の遺伝子欠失の割合

人発症の脊髄前角細胞の病変による進行性の筋萎縮症に対してSMAと呼ぶことになり，成人発症のSMAはIV型に分類されることとなった．SMAの原因として，乳幼児期発症のI・II型については90％以上，小児期発症のIII型の65％にSMN1遺伝子の欠失が認められ 図4 ，常染色体劣性遺伝を示す．一方，成人発症のSMAでは家族・親族内で一人のみ発症する孤発性の場合が多く，遺伝性を示す場合でも常染色体優性遺伝，常染色体劣性遺伝，X連鎖性遺伝いずれの報告もある．SMN1遺伝子変異を示す例は少数であり，成人発症のSMAの原因はさまざまであると考えられる[3]．末梢性ニューロパチー（Charcot-Marie-Tooth病），球脊髄性筋萎縮症（spinal and bulbar muscular atrophy: SBMA），Emery-Dreifuss型筋ジストロフィーなどが鑑別診断としてあげられるが，緩徐な経過を示す筋萎縮性側索硬化症（ALS）で，上位運動ニューロン徴候が軽微で下位運動ニューロン徴候が中心となる例も混在する．

5. 治療のポイント

SMAに対する治療開発として，従来，ALSに準じて臨床研究や臨床試験がなされてきた．近年SMAの病態を利用して，Histone deacetylase（HDAC）阻害薬によりSMN2遺伝子の発現を促進する治療法や，アンチセンス核酸医薬品により，SMN2遺伝子のexon7のsplicingを修飾する治療法が開発され[4]，治

験が実施され有効性が報告され，アメリカ FDA，ヨーロッパ EMA にて承認されている．欧米では AAV ベクターを用いた遺伝子治療が SMA I 型に対して実施され，これも有効であると述べられている．

Pearls

脊髄性筋萎縮症（SMA）に対するアンチセンス核酸医薬品がアメリカ FDA，ヨーロッパ EMA にて承認され，日本では 2017 年 7 月 3 日承認された．発症前や発症早期の診断と治療介入により病態修飾療法として症状を発現・進行させない予防も視野に入ってきた．診断，特に遺伝学的検査による確定診断が重要となる．SMA の原因遺伝子 *SMN1* の変異同定は保険収載されており，3,880 点，結果の開示における遺伝カウンセリング加算は 500 点である．

文献

❶ Lefebvre S, Burglen L, Reboullet S, et al. Identification and characterization of a spinal muscular atrophy-determining gene. Cell. 1995; 80: 155-65.
❷ Wirth B, Brichta L, Schrank B, et al. Mildly affected patients with spinal muscular atrophy are partially protected by an increased SMN2 copy number. Hum Genet. 2006; 119: 422-8.
❸ SMA 診療マニュアル編集委員会．脊髄性筋萎縮症マニュアル．京都: 金芳堂; 2012.
❹ 斎藤加代子．技術革新がぬりかえる医療—ゲノム治療への発展．遺伝子診断の未来と罠．東京: 日本評論社; 2014.

〈斎藤加代子〉

| I 病型, 病態, 病因, 経過 (予後) | II 診断, 遺伝学的検査 | III 検査, 機能評価 | IV 治療, 治験, 将来的治療 |

CQ 6 ALSは単一疾患ですか，どのような亜型が存在しますか？（予後を含む）

1. ALSは症候群である

　筋萎縮性側索硬化症（amyotrophic lateral sclerosis: ALS）は，進行性の経過を示し，どの部位から発症しようとも終末期には四肢・球麻痺，呼吸筋麻痺を示す疾患である．脳神経，頸髄，胸髄，腰髄の各領域に上位運動ニューロン障害および/あるいは下位運動ニューロン障害の徴候が確認される．しかし中には若年で発症するもの，急速に進行する例，逆に緩徐に進行する例や，上位運動ニューロン障害が強い例，下位運動ニューロン障害が前景に立つ例，認知症を合併する例，さらに発症部位も四肢の近位部や，まれに呼吸筋障害で発症する症例など非典型例も存在する．

　多くは家系内にALS患者を確認できない孤発症例であるが，全症例の約5%程度が血縁者にALS発症者がいる家族性症例であり，現在までに多くの原因遺伝子やリスク遺伝子が判明している．単一遺伝子変異が原因となっているALSを中心に病態解析が精力的に進められているが，最終像は運動ニューロン変性に至るにしても，異なる遺伝子の異常が必ずしも同じ変性過程を共有しているとは限らず，病態も均一ではないことが推測されている．

　以上より，ALSは単一疾患というよりは症候群であるという認識が，今では一般的となっている．

2. 病型 表1

1 上位・下位運動ニューロン障害の徴候が認められるもの

- 古典型
- 進行性球麻痺型

　いずれの病型も，発症が四肢あるいは脳神経領域によるかの違いで，中年以降に孤発性（＝非遺伝性）に発症し，上位および下位運動ニューロン障害による徴候のみを呈し，ALSの一般的な診断基準（厚生労働省指定難病診断基準，El Escorial改訂診断基準など）を満たす．認知機能は侵されず，終末像として四肢麻痺，球麻痺，呼吸筋麻痺に至り，病理でBunina小体とTDP-43陽性封入体を

表1 ALS の病型

- 上位・下位運動ニューロン障害の徴候が認められるもの
  ─古典型
  ─進行性球麻痺型
- 上位運動ニューロン障害の徴候を欠くもの
  ─脊髄性筋萎縮症，（脊髄性）進行性筋萎縮症
  ─Flail leg（偽神経炎型）
  ─Flail arm（Brachial amyotrophic diplegia, Man-in-the-Barrel）
- 下位運動ニューロン障害の徴候を欠くもの
  ─原発性側索硬化症
  ─痙性片麻痺（Mills syndrome）
- その他
  ─認知症を伴う ALS
  ─呼吸筋麻痺型

認めるほぼ均質な疾患である．経過としては，球麻痺発症例が古典型より発症年齢が高く，予後も悪いとされている[1]．

2 上位運動ニューロン障害の徴候を欠くもの

小児科領域では，乳幼児期発症で，四肢あるいは両下肢近位部が対称性に障害される下位運動ニューロン疾患は脊髄性筋萎縮症（spinal muscular atrophy: SMA）と診断され *SMN1* 遺伝子がその原因遺伝子として同定されている．SMAについては前項に述べられているが，成人発症の下位運動ニューロン疾患も包括して「広義の SMA」とし，成人発症例を SMA type Ⅳに分類するという考えもある．

主に成人を対象とする神経内科では，成人発症の下位運動ニューロン疾患を脊髄性進行性筋萎縮症（spinal progressive muscular atrophy: SPMA）ないし進行性筋萎縮症（progressive muscular atrophy: PMA）と診断してきた経緯があり，さらに最近では lower motor neuron disease（LMND）として総括することもある．実臨床で厚生労働省の難治性疾患克服研究事業である指定難病を申請する際に，成人発症で下位運動ニューロン障害が前景に立ち，ALS の認定基準を満たさない症例では，脊髄性筋萎縮症（SMA）として申請を行うことになる．

小児期発症の SMA がタイプごとではあるが比較的類型化した臨床経過を辿るのに比較して，成人発症の症例では *SMN1* 遺伝子に異常を認めることは少なく，その背景には多くの異なる病因が含まれ，臨床症状・経過もばらつきが多くなっている．ちなみに *SMN1* 遺伝子変異を有する成人発症 SMA の報告例について臨

| I 病型，病態，病因，経過（予後） | II 診断，遺伝学的検査 | III 検査，機能評価 | IV 治療，治験，将来的治療 |

床像をまとめると，多くは 35 歳以下の発症で，家族歴を有し，左右対称性に下肢近位筋優位の脱力にて発症するという特徴を有している．

予後について，91 例の PMA を解析した報告[2]では，PMA は ALS と比べてより長期に経過する傾向（発症後の 77 カ月間の中央値で PMA が ALS と比べて 12 カ月長い）が認められた．しかし，PMA との診断後 61 カ月以内に 22%の症例で上位運動ニューロン徴候が認められること，病理学的には半数以上の症例に上位運動ニューロンの変性とユビキチン化封入体が確認されること，magnetic resonance spectroscopy（MRS）や transcranial magnetic stimulation（TMS）検査を行うと，上位運動ニューロン障害が示唆されることから，PMA は ALS の一亜型であると結論されている．

成人発症の下位運動ニューロン疾患では，両上肢近位部ないし両下肢遠位部から発症し，1 年以上障害部位が進展しない症例をそれぞれ flail arm syndrome, flail leg syndrome と呼称することもある．前者のより厳密な定義として，18 カ月以上頸部を含めた他部位への進展がないものを brachial amyotrophic diplegia（BAD）と呼ぶこともあり，また flail leg syndrome は，以前より用いられていた偽性多発性神経炎型に該当する．これらの疾患は ALS と比較して経過が長いとされているが，上位運動ニューロン徴候があっても，単に部位が局在し，flail という状態（ぶらぶらと脱力している）が合致するということで，これらの呼称を用いている報告もあり留意する必要がある．ちなみに，著者らが経験した BAD 症例には経過の短い症例も含まれ，必ずしも予後良好とはいえなかった[3]．

3 下位運動ニューロン障害の徴候を欠くもの

上位運動ニューロンのみが選択的，進行性に障害され，下位運動ニューロンは保たれる原因不明の運動ニューロン疾患は原発性側索硬化症（primary lateral sclerosis: PLS）と診断される．

Singer らは過去の PLS 報告例のレビューを行い，さらに診断基準の提唱を行っている 表2 [4]．その臨床像は 40 ないし 50 歳代（平均 45.4〜53.7 歳）に，下肢ないし脳神経領域の痙性麻痺で発症することが多く，上肢から発症することはまれであるとしている．発症から 3〜4 年間は針筋電図検査で脱神経所見を示さず，経過は緩徐で平均 7.9 年以上と報告している．ALS との鑑別のポイントは緩徐な経過と，発症 3〜4 年までは臨床的にも電気生理学的にも下位運動ニューロン障害を示さないこととされている．また同じ上位運動ニューロンが障害され，生命予後は良好である遺伝性痙性対麻痺（hereditary spastic paraparesis:

| リハビリテーション・代替コミュニケーション | 栄養管理，経管栄養 | 呼吸管理，緩和ケア | 告知，その他 |

表2 PLS の診断基準

臨床像

以下の症状の存在
(1) 上位運動ニューロン障害の所見
    (a) 痙性
    (b) 病的反射
    (c) 上位運動ニューロン症候の分布に一致する筋脱力
(2) 障害部位
    (a) 四肢（下肢，上肢，あるいは両者）
    (b) 球部
    (c) 四肢と球部
(3) 罹病期間が 4 年以上
(4) 進行性
(5) 発症年齢が 20 歳以上
(6) 上位運動ニューロン障害による膀胱障害は認められることがある

以下の症状がないこと
(1) 下位運動ニューロン障害
    (a) 線維束性収縮
    (b) 筋萎縮
(2) 感覚障害
(3) 類似の症候を示す疾患の家族歴

検査所見

支持所見
(1) 経頭蓋磁気刺激
    (a) CMCT の延長
    (b) 皮質の被刺激性の低下（例えば MEP が得られない）
(2) 運動野の MRS 所見
    (a) NAA/Cr 比の減少
    (b) NAA/Cho 比の減少
(3) 内包後脚および内包での拡散テンソル像
    (a) FA の減少
    (b) ADC の増加

除外規定
(1) 脊髄症を示唆する検査所見
(2) 異常な髄液検査所見
(3) 脳あるいは脊髄 MRI での異常あるいは脱髄性疾患の所見
(4) 筋電図
    (a) 運動神経伝導検査あるいは感覚神経伝導検査での異常
    (b) 下記の針筋電図検査で異常を示す患者の項を参照
(5) 既知の遺伝性痙性対麻痺の遺伝子，あるいは alsin 遺伝子の変異

PLS の分類
・Clinical PLS
  上記の臨床像および検査所見の支持所見，除外規定を充たすもの
・Suspected PLS
  下記以外の臨床像および検査所見の支持所見，除外規定を充たすもの
    (1) 4 年の罹病期間
    (2) ALS の El Escorial 診断基準に該当しない針筋電図での軽度な脱神経所見
・Complicated PLS（PLS plus）
  Clinical PLS あるいは Suspected PLS の基準を充たすが，認知症，パーキンソン症状，感覚障害を示すもの

ADC; apparent diffusion coefficient, Cho; choline, CMCT; central motor conduction time, Cr; creatinine, FA; fractional anisotropy, MEP; motor evoked potential, MRS; magnetic resonance spectroscopy, NAA; N-acetylasparate

(Singer MA, et al. Muscle Nerve. 2007; 35: 291-302[9])

6 ALSは単一疾患ですか，どのような亜型が存在しますか？（予後を含む）

| Ⅰ 病型, 病態, 病因, 経過（予後） | Ⅱ 診断, 遺伝学的検査 | Ⅲ 検査, 機能評価 | Ⅳ 治療, 治験, 将来的治療 |

HSP）とは，家族歴の有無および発症年齢をもとに鑑別するとされているが，一見孤発症例にみえることもある常染色体劣性遺伝の HSP や，浸透率の低い遺伝性 HSP の場合もある．また，中年期以降に症状が顕在化する HSP 症例はまれならず経験することであり，完全に鑑別することは困難である．

　臨床的に PLS と診断された症例の病理報告では，上位運動ニューロン症状としての構音障害を有するものが多く，また認知機能低下合併例，時にパーキンソン症状なども示す症例がある．そのような症例の病理学的検索では，臨床症状として捉えられなかった下位運動ニューロン障害が示されることも多く，なかには Bunina 小体やユビキチン陽性封入体が脊髄前角細胞に確認される症例もあり，ALS や前頭側頭葉変性症（frontotemporal lobar degeneration: FTLD）と病理診断された症例も含まれている．

　このように当初 PLS と考えられた症例の中には，その経過中に診断を ALS へ変更すべきものがあるのは確かであり，さらに，下肢発症で長期間上位運動ニューロン障害の徴候のみを示す症例には HSP が含まれている可能性もある．PLS の疾患独立性について議論をするためには，遺伝子検査で HSP などの他疾患を可能な限り除外し，なおかつ病理診断の結果をもとに，ALS との臨床像および病理像の異同を比較検討していくべきである．

　進行性に片側優位に運動ニューロン障害をきたす非常にまれな病像は痙性片麻痺型（Mills syndrome）と呼ばれるが，PLS の亜型と考える報告や左右差のある ALS の病理像を呈していたという報告もある．

4 その他

(1) 認知症を伴った ALS

　従来，一部の ALS では behavioral variant frontotemporal dementia（bvFTD）と呼ばれる認知機能障害を示し，病理学的には FTLD に分類される認知症を伴った ALS（ALS with dementia: ALS-D）がわが国中心に報告されてきた．これらの症例では側頭葉極内側皮質の変性および海馬 CA1-支脚移行部の限局性の変性が病理的特徴としてみいだされ，また海馬歯状回と前頭葉の皮質ニューロン細胞質内にユビキチン陽性封入体が存在することが報告されていた．そして 2006 年に，ALS のユビキチン陽性封入体の構成タンパクとして TDP-43 が同定されたのに引き続き，FTLD で認められるユビキチン陽性封入体の主要構成タンパクも TDP-43 であることが示された[5]．その後認知症を伴う家族性 ALS の原因遺伝子として C9orf72 遺伝子のイントロン中にある GGGGCC hexanucleotide リピートの伸長であることが判明し，欧州では孤発性 ALS の原因としても大きな割合を示すことが判明し，ALS と FTLD が一連のスペクトラム上にある疾患として再認識されるようになってきている．

(2) 呼吸筋麻痺にて発症する ALS

まとまった Review は少ないが，ALS の約 3% で呼吸不全が初発症状となり，その多くが上肢の脱力を併発している．肝要なのは，原因不明の拘束性換気障害の患者を診察した際に，ALS も鑑別として精査を進めることである．

3. 家族性 ALS

ALS の約 5% が家族性 ALS（familial ALS: FALS）とされている．FALS は孤発性 ALS（sporadic ALS: SALS）とおおむね同じ臨床症状を示すことから，まず遺伝性を示す症例を解析して病態を明らかにすることで，孤発症例の病因も解明されてくるものと期待されていた．しかし，1993 年に FALS の原因遺伝子として $SOD1$ が同定され，その後も次々と原因遺伝子が明らかとなってきているにもかかわらず，いまだ ALS の病態が解明されたとは言い難い状況である．現在 ALS のマーカーとして TDP-43 タンパク陽性の封入体が重視されるようになっているが，$SOD1$ 変異症例で確認される封入体では，多くの報告で SOD1 陽性，TDP-43 は陰性であるとされ，封入体に蓄積するタンパクだけをみても，病態の差異があることが推定されるようになっている．

さらに ALS は日本の紀伊半島やグアム島などでの発症率が高いという例外はあるものの，世界での罹患率はほぼ同一であり，発症要因・背景は同じと考えられていた．しかし，FALS の原因遺伝子として $C9orf72$ 遺伝子が同定され，驚くべきことに欧州では孤発性 ALS の 15～25% の原因となっていることが明らかとなる一方，同遺伝子変異はアジア地域ではごくまれであることから，ALS 発症の背景も地域による差異があることが明らかとなってきた．

FALS については別項に詳述されているが，遺伝形式も常染色体優性遺伝が圧倒的に多いものの，常染色体劣性遺伝，X 連鎖性とすべての遺伝形式をとりうる．また $SOD1$ 遺伝子変異であっても，米国で最も頻度が高い Ala4Val 変異は若年発症で急速進行性であるのとは対照的に，わが国で比較的多く認められる His46Arg 変異は非常に緩徐に進行し，Ile113Thr 変異は浸透率が低く，家族内であっても表現型に幅があるという特徴がある．FUS/TLS 変異でも，若年発症で比較的進行が速い病型を示す変異が多い中，Ser513Pro 変異は高齢発症で進

| I 病型, 病態, 病因, 経過 (予後) | II 診断, 遺伝学的検査 | III 検査, 機能評価 | IV 治療, 治験, 将来的治療 |

行が遅いとされ，同じ遺伝子に異常があったとしても，表現型に差異を認めることが確認されている．

Pearls

ALSは，基本的には病変の空間分布と時間経過で定義される疾患概念である．前者における必須の所見は上位運動ニューロン徴候と広範な部位での下位運動ニューロン徴候の存在である．それ以外の徴候・病変の有無や，遺伝子変異を含めた病因，病態機序，病理像はALSの診断を下すことには影響しない．一方，時間経過とは，運動ニューロン障害が常に進行するということである．ある時点で上位運動ニューロン徴候と下位運動ニューロン徴候が確認されても，それが進行性でなければALSとの診断は下せない．

ALSの概念を図式化した 図1．まずALSとFTLDが一連のスペクトラム上の疾患で，その両端にそれぞれが位置する．上位運動ニューロン障害，下位運動ニューロン障害を前景とした疾患群があり，その大多数は両者を併発するようになり，最終像はALSと診断される．PLSあるいはSMA/(S) PMAが独立した疾患かという論議が続いているため，ALS-FTLDスペクトラムの枠外にはみ出た部分を設けた．さらに下位運動ニューロン障害群に比して，PLSを含む上位運動ニューロン障害群で認知症を合併したとする報告が多いため，前群をFTLDにより近づけた図とした．

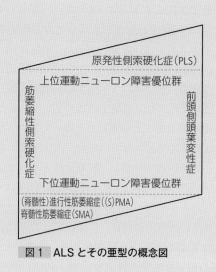

図1　ALSとその亜型の概念図

文献

1. Chiò A, Calvo A, Moglia C, et al. Phenotypic heterogeneity of amyotrophic lateral sclerosis: a population based study. J Neurol Neurosurg Psychiatry. 2011; 82: 740-6.
2. Kim WK, Liu X, Sandner J, et al. Study of 962 patients indicates progressive muscular atrophy is a form of ALS. Neurology. 2009; 73: 1686-92.
3. 森田光哉, 石川剛久. Brachial amyotrophic diplegia. 医学のあゆみ. 2003; 205: 124-6.
4. Singer MA, Statland JM, Wolfe GI, et al. Primary lateral sclerosis. Muscle Nerve. 2007; 35: 291-302.
5. Neumann M, Sampathu DM, Kwong LK, et al. Ubiquitinated TDP-43 in frontotemporal lobar degeneration and amyotrophic lateral sclerosis. Science. 2006; 314: 130-3.

〈森田光哉〉

7 傍腫瘍性の運動ニューロン疾患は存在しますか？

1. 傍腫瘍性神経症候群とは

　傍腫瘍性神経症候群とは，腫瘍と神経組織に共通の抗原に対する自己免疫的機序によって生じる神経症状を総称したものである．腫瘍と神経組織（中枢および末梢神経系）に対する共通抗原認識抗体や反応性リンパ球によって多彩な神経・筋症状が引き起こされる．一方，運動ニューロン疾患（motor neuron disease: MND）は，上位および/または下位運動ニューロンが選択的または主体に障害される疾患の総称であり，その代表的疾患として筋萎縮性側索硬化症（amyotrophic lateral sclerosis: ALS）がある．本稿では，悪性腫瘍を合併したMND，悪性腫瘍の治療により神経症状が改善したMND，抗神経抗体陽性の傍腫瘍性MNDの順に述べる．

2. 悪性腫瘍を合併したMND

　MNDと傍腫瘍性神経症候群の関連の可能性を最初に示したのは1965年のBrainらの報告であると思われる[1]．Brainらは悪性腫瘍を合併したMND 11例を見出し，うち3例はMNDの診断から3年半，4年，11年をそれぞれ経過しても生存中であった．剖検が2例で実施され，2例とも脊髄前角細胞の脱落を認め，うち1例では両側錐体路の変性も認められた．しかし，その後，欧米や日本において1970年代から1980年代に行われた複数の疫学研究では，MNDと悪性腫瘍の間には関連は認められないと結論づけられた．傍腫瘍性神経症候群はまれであり，その中でもMNDの臨床病型を呈するものはさらに少数例にすぎないためであろうと考えられる．

3. 悪性腫瘍の治療により神経症状が改善したMND

　Brainらの報告をきっかけとして，悪性腫瘍の治療により神経症状が改善したMNDの症例が報告されるようになる．Rosenfeldらが8論文から収集した8例の報告例は，すべて男性で，発症年齢は36〜74歳（平均55.8歳），背景腫瘍は

肺癌3例，腎癌2例，リンパ腫1例，形質細胞腫1例，胸腺腫1例である[2]．いずれの症例も腫瘍の外科的切除，放射線療法または化学療法によって，症状の寛解，改善または進行停止がみられている．8例のうち4例で剖検が得られ，全例で脊髄前角細胞の脱落を認め，うち2例では両側錐体路の変性も認められている．いずれも少数例の報告であり，かなり以前の報告ではあるが，傍腫瘍性神経症候群に起因するMNDが非常にまれながら存在することを示した点で貴重な報告と言える．

4. 抗神経抗体陽性の傍腫瘍性MND

傍腫瘍性神経症候群の診断については，臨床症候，悪性腫瘍の有無，抗神経抗体の種類に基づいた臨床診断基準が提唱されている[3]．この診断基準では，認知度の高い典型的な臨床病型を古典的症候群，典型的な臨床病型ではないが，傍腫瘍性神経症候群として起きうる病型を非古典的症候群と定義しており，MNDは非古典的症候群に分類されている．抗神経抗体については，臨床的意義が十分確立されている抗体（well-characterized onconeural antibodies）と，傍腫瘍性神経症候群のマーカーとして一定の意義が認められている抗体（partially-characterized onconeural antibodies）の2種類に分類されている．

古典的症候群で，腫瘍の存在が5年以内に確認できた例は確実例（definite）となる．非古典的症候群の場合には，腫瘍があり，腫瘍の治療により神経症状が改善または抗神経抗体陽性の場合に確実例となる．一方，腫瘍があっても，抗神経抗体陰性の場合には疑い例（possible）となる．さらに，非古典的症候群で腫瘍を認めない場合，well-characterized onconeural antibodies が陽性であれば確実例，partially-characterized onconeural antibodies が陽性であれば疑い例となる．

抗神経抗体が陽性で確実例と考えられる傍腫瘍性MND 13例の臨床所見を 表1 にまとめた[4~13]．男女比は4：9，発症年齢は32~81歳（平均62.5歳）である．全例で下位運動ニューロン徴候を認め，うち6例では上位運動ニューロン徴候も認めている．随伴症状として，小脳失調4例，感覚障害2例，痙攣発作2例，自律神経障害2例が認められている．背景腫瘍は肺小細胞癌3例，乳癌3例，前立腺癌1例，卵巣癌1例，精巣腫瘍（胚細胞腫）1例，胆嚢癌1例，十二指腸癌（小細胞癌）1例，胸腺腫1例である．抗神経抗体としては7例にHu抗体が認められ最も多い．髄液タンパクは記載のある10例中5例で上昇している．

| 病型，病態，病因，経過（予後） | | II 診断，遺伝学的検査 | | III 検査，機能評価 | | IV 治療，治験，将来的治療 | | |

表 1 抗神経抗体を伴う傍腫瘍性運動ニューロン疾患の報告例

症例	発症年齢（歳）	性	運動ニューロン徴候		随伴症状	悪性腫瘍	自己抗体	髄液タンパク(mg/dL)	文献
			上位	下位					
1	51	男	＋	＋	なし	肺小細胞癌	Hu	51	4
2	60	女	＋	＋	めまい，小脳失調，自律神経障害	肺小細胞癌	Hu	記載なし	5
3	69	男	＋	＋	痙攣発作小脳失調	肺小細胞癌	Hu	記載なし	5
4	70	男	－	＋	感覚障害	前立腺癌	Hu	記載なし	5
5	67	女	＋	＋	なし	卵巣癌	Yo	ほぼ正常	6
6	72	女	－	＋	小脳失調	乳癌	βIV spec-trin	上昇	7
7	36	男	＋	＋	痙攣発作	精巣腫瘍	Ma2	83	8
8	80	女	－	＋	感覚障害	胆嚢癌十二指腸癌	Hu	73	9
9	32	女	－	＋	自律神経障害	なし	Hu	正常	10
10	49	女	＋	＋	小脳失調，オプソクローヌス	乳癌	Ri	正常	11
11	80	女	－	＋	なし	乳癌	Ri	57	12
12	81	女	－	＋	なし	胸腺腫	CV2/CRMP5	正常	13
13	66	女	－	＋	なし	なし	Hu	正常	13

　病理所見は 4 例（症例 1，2，4，8）で記載されている．症例 1 では脊髄前角細胞の脱落を認めるが，錐体路の変性は認めていない．症例 2 と症例 4 ではリンパ球浸潤を伴う脊髄前角細胞の脱落を認めるが，錐体路の変性は認めていない．症例 8 では脊髄前角細胞の脱落に加え，大脳運動野のベッツ細胞の脱落，両側錐体路の変性が認められている．さらに，剖検は得られていないが，3 例において MRI で脊髄前角または脊髄灰白質に T2 高信号を認めている．

　傍腫瘍性の MND はまれながら存在する．若年発症（40 歳未満）で進行が比較的急速な運動ニューロン障害を示し，非典型的症状（小脳失調や感覚障害など）を認めた場合には，傍腫瘍性 MND を疑うべきであろう．

Pearls

　2006年，ALSの運動ニューロンに出現するユビキンチン陽性封入体の構成成分として TDP-43 が同定された．TDP-43 は転写調節因子であり，正常脳では神経細胞やグリア細胞の核に局在する．傍腫瘍性 MND に認められる抗神経抗体の中で報告の多い Hu は RNA 結合タンパクであり，Hu ファミリータンパクのひとつである HuR は TDP-43 の転写を促進することが知られている．さらに，正常状態では核に局在する HuR が ALS の運動ニューロンでは細胞質に認められるようになる．傍腫瘍性 MND と ALS の間には共通した病態があるのかもしれない．

文献

❶ Brain L, Croft PB, Wilkinson M. Motor neurone disease as a manifestation of neoplasm (with a note on the course of classical motor neurone disease). Brain. 1965; 88: 479-500.

❷ Rosenfeld MR, Posner JB. Paraneoplastic motor neuron disease. Adv Neurol. 1991; 56: 445-59.

❸ Graus F, Delattre JY, Antoine JC, et al. Recommended diagnostic criteria for paraneoplastic neurological syndromes. J Neurol Neurosurg Psychiatry. 2004; 75: 1135-40.

❹ Verma A, Berger JR, Snodgrass S, et al. Motor neuron disease: a paraneoplastic process associated with anti-Hu antibody and small-cell lung carcinoma. Ann Neurol. 1996; 40: 112-6.

❺ Forsyth PA, Dalmau J, Graus F, et al. Motor neuron syndromes in cancer patients. Ann Neurol. 1997; 41: 722-30.

❻ Khwaja S, Sripathi N, Ahmad BK, et al. Paraneoplastic motor neuron disease with type 1 Purkinje cell antibodies. Muscle Nerve. 1998; 21: 943-5.

❼ Ferracci F, Fassetta G, Butler MH, et al. A novel antineuronal antibody in a motor neuron syndrome associated with breast cancer. Neurology. 1999; 53: 852-5.

❽ Waragai M, Chiba A, Uchibori A, et al. Anti-Ma2 associated paraneoplastic neurological syndrome presenting as encephalitis and progressive muscular atrophy. J Neurol Neurosurg Psychiatry. 2006; 77: 111-3.

❾ Ogawa M, Nishie M, Kurahashi K, et al. Anti-Hu associated paraneoplastic sensory neuronopathy with upper motor neurone involvement. J Neurol Neurosurg Psychiatry. 2004; 75: 1051-3.

❿ Lee JI, Macht S, Albrecht P, et al. Brachial amyotrophic diparesis associated with anti-Hu positive anterior horn cell disease and autonomic disorder. J Neurol. 2013; 260: 301-2.

⓫ Younger DS, Graber J, Hayakawa-Yano Y, et al. Ri/Nova gene-associated paraneoplastic subacute motor neuronopathy. Muscle Nerve. 2013; 47: 617-8.

⓬ Diard-Detoeuf C, Dangoumau A, Limousin N, et al. Association of a paraneoplastic motor neuron disease with anti-Ri antibodies and a novel SOD1 I18del mutation. J

Neurol Sci. 2014; 337: 212-4.

[13] Verschueren A, Gallard J, Boucraut J, et al. Paraneoplastic subacute lower motor neuron syndrome associated with solid cancer. J Neurol Sci. 2015; 358: 413-6.

〈若林孝一〉

| V リハビリテーション・代替コミュニケーション | VI 栄養管理, 経管栄養 | VII 呼吸管理, 緩和ケア | VIII 告知, その他 |

プリオン仮説とはどのようなものですか？

1. プリオンとアミロイド[1]

　「プリオン（Prion）」は，異常構造のタンパク自身が鋳型となり，核酸に依存せず自己増幅し，細胞間，個体間を伝播する感染性粒子である．プリオン病では，可溶性の正常型プリオンタンパク（PrP^c）が，異常型プリオンタンパク（PrP^{sc}）に構造変換され，プロテアーゼに対する耐性を獲得し，不溶性の凝集体として脳内に蓄積する．ウエスタンブロットのプロテアーゼ耐性バンドパターンは，構造や糖鎖修飾の違いが反映されており，臨床病型と対応することから，タンパクの二次構造の違いが表現型の違いをもたらす株（ストレイン）が存在するとされる．現在のところプリオン病のプリオンタンパク以外に，個体間の感染が証明されたタンパクはない．

　正常型から異常型への構造変換が連鎖的に進行する機序として，何らかの原因で異常型に変化した病原タンパクが形成され（核形成），少量の異常型タンパクが凝集核（シード）となり，近傍の正常型タンパクを次々と異常型に変換（シーディング）していく，重合核依存性重合モデルが提唱されている 図1 ．

　「アミロイド」は，タンパクがクロスβシート構造をとり，線維軸と直交して規則正しく配列した約 10 nm 径の線維構造であり，病理学的に細胞外に蓄積し，コンゴーレッド染色で赤橙色に染色され，偏光顕微鏡下で緑色偏光を呈する．正しくフォールディングされたネイティブ構造のタンパクがアミロイド構造に変化するためには熱力学的な障壁が存在するが，熱力学的に，アミロイドは最も安定した構造の一つであり，アミロイドの一部は，プリオンのように異常構造伝播の鋳型として振るまう．アミロイド沈着をきたす疾患がアミロイドーシスであり，中枢神経疾患では Alzheimer 病やプリオン病の一部が含まれる．

2. 神経変性疾患とプリオン仮説

　プリオン病のほか，Alzheimer 病や前頭側頭葉変性症のタウ，パーキンソン病やレビー小体型認知症の α シヌクレイン，筋萎縮性側索硬化症の TDP-43 など，多くの神経変性疾患の患者脳には，疾患ごとに特定のタンパクが細胞内に凝集体

| I 病型，病態，病因，経過（予後） | II 診断，遺伝学的検査 | III 検査，機能評価 | IV 治療，治験，将来的治療 |

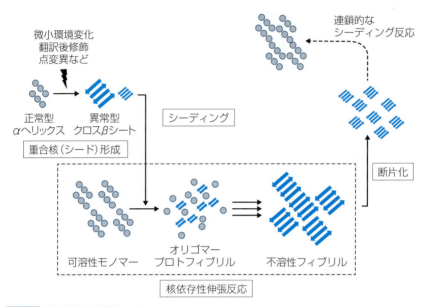

図1 重合核依存性重合モデル

を形成し，蓄積している．これらの疾患では症状の進行とともに，脳内の凝集タンパクの蓄積と神経細胞脱落が拡大するが，疾患ごとにある一定のタンパク凝集が，一定の細胞種，神経回路に沿って蓄積する機序は未解明であった．これらの細胞内の凝集体を電子顕微鏡で観察すると，アミロイド様の線維構造をとり，生化学的な解析では界面活性剤不溶性，プロテアーゼ耐性などのプリオンに類似した性質を示すことから，プリオン病に類似した病態機序でうまく説明できる．①何らかの原因で細胞内の可溶性のタンパクが凝集すると，②細胞内で凝集体をシードとして連鎖的にタンパクの不溶性凝集が進行し，③細胞死や機能不全に至らしめるとともに，凝集タンパクの一部がエクソソームやナノチューブ，シナプス接続などを介して他の細胞に運ばれ，④エンドサイトーシスなどで取り込まれた凝集タンパクが核となり，タンパク凝集を誘導し，神経回路に沿って細胞内タンパクの凝集が拡大するという考え方である．これらの個体間の感染性が証明されていないタンパクの，プリオンに類似した構造異常の伝播をプリオン様伝播（prion-like propagation）と呼ぶ 図2 ．遺伝子に変異をもたない孤発例が大部分を占める神経変性疾患の病態を，凝集タンパクのプリオン様伝播という視点から解明する試みが「プリオン仮説（prion hypothesis）」である．近年，リコ

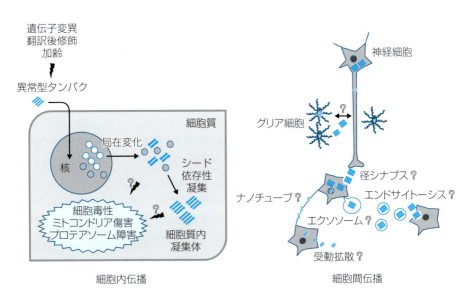

図2 プリオン様伝播仮説

ンビナントタンパクのアミロイド様線維や患者脳由来の不溶性画分を，培養細胞に導入すると，凝集タンパクが核となり細胞内の正常タンパクが異常型に変換されて凝集が誘導されることや，マウス，ラット，サルなどの動物においても，異常タンパクを脳内に接種すると，接種部位から神経回路連絡を有する部位に，患者脳に類似した凝集体病理が再現されるなど，この仮説を支持する研究結果が盛んに報告されている．

3. ALSにおけるプリオン仮説[2～5]

筋萎縮性側索硬化症（amyotrophic lateral sclerosis: ALS）は成人発症，進行性の運動ニューロン変性疾患であり，臨床症状の多くは，局所の筋力低下，筋萎縮で発症し，神経回路に沿って時間的・空間的に進行する．病理学的には，神経細胞やグリア細胞内の凝集体形成と神経細胞脱落，グリオーシスが，脳脊髄のある部位から上位および下位運動ニューロン全体に拡大していく点から，ALSの病理形成にもプリオン様伝播の関与が想定される．

全ALSの約5～10%を占める家族性ALS（familial ALS: FALS）の遺伝子変異として，*SOD1*，*TDP-43*，*FUS*，*VCP*，*C9orf72*，*OPTN*，*UBQLN2*，*PFN1*，

HNRNPA1 など多くの遺伝子変異が報告されているが，ALS 患者脳に蓄積しているタンパクは，主に TDP-43，FUS/TLS，SOD1 である．本稿では，これらのタンパクのプリオン様伝播について概説する．

1 TDP-43 の伝播[6]

TDP-43 は，TAR DNA-binding protein of 43 kDa であり，前頭側頭葉変性症（FTLD）や ALS の患者脳の神経細胞内やグリア細胞内にみられる，タウ陰性，ユビキチン陽性封入体の構成成分として 2006 年に同定された．TDP-43 をコードする *TARDBP* 遺伝子の変異は FALS および孤発性 ALS の 1～2％にすぎないが，TDP-43 の凝集は，SOD1 や FUS 変異例を除くほとんどの ALS 症例にみられる．当初，ALS 患者にみられる細胞質内封入体はアミロイド染色陰性とされていたが，近年の染色法の改善により，TDP-43 陽性凝集体の一部がアミロイド結合試薬に結合することが報告されており，電子顕微鏡観察ではリン酸化された TDP-43 のアミロイド様線維が確認できる．

TDP-43 は 414 アミノ酸からなる RNA 代謝に関連した核タンパクであり，健常人では核内に局在しているが，患者脳では核から細胞質に局在が変化し，不溶性の凝集体を形成する．2 カ所の RNA 認識モチーフと C 末端にはグリシンリッチドメインとグルタミン酸/アスパラギン酸リッチドメイン（Q/N リッチドメイン）を有している 図3 ．この Q/N リッチドメインを含むグリシンリッチドメインは，プリオン様ドメインとも呼ばれ，強い凝集傾向を示す．興味深いことに，TDP-43 の遺伝子変異はこのプリオン様ドメインに集中しており，TDP-43 の凝集が病態の中心にあることを示唆している．

FTLD-TDP43 は，臨床，病理の違いにより 4 つの病型（type A～D）に分類されている．遺伝性のまれな Type D を除き，FTLD-TDP43 患者脳に蓄積する異常TDP-43 について生化学的解析がなされ，異常リン酸化された全長TDP-43 と 18-26 kDa の C 末端断片が線維化し，不溶化したことが示されている．この不溶性画分のリン酸化 TDP-43 をトリプシンやキモトリプシンで処理すると，約 16 kDa と 25 kDa にプロテアーゼ耐性バンドが検出される．このバンドパターンは患者脳の TDP-43 病理（Type A～C）ごとに異なることから，蓄積している TDP-43 の構造の違いを反映していると考えられている．ALSでは Type B パターンを示し，FTLD-TDP43 の Type A，C とは異なる「ストレイン」の TDP-43 が蓄積していることを示す．また，一人の ALS 患者を調べると，どの脳領域においても同じ断片バンドパターンをとって蓄積していることが示されており[7]，

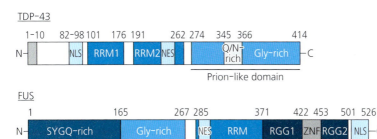

RRM：RNA認識モチーフ
Gly-rich：グリシンリッチドメイン
Q/N-rich：グルタミン酸/アスパラギン酸リッチドメイン
SYGQ-rich：セリン-チロシン-グリシン-グルタミンリッチドメイン
RGG：アルギニン-グリシン-グリシンリピートリッチドメイン
NES：核外移行シグナル
NLS：核移行シグナル
ZNF：ジンクフィンガー

図3 TDP-43，FUS の一次構造

一つの細胞で形成された異常 TDP-43 がプリオン様伝播で広がった可能性を強く示唆する．

TDP-43 の伝播実験は，実際の患者脳由来の抽出物を野生型の全長 TDP-43 を発現させた細胞に導入すると，患者脳と同様に，界面活性剤不溶性画分にリン酸化された全長 TDP-43 と C 末端断片の蓄積が再現される．さらに，その C 末端断片バンドパターンが導入した線維のパターンと一致することから，患者脳の不溶性画分に含まれる TDP-43 が凝集核となり，全長 TDP-43 のシード依存性凝集をもたらすことが示されている[8]．TDP-43 は，全長でも，断片であっても，大腸菌に発現させると不溶化してしまうため，可溶性のリコンビナントタンパクの大量精製が難しく，人工アミロイド様線維を用いた実験が困難であったが，最近，プリオン様ドメイン内の異なる 2 種類の合成ペプチドが構造の異なるアミロイド様線維を形成すること，その線維を TDP-43 発現細胞に導入すると正常 TDP-43 が凝集し，さらにそのプロテアーゼ耐性バンドが患者脳のバンドとよく似た特徴的バンドパターンをとることが示された．この結果はプリオン様ドメインの重合配列や重合様式の違いで異なる病型が形成される可能性を示唆する[9]．TDP-43 の動物モデルについては，ヒト野生型 TDP-43 を過剰発現するトランスジェニックマウス（Tg マウス）でリン酸化 TDP-43 陽性の細胞質封入体や ALS 様症状の

| I | 病型，病態，病因，
経過（予後） | II 診断，遺伝学的検査 | III 検査，機能評価 | IV 治療，治験，将来的治療 |

発症が報告されている．

　これらの知見から，ALS 患者脳に蓄積する不溶性 TDP-43 は，プリオン様伝播能を有し，実際の患者脳脊髄でもこの様式で広がっていると考えられるが，マウスなどの動物脳への TDP-43 線維や患者脳由来の異常 TDP-43 の接種による *in vivo* の細胞間伝播の実験的証明はなされていない．TDP-43 陽性凝集体は，アルツハイマー病やレビー小体型認知症，SCA2 などの非 ALS 疾患，*C9orf72* 変異を有する FTLD 患者の脊髄にもみられるが，これらの疾患では運動ニューロン神経脱落を伴っておらず，ALS の発症には，TDP-43 の凝集に加えて，RNA 結合タンパクとしての TDP-43 の機能障害を含む，別の因子が必要であると考える研究者もいる．

2 FUS/TLS の伝播[10]

　FUS/TLS（以下 FUS）は，fused in sarcoma/translocated in liposarcoma であり，FUS の変異は FALS の 4% にみられる変異である．*FUS* 変異による ALS は，若年発症，下位運動ニューロンを主体とした FUS 陽性細胞質内封入体の出現と神経脱落がみられ，TDP-43 の蓄積，局在変化を伴わない点が特徴的である．FUS は 526 アミノ酸残基からなる DNA/RNA 結合タンパクである　**図3**　．FUS の変異の多くは C 末端の核移行シグナルに集中しており，FUS の核から細胞質への局在変化を介して毒性を発揮すると考えられているが，局在に影響しない変異も多くその毒性機構は十分に解明されていない．TDP-43 と異なり，*FUS* 変異患者脳の不溶性画分に検出される FUS は，異常リン酸化やユビキチン化，断片化などの翻訳後修飾を受けておらず，FUS の凝集が運動ニューロン変性の本質であるかは結論が出ていない．しかし，*FUS* 変異を伴う ALS 患者脊髄にみられる FUS 陽性凝集体は電子顕微鏡観察で線維構造をとっていること，FUS の N 末端側には，TDP-43 の C 末端領域のように，セリン-チロシン-グリシン-グルタミンリッチ：SYGQ リッチ，グリシンリッチなプリオン様ドメインを有していること，*in vitro* で同部位の変異（G156E）によりチオフラビン T 陽性のアミロイド様線維形成を促進され，形成された変異 FUS 線維が凝集核となり，FUS の凝集を誘導することが報告されており，FUS の病理形成もプリオン様伝播が関与している可能性がある．

3 SOD1 の伝播[11][12]

　SOD1 は Cu, Zn-superoxide dismutase であり，細胞質内に広範に局在する

153アミノ酸残基からなる進化的に保存された抗酸化酵素である．*SOD1* 変異を伴う ALS 患者の脊髄や変異 SOD1 Tg マウスでは，細胞質に SOD1 タンパクのアミロイド様線維構造から構成された凝集体がみられる．SOD1 ノックアウトマウスでは，SOD1 の抗酸化酵素としての機能不全によるフリーラジカルの増加はみられるが，運動ニューロン変性は誘導されないことから，*SOD1* 変異を伴う ALS の原因は SOD1 凝集による毒性（toxic gain of function）と考えられている．

正常の SOD1 タンパクは，非常に安定したタンパクであり，ネイティブな状態では，8回折り畳まれた β バレル構造が会合してホモダイマーを形成している．抗酸化酵素活性を有する SOD1（Cu, Zn-SOD$^{S\text{-}S}$）の安定性は Cu や Zn の金属補因子結合と，サブユニット内のジスルフィド結合（Cys-57-Cys-146）およびホモダイマー形成によりもたらされる．試験管内での酸化や，ニトロ化などの翻訳後修飾により，金属補因子結合とジスルフィド結合の両方を欠いた状態（apo SOD^{2SH}）にすると，オリゴマー形成や線維化傾向を示す．現在までに 170 以上報告されている点変異も類似した機序で，SOD1 のネイティブ構造を不安定化させるとされている．

SOD1 のプリオン様伝播については，試験管モデルや培養細胞モデルにより検討されている．野生型 SOD1 発現培養細胞に変異 SOD1 の凝集体をシードとして細胞内に導入すると，内在性の野生型 SOD1 の不溶性凝集が誘導され，細胞継代を繰り返して，はじめに導入した変異 SOD1 の凝集体を除去しても，野生型 SOD1 の凝集活性が維持されることから，細胞内で誘導された野生型 SOD1 の凝集体が，細胞内で連鎖的な野生型 SOD1 凝集を誘導することが示唆されている．また，SOD1 の凝集体は死細胞からの放出，あるいは生細胞からエクソサイトーシスで放出され，近傍の細胞にマクロピノサイトーシスで取り込まれ，細胞間を伝播することが報告されている．

動物モデルでは，変異 SOD1（G85R）に YFP タグを融合させた Tg マウス（G85R-SOD1: YFP Tg マウス）の麻痺のない新生仔の脊髄に，麻痺を発症した SOD1（G93A）Tg マウス脊髄抽出液を接種すると，麻痺の発症までの期間が短縮すること，その脊髄ホモジネートを別個体の G85R-SOD1: YFP Tg マウスに接種すると，さらに潜伏期間が短縮することが示されており，変異 SOD1 Tg マウスにおいて，プリオン様の凝集促進現象が示されている．また，G85R-SOD1: YFP Tg マウスの坐骨神経に麻痺を発症した個体の脊髄抽出液を接種すると，接種部位からグリオーシスとともに変異 SOD1 の凝集が末梢から脊髄を上

| I 病型，病態，病因，経過（予後） | II 診断，遺伝学的検査 | III 検査，機能評価 | IV 治療，治験，将来的治療 |

行し拡大することから，SOD1 凝集の経シナプス性伝播が示唆される．これらは Tg マウスの実験であり，ヒト野生型 SOD1 動物モデルにおける野生型 SOD1 の伝播はいまだ証明されていない．しかし，麻痺を発症しない変異 SOD1（A4V，L126Z）Tg マウスに野生型 SOD1 Tg マウスを交配させたダブル Tg マウスでは，野生型 SOD1 が不溶化し凝集するとともに，ALS 様の症状を発症することから，野生型 SOD1 の凝集も ALS 様の病態を引き起こす可能性が示唆されている．

　最近，異常構造の SOD1 を認識する特異抗体を用いた検討により，孤発性 ALS や，非 SOD1 変異の FALS でも，ミスフォールディングした野生型 SOD1 が出現することや，*in vitro* でも TDP-43 や FUS の凝集により細胞内の野生型 SOD1 のミスフォールディングと，細胞毒性がもたらされることが報告されている[13]．こうした野生型 SOD1 がプリオン様の性質を持つかについてはさらなる検討が必要であるが，非 SOD1 変異 ALS の運動ニューロン変性にも SOD1 がタンパクのコンフォメーション異常を介して関与している可能性は興味深い．

Pearls

　プリオン仮説で議論されているタンパク凝集過程のうち，モノマー，オリゴマー，プロトフィブリル，フィブリルのどれが真の病原性を持つか，病原タンパク凝集がいかにして神経変性をもたらすか明確な結論は出ていない．また，これまでの動物モデルにおける伝播現象については，主に神経細胞間での伝播しか確認できておらず，そのメカニズムも不明である．さらに，長い軸索を有する特異な神経である運動ニューロン変性を，グリア細胞と切り離して議論することはできない．運動ニューロン疾患研究では，神経細胞間のみならず，グリア細胞間，神経-グリア細胞間の伝播，そして，グリア細胞機能不全による非細胞自律性神経細胞死（non-cell autonomous neuronal cell death）に及ぼす影響についても考慮し，その伝播メカニズムの解明を行うことが重要と思われる．

文献

1. Sabate R, Rousseau F, Schymkowitz J, et al. Amyloids or prions? That is the question. Prion. 2015; 9: 200-6.
2. Polymenidou M, Cleveland DW. The seeds of neurodegeneration: prion-like spreading in ALS. Cell. 2011; 147: 498-508.
3. Blokhuis AM, Groen EJ, Koppers M, et al. Protein aggregation in amyotrophic lateral sclerosis. Acta Neuropathol. 2013; 125: 777-94.
4. Grad LI, Fernando SM, Cashman NR. From molecule to molecule and cell to cell:

prion-like mechanisms in amyotrophic lateral sclerosis. Neurobiol Dis. 2015; 77: 257-65.

⑤ Maniecka Z, Polymenidou M. From nucleation to widespread propagation: A prion-like concept for ALS. Virus Res. 2015; 207: 94-105.

⑥ Smethurst P, Sidle KC, Hardy J. Review: Prion-like mechanisms of transactive response DNA binding protein of 43 kDa (TDP-43) in amyotrophic lateral sclerosis (ALS). Neuropathol Appl Neurobiol. 2015; 41: 578-97.

⑦ Tsuji H, Arai T, Kametani F, et al. Molecular analysis and biochemical classification of TDP-43 proteinopathy. Brain. 2012; 135: 3380-91.

⑧ Nonaka T, Masuda-Suzukake M, Arai T, et al. Prion-like properties of pathological TDP-43 aggregates from diseased brains. Cell Rep. 2013; 4: 124-34.

⑨ Shimonaka S, Nonaka T, Suzuki G, et al. Templated Aggregation of TAR DNA-binding Protein of 43 kDa (TDP-43) by Seeding with TDP-43 Peptide Fibrils. J Biol Chem. 2016; 291: 8896-907.

⑩ Nomura T, Watanabe S, Kaneko K, et al. Intranuclear aggregation of mutant FUS/TLS as a molecular pathomechanism of amyotrophic lateral sclerosis. J Biol Chem. 2014; 289: 1192-202.

⑪ Grad LI, Cashman NR. Prion-like activity of Cu/Zn superoxide dismutase: implications for amyotrophic lateral sclerosis. Prion. 2014; 8: 33-41.

⑫ Münch C, O'Brien J, Bertolotti A. Prion-like propagation of mutant superoxide dismutase-1 misfolding in neuronal cells. Proc Natl Acad Sci U S A. 2011; 108: 3548-53.

⑬ Pokrishevsky E, Grad LI, Cashman NR. TDP-43 or FUS-induced misfolded human wild-type SOD1 can propagate intercellularly in a prion-like fashion. Sci Rep. 2016; 6: 22155.

〈寺田 真　玉岡 晃　長谷川成人〉

| I 病型, 病態, 病因, 経過 (予後) | II 診断, 遺伝学的検査 | III 検査, 機能評価 | IV 治療, 治験, 将来的治療 |

9 多系統タンパク質症とはどういった疾患概念ですか？

1. 多系統タンパク質症の疾患概念と，その起源となる IBMPFD の歴史

多系統タンパク質症 (multisystem proteinopathy: MSP) は，大脳皮質ニューロン，運動ニューロン，骨格筋，骨組織を含む多系統の組織に，ユビキチン陽性封入体を特徴とする病的タンパク蓄積と進行性組織変性が引き起こされる結果，前頭側頭型認知症 (frontotemporal dementia: FTD)，筋萎縮性側索硬化症 (amyotrophic lateral sclerosis: ALS)，封入体ミオパチー (inclusion body myopathy: IBM, 高齢者に多い炎症性筋疾患である封入体筋炎とは異なる)，骨パジェット病 (paget disease of bone: PDB) などを呈する遺伝性疾患である 図1 .

この MSP の疾患概念の起源となったのは，VCP 遺伝子変異による骨パジェット病および前頭側頭型認知症を伴う封入体ミオパチー (inclusion body myopathy with Paget disease and frontotemporal dementia: IBMPFD) である．MSP の概念が確立した現在でも MSP 1 型として MSP 症例の半数以上を占めているため，その歴史について説明する．

1982 年に Tucker らによって，ALS と PDB を合併する常染色体優性遺伝形式の家系が報告されたのをきっかけとして，国外を中心として PDB と FTD，IBM

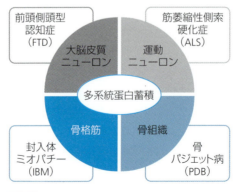

図1 多系統タンパク蓄積症 疾患概念

を合併する家系の報告が続き，これらは IBMPFD という疾患名で呼ばれるようになった．2004 年に Watts らが，IBMPFD の 13 家系のハプロタイプ解析によって，6 種類のミスセンス変異を *VCP* 遺伝子に同定し，IBMPFD の原因遺伝子が初めて同定された．AAA-ATPase superfamily に属する p97/VCP タンパクは，ユビキチン依存性セグリガーゼとして，ユビキチン-プロテアソーム系とオートファジー系の 2 つのタンパク分解システムの間でユビキチン化タンパクをトリアージする役割を担い，自己貪食空胞（autophagosome）の成熟にも重要であるとされる．その機能障害によって，タンパク分解システムの恒常性が崩れることで，ユビキチン陽性封入体や空胞構造形成が惹き起こされると考えられている．*VCP* 遺伝子変異は現在に至るまで，孤発性 ALS や，パーキンソン症候群，末梢神経障害，痙性対麻痺など幅広い表現型の報告が続いている．

2. IBMPFD の第 2, 第 3 の原因遺伝子の同定と多系統タンパク質症の疾患概念確立

2004 年の *VCP* 遺伝子同定以降，IBMPFD は同遺伝子変異によるまれな遺伝性疾患と考えられてきたが，2013 年に Kim らによって，家族性 IBMPFD と家族性 ALS の 3 家系に，いずれも RNA 結合タンパク質をコードする *hnRNPA1* 遺伝子と *hnRNPA2B1* 遺伝子の変異が新たに同定された[1]．このことで，IBMPFD は，複数の原因遺伝子が関連する遺伝的異質性のある疾患として理解されるようになった．さらに，*hnRNPA1* 遺伝子変異は，孤発性 ALS や常染色体優性遺伝性 IBM の家系（自験例[2]）にも認められた．これらの報告から，IBMPFD の病態は，ALS，FTD，IBM，PDB のうち一つのみを満たす診断例や孤発例にも共通している可能性が示され，さらに他の神経徴候を示す例もあることから，それらを包含する新たな疾患概念として近年「多系統タンパク質症: multisystem proteinopathy」と呼ばれるようになった[3]．

現在までに MSP は，原因遺伝子によって MSP 1 型から MSP 5 型まで分類されている 表1．これらの MSP は，その病型に関わらず共通する臨床像，病理的特徴を持っていることから，臨床・病理学的検討のみで各病型を明確に区分することは困難である．

3. MSP の病態機序と推測されている RNA 恒常性の破綻

MSP 原因遺伝子がコードする蛋白は，RNA 結合蛋白と蛋白分解システムに関

I 病型，病態，病因，経過（予後）　**II** 診断，遺伝学的検査　**III** 検査，機能評価　**IV** 治療，治験，将来的治療

表1 多系統タンパク質症の分類と関連遺伝子

	原因遺伝子	遺伝子座位	コード蛋白の機能	現在まで報告のある表現型			遺伝形式	今まで報告されている表現型	MIM番号
				ALS/FTD	Myopathy	PDB			
MSP 1型	VCP	9p13.3	Ubiquitin-dependent segregase	○	○	○	AD / AD	IBMPFD1 / ALS14 / CMT2Y	167320 / 613954 / 616687
MSP 2型	hnRNPA2B1	7p15.2	RNA-binding protein	○	○	○		IBMPFD2	615422
MSP 3型	hnRNPA1	12q 13.13	RNA-binding protein	○	○	○	AD / AD	IBMPFD3 / ALS20	615424 / 615426
MSP 4型	SQSTM1	5q35.3	Ubiquitin-dependent autophagy	○	○	○	AD / AD	FTDALS3 / DMRV / PDB3	616437 / 617158 / 167250
MSP 5型	MATR3	5q31.2	RNA-binding protein	○	○		AD	ALS21	606070
MSP と共通する病態を引き起こす可能性のある遺伝子									
	hnRNPDL	4q21.22	RNA-binding protein		○		AD	LGMD1G	609115
	TIA1	2p13.3	RNA-binding protein		○		AD, AR	Welander distal myopathy	604454
	TARDBP	1p36.22	RNA-binding protein	○			AD	ALS10	612069
	FUS	16p11.2	RNA-binding protein	○				ALS6	608030
	EWSR1	22q12.2	RNA-binding protein	○					—
	TAF15	17q12	RNA-binding protein	○					—
	UBQLN2	Xp11.21	Ubiquitin-dependent autophagy	○			XLD	ALS15	300857
	OPTN	10p13	Ubiquitin-dependent autophagy	○		○（感受性遺伝子）		ALS12	613435

AD: 常染色体優性遺伝性，AR: 常染色体劣性遺伝性，XLD: X 染色体優性遺伝性

(Taylor JP. Neurology. 2015; 85: 658-60[9]より改変)

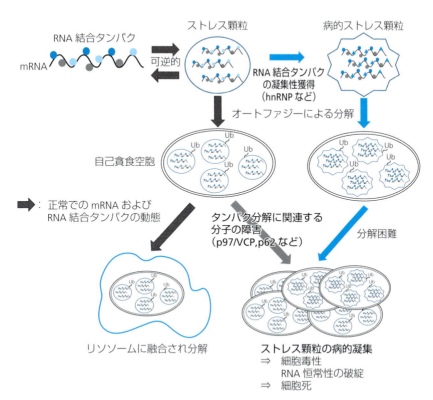

図2 MSP 原因タンパクの機能異常が RNA 動態に及ぼす影響

連する分子に大きく分けられる．では，なぜこれらの分子の機能異常が MSP を引き起こすのであろうか？

　RNA 結合タンパクは，RNA の転写・スプライシング・輸送・安定化など多岐にわたる mRNA の制御に関わっており，その変異タンパクによる細胞障害は，RNA 恒常性（ribostasis）の破綻という観点から議論されている．MSP の多くの原因変異は，RNA 結合タンパクのプリオン様ドメインに集中している．未翻訳 mRNA と RNA 結合タンパクとの複合体である RNA 顆粒は，変異の存在により凝集性を獲得し，細胞内のタンパク分解システムによっても分解不能な病的な凝集体が形成される．RNA 顆粒，特にストレス顆粒は，本来ストレス環境下での遺伝子発現量制御に重要な生理的構造物であるが，不可逆的凝集体へ変化することによって細胞毒性を持つ　図2 ．その具体的な病態機序として考えられて

いるのが，RNA 恒常性の破綻である．すなわち，RNA の病的凝集は，正常機能を果たす RNA 結合タンパクの減少，翻訳可能な mRNA の構成変化，miRNA や non-codingRNA など他の mRNA 制御因子の隔離などを引き起こすことで，RNA 恒常性，ひいてはタンパク恒常性の破綻をもたらすことにより細胞死が誘導されるという説である[4]．

この理論から考えると，50 近く存在するとされるプリオン様ドメインを有する RNA 結合タンパクはいずれも潜在的に MSP の原因となる可能性がある．縁取り空胞を伴う肢帯型筋ジストロフィーの原因遺伝子である *hnRNPDL* や Welander 型遠位型ミオパチーの *TIA1*，ALS/FTD の原因遺伝子として知られる *FUS，TAF15，EWSR1，TARDBP* は，いずれも現時点では筋症状もしくは運動ニューロン症状のみの報告に留まっているが，RNA 結合タンパクに属するものであり，MSP と共通する病態を引き起こす可能性のある遺伝子群と考えられている 表1 ．

一方，タンパク分解システムに関連する分子に関して，p97/VCP のオートファジーにおける機能については前述した通りであるが，RNA 顆粒もまたオートファジーの対象となることから，p97/VCP の障害により RNA 顆粒の病的凝集が起こりうるという点においては，RNA 恒常性の破綻につながる病態としても理解できる 図2 ．*SQSTM1* のコードタンパクである p62 は，ユビキチン化タンパクと自己貪食空胞をシャトルするオートファジーアダプタータンパクとして機能しており，これらとの結合ドメイン上に病因変異が分布している．

4. MSP の組織病理

組織学的には，罹患臓器に確認されるユビキチン陽性封入体で特徴付けられ，不要もしくは病的なタンパクが処理されずに蓄積し，細胞機能に障害をきたしていることが示唆される．各臓器に関する病理像を概説する．

1 中枢神経病理

報告の多い MSP 1 型/*VCP*の脳病理は，大脳皮質に変性神経突起と主に神経核内に確認されるユビキチン陽性封入体で特徴付けられる FTLD-U の病理像をとり，さらに TDP-43 がその主な構成タンパクである FTLD-TDP として分類されている．老人斑，神経原線維変化，レビー小体は認められてもアルツハイマー病や他のタウオパチー，αシヌクレイノパチーの基準を満たすほどではない．脊髄

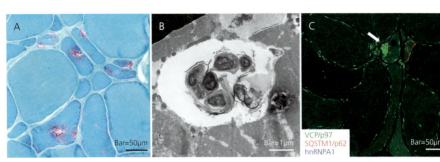

図3 hnRNPA1遺伝子変異を有する自験例骨格筋で観察された，多発する縁取り空胞（A: ゴモリトリクローム染色），自己貪食空胞（B: 電子顕微鏡），およびVCP/p97の細胞質内凝集（C: 多重蛍光免疫染色，矢印）

運動ニューロンに関してはまとまった報告がないが，VCP変異モデルマウスにおいてはTDP-43病理が指摘されている．MSP 4型/SQSTM1については，FTLD-TDP病理が報告されているが，他の病型に関しては報告が限られている．

2 骨格筋病理

　封入体ミオパチー: IBMは，病理学的な疾患名であり，自己貪食空胞の集合である縁取り空胞の増多と電子顕微鏡にて観察されるtubulofilamentous inclusionを認める筋疾患の総称である．封入体筋炎とは異なり，T細胞浸潤や筋膜上のmajor histocompatibility complexの亢進などの炎症所見は目立たない．MSPでの特徴は，このIBMの病理像に神経原性変化を合併する可能性がある点である．筋病理上の神経原性変化とは，小角化線維，小群萎縮，大群萎縮，筋線維タイプ群化などの所見を指すが，経過や支配神経の罹患程度，また脱神経と再支配の進行速度により所見が異なるものと思われる．

　免疫組織化学を行うと，核内や細胞質に確認されるユビキチン陽性封入体には，TDP-43，hnRNPA1，hnRNPA2B1などのRNA結合タンパク，p62，ubiquilin-2などのオートファジー関連マーカーが陽性である．縁取り空胞が確認されない場合であってもユビキチン陽性封入体が確認されることが多く感度は高い．現在までの報告を集約すると，これらの封入体内凝集タンパクは原因遺伝子によらずMSP全体，さらにはGNEミオパチーなど他の遺伝性IBMや封入体筋炎とも共通している可能性が高い　図3　．よって，蓄積タンパクの構成による病因の同定は困難と考えられる．

③ 骨病理

PDB における一般的病理像は，病初期から進行期の，大型，多核化した破骨細胞の増多による骨吸収像とその後の骨芽細胞増多による骨新生像である．電子顕微鏡では，破骨細胞の核内，まれに細胞質に，filamentous inclusion が観察されることがある．この filament の由来や，筋組織で観察される filament との関連はいまだわかっていない．

5. MSP を疑う臨床上のポイント

針筋電図検査において，筋原性パターンであるものの fibrillations や positive sharp waves のような脱神経所見を示唆する安静時電位など神経原性パターンが混在している例や，前述したような IBM に合致する筋病理像に原因不明の神経原性変化が混在している症例では MSP の可能性を検討する．しかしながら，遺伝子診断で確定されている症例でも，縁取り空胞を観察しない場合や神経原性変化の混在が目立たない場合があるため注意は必要である．また，家族歴を有する場合，同一変異を共有する家族の中であっても罹患者の症状の組み合わせはさまざまなパターンの可能性がある．つまり，同一家系の中でも，運動ニューロン疾患，ミオパチーとそれぞれ診断されている罹患者が混在している場合があり，表現型の多様性と不完全浸透を考慮する必要がある．筋生検を行っていない例や，行っていても縁取り空胞が観察されなかった症例では，原因不明の肢帯型ジストロフィーや遠位型ミオパチーと診断されているケースがある．

それぞれの臨床型の合併頻度について，MSP 1 型では，IBM 87.7%，PDB 45.9%，FTD 37.7%とレビューされているが[5]，PDB は，もともとアジア人での有病率がきわめて低く，アジア人の *VCP* 変異例では PDB 合併が目立たない場合が多い[6]．よって，PDB の合併がなくとも MSP を除外することはできない．他の MSP 病型は，報告例自体が少数であるため各臨床型の合併頻度に関してはまとまってはいない．MSP 4 型の *SQSTM1* は，現在まで ALS/FTD の報告例が圧倒的に多く，Bucelli らよりミオパチーとしての報告がされたのは 2015 年とごく最近のことである．

IBM の罹患筋分布はさまざまであり，MSP 1 型/*VCP* では，肢帯型，遠位型，顔面肩甲上腕型の多様な罹患筋分布をとる．MSP 5 型/*MATR3* は，当初，声帯および咽頭筋麻痺を伴う遠位型ミオパチーの原因遺伝子として報告がなされており，今までの報告例では遠位型のパターンである．MSP 2 型/*hnRNPA2B1* は

遠位型と肢帯型，MSP 3 型/*hnRNPA1* は肢帯型，MSP 4 型/*SQSTM1* は遠位型の報告だが，いずれも報告は少数であるため，それぞれに特異的な罹患筋の分布が存在するかについては定まっていない．ALS の合併によっても多様な筋萎縮のパターンがあり得る．CK 値はいずれの MSP でも，正常から中等度上昇に留まる．心筋や呼吸筋障害については，MSP 1 型/*VCP* では報告されているものの，他の MSP での報告では，ほとんど合併の記載がみられていない．

PDB は，神経内科医には馴染みのない疾患であるため説明を加える．PDB は，わが国全体でもきわめて有病率の低い骨疾患であり，罹患した骨の局所で異常に亢進した骨吸収と過剰な骨形成が生じる結果，骨強度の低下をきたす疾患である[7]．罹患骨の骨痛と変形が主症状であり，罹患部位は骨盤骨が最も多く，脊椎，大腿骨の順に続き，X 線上特徴的な骨吸収像や骨硬化像が認められる．日本骨粗鬆症学会の診断と治療ガイドラインによると，単純 X 線像にて，PDB らしい変化がある，もしくは，血清アルカリホスファターゼや骨代謝マーカー（骨型アルカリホスファターゼなど）高値，骨シンチグラフィーでの高集積がそろえば確定診断となる．以上から，MSP の可能性を疑った場合には，まず，骨痛などの症状や骨変形の確認，血清アルカリホスファターゼ測定によるスクリーニングを行い，疑わしい場合には専門医にコンサルトすると良いだろう．治療としては，疼痛に関してビスホスホネート製剤を中心とした薬物治療が行われている．

6. 治療と今後の課題

MSP 病態の大きな疑問として，なぜ，生命の維持に重要である RNA 恒常性維持やタンパク分解システムの異常により，骨，筋，神経組織が選択的に，また多くは加齢に依存して障害を受けるのかという問題がある．神経や筋細胞は長命な細胞であるため時間依存的な障害が蓄積しやすい，樹状突起や軸索構造が RNA 顆粒蓄積に脆弱である，シナプスによる細胞間の連結により凝集体が伝播しているといった諸説があるがいまだ明らかとはなっていない．また，家系内で同一変異を持っていても表現型が異なる原因も明らかでない．何らかの病態を修飾する遺伝的もしくは環境的因子が存在すると推測されているものの具体的には解明されていない．これらの課題は，今後の症例の蓄積や細胞・動物モデルにおいて明らかにされていくものと思われる．

MSP の治療に関しては，現在まで，*VCP* 変異モデルマウスに対してオートファジー修飾薬剤の投与による効果を検証した少数の報告があるもののいまだ

その効果は一定していない．それぞれ合併した疾患に応じた一般的な治療が行われているのが現状である．この数年でMSPの疾患概念が広がり，本質的病態がRNA恒常性破綻と明らかにされてきたことから，今後MSPに共通するさらなる病態解明や治療法開発の可能性に期待したい．

Pearls

運動ニューロン疾患と筋疾患のさかいめは？

　MSP 3型の *hnRNPA1* 遺伝子変異がIBMの2家系に存在していた[2]．これらの家系は，常染色体優性遺伝性の肢帯型筋ジストロフィーの家系と認識されており，IBMと病理診断されていた．それらの家系に，既報では家族性ALSの原因変異と報告されていた[1]変異とまったく同一の変異が存在したことは意外であった．改めて診察を行ってもなおALS/FTDの合併は明らかではなく，PDBのスクリーニングでも異常がなかった．一方，骨格筋において，明らかな群萎縮は認められなかったものの，小角化線維，pyknotic nuclear clump，軽度の筋線維タイプ群化を認めていた．これらの所見が臨床症状に結びつかない軽度の脱神経を意味しているものなのかはいまだ結論を得ていない．

　神経内科医としては，電気生理学的検査や筋病理診断を行う上で，筋原性変化と神経原性変化は常に対になるイメージで，そのどちらであるか明確にするトレーニングを受けているが，両者が同時に存在するのがMSPである．ありのままの現症を受け止めることでMSPの可能性に気付くことがあるかもしれない．

文献

[1] Kim HJ, Kim NC, Wang YD, et al. Mutations in prion-like domains in hnRNPA2B1 and hnRNPA1 cause multisystem proteinopathy and ALS. Nature. 2013; 495: 467-73.

[2] Izumi R, Warita H, Niihori T, et al. Isolated inclusion body myopathy caused by a multisystem proteinopathy-linked hnRNPA1 mutation. Neurol Genet. 2015; 1: e23.

[3] Taylor JP. Multisystem proteinopathy: intersecting genetics in muscle, bone, and brain degeneration. Neurology. 2015; 85: 658-60.

[4] Ramaswami M, Taylor JP, Parker R. Altered ribostasis: RNA-protein granules in degenerative disorders. Cell. 2013; 154: 727-36.

[5] Kimonis VE, Fulchiero E, Vesa J, et al. VCP disease associated with myopathy, Paget disease of bone and frontotemporal dementia: review of a unique disorder. Biochim Biophys Acta. 2008; 1782: 744-8.

[6] 林　由起子．骨パジェット病および前頭側頭型痴呆をともなう封入体ミオパチー（IBMPFD）（解説）．臨床神経学．2013; 53: 947-50.

[7] 橋本　淳．Orthovisual　骨パジェット病．Arthritis-運動器疾患と炎症．2009; 7: 4-11

〈井泉瑠美子〉

診断，遺伝学的検査 II

ALSの診断にどのくらい時間を要しますか，診断基準をどのように用いますか？

1. ALSの診断は遅れることが多い

　筋萎縮性側索硬化症（amyotrophic lateral sclerosis: ALS）を発症してから確定診断がなされるまで，長い時間を要することがまれではない．図1に東邦大学大森病院で確定診断を受けたALS患者202例について，狩野らが調べた報告[1]を示す．四肢型の場合，発症から診断までの平均期間は15.2カ月であり，球麻痺型でも9.2カ月である．診断が遅くなる要因の一つとして，神経内科の受診に至るまで時間を要することが多いことがあげられる．四肢型の場合，最初に整形外科や開業医などの一般医にかかることが多く，球麻痺型の場合は耳鼻咽喉科も多い．この報告では整形外科を最初に受診した例は，最初に神経内科を受診した例に比して，発症から診断までの時間が約10カ月長いことが示されている．
　ALSに対してはリルゾールとエダラボンの進行抑制効果が示されているが，い

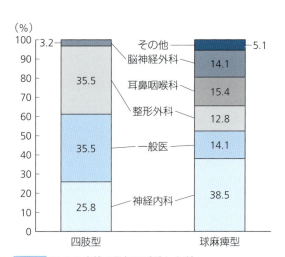

図1　ALSの症状で最初に受診した科
東邦大学大森病院で確定診断を受けた202例を調べた研究．ALS発症から診断までの期間は，四肢型で15.2カ月，球麻痺型で9.2カ月であった．
(Kano O et al. BMC Neurol. 2013; 13: 19[1]より)

ずれも進行例では効果が示されていない．新たな治療薬開発も行われているが，なるべく早期の介入が良いであろうという点は共通認識になっている．そのためにより早期の診断を目指す第一歩として，一般医，整形外科，耳鼻咽喉科など多くの科の先生方に，運動ニューロン疾患の可能性が疑われる患者を，早めに神経内科にご紹介いただけるような情報提供を行う必要がある．診断が確定されずに症状が進行してしまうと，療養支援体制の構築や侵襲的処置の意思決定などが後手にまわり，診療，介護の対応が不十分となり，結果として患者および御家族を苦しませる状況になりやすい．

図1 のデータは神経内科専門医をはじめ，医療体制が充実した首都圏の病院のものである点は留意が必要である．地方では神経内科をはじめとした診療体制が不十分な地域は多く，より ALS の診断が遅れがちであることが想定される．人口構造の高齢化に伴って神経疾患の患者数は増加を続けることが想定されており，神経内科診療体制の充実が求められる．

2. 運動ニューロン疾患の可能性を疑うポイント

ALS は片側の上肢遠位部筋力低下で発症する例が最も多いが，構音障害などの球麻痺症状で発症する例，下肢筋力低下で発症する例などさまざまである．また，筋力低下は遠位部から始まるとは限らず，近位部から始まる場合もある．まれに，頸部筋力低下，呼吸筋麻痺症状や両下肢の痙性が初発症状の場合もある．

症状は一貫して進行性の経過を示す．進行速度には相当の個人差があるが，週単位や月単位で症状の悪化を自覚することが多い．多くの場合，進行性の体重減少を伴う．

このように初発症状や進行様式が相当に多様であることが，早期診断の妨げとなりえるが，進行性の球麻痺症状や，進行性の手足の筋力低下，筋萎縮がある場合には ALS の可能性を考慮する．初発部位の筋力低下が進むことに加え，髄節や末梢神経支配領域を越えて症状が広がっていくことがポイントである．上肢発症の場合，当初は頸椎症や尺骨神経麻痺と暫定的に診断されているケースが多いが，それらで説明できない筋に波及していないかという確認が重要である．

3. ALS 診断のプロセス

複数の領域で上位運動ニューロン症候および下位運動ニューロン症候を認め，

症状が進行性であり，かつ十分な除外診断がなされた場合，診断に至る．上位運動ニューロン症候として全身の腱反射亢進，痙性，Babinski 徴候，Chaddock 反射，強制泣き・笑いなどを認める．下位運動ニューロン症候として，四肢・体幹の筋萎縮・筋力低下，腱反射低下，構音障害・嚥下障害などの球麻痺症状，舌萎縮，全身の骨格筋の線維束性収縮（fasciculation）を認める．ただし，上位運動ニューロン症候と下位運動ニューロン症候の出現の仕方は患者ごとに多様である．例えば下位運動ニューロン症候が強いと腱反射亢進や痙性などの上位運動ニューロン症候が目立たなくなる場合がある．

現在に至るも，ALS であると特異的に示すことのできる検査はなく，似た症状をきたしうる疾患についての徹底した除外診断が必要である．実施すべき検査としては以下があげられる．

1 針筋電図

下位運動ニューロン障害をとらえるための検査として重要である．脳神経領域，頸髄領域（上肢），胸髄領域，腰仙髄領域（下肢）の筋で施行し，急性および慢性脱神経の所見をとらえる．

2 末梢神経伝導検査

複合筋活動電位の振幅低下が認められることがある．検査の主な目的は脱髄性ニューロパチー（多巣性運動ニューロパチーなど）を除外することである．

3 MRI

頭部 MRI にて T2 強調画像での錐体路高信号，運動野皮質の低信号 図2 などを認めることがあるが，感度は低く，診断に用いる所見として確立されたものではない．ただし，脳・脊髄 MRI は鑑別診断のために一度は施行しておく必要がある．

4 血液，髄液検査

血液，髄液の検査で ALS 診断において特異的なマーカーはない．どちらも主に他疾患を鑑別するために重要である．クレアチンキナーゼ（CK）は上昇することがあるが，正常上限値の 10 倍を超すことはまれである．また，髄液タンパクも上昇することがあるが，100 mg/dL 以上はまれである．甲状腺機能異常や各種膠原病は全身の消耗，るい痩などをきたし紛らわしい場合があるため，血液検査

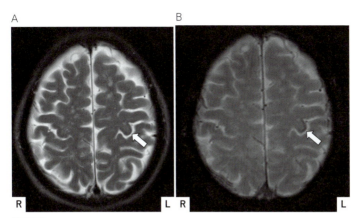

図2 ALS 患者の中心前回

71歳女性．ALS 患者の頭部 MRI 画像．撮影時には筋萎縮，筋力低下が右上肢に限局していた．左中心前回の上肢領域に相当する皮質に T2 強調画像（A）での低信号を認める．MEDIC 法（B）ではより明瞭に認める．

などで鑑別しておく必要がある．HIV 関連脊髄症は ALS に類似した臨床像を呈することがあるため，鑑別しておく．

　他にも症候に応じて鑑別診断に必要であれば徹底した検査を実施する．例えば封入体筋炎など筋疾患を鑑別する必要があれば筋生検が必要であり，球脊髄性筋萎縮症などを鑑別するためには遺伝子検査が必要な場合がある．

4. ALS の診断基準

　1994 年に世界神経学会（World Federation of Neurology）は神経所見と病歴によって構成された ALS の診断基準を提唱した．原案が作成された町の名前から El Escorial 診断基準と呼ばれている．この診断基準では ALS 臨床像の多彩さを踏まえて，診断の確からしさに definite, probable, possible, suspected の 4 段階グレードをつけることになった．身体の運動支配領域を脳幹，頸髄，胸髄，腰仙髄の 4 領域に分け，2 領域以上で上位および下位運動ニューロン変性を示す臨床症候があれば probable，3 領域以上にあれば definite とされ，probable 以上が臨床試験登録などの基準になった．

　しかし間もなく，El Escorial 診断基準では診断感度が低すぎるとの報告が相次いでなされ，電気生理学的基準を取り込んで診断感度を上げるべきであると強

Ⅰ 病型, 病態, 病因, 経過 (予後)	Ⅱ 診断, 遺伝学的検査	Ⅲ 検査, 機能評価	Ⅳ 治療, 治験, 将来的治療

表1 改訂 El Escorial 診断基準（抜粋）

ALS 診断における必須事項

A. 以下が必要
（A：1）下位運動ニューロン症候が臨床所見，電気生理検査，神経病理学的検査で示される.
（A：2）上位運動ニューロン症候が臨床所見で示される.
（A：3）症状，症候が一領域内あるいは他の領域に進行性に広がることが，病歴あるいは所見から示される.

B. 以下が存在しない
（B：1）上位・下位運動ニューロン症候を説明する他疾患を示す電気生理学的あるいは病理学的所見
（B：2）臨床所見，電気生理学的所見を説明する他疾患を示す神経画像所見

診断グレード

身体を脳幹（脳神経）領域，頸髄領域，胸髄領域，腰仙髄領域の4領域に分ける

Clinically Definite ALS
臨床所見で，3領域以上に上位および下位運動ニューロン症候を認める.

Clinically Probable ALS
臨床所見で，2領域以上に上位および下位運動ニューロン症候を認め，上位運動ニューロン症候のある部位の一部が，下位運動ニューロン症候のある部位よりも頭側にある.

Clinically Probable ALS-Laboratory-supported
臨床所見で，上位および下位運動ニューロン症候が1領域のみ，もしくは上位運動ニューロン症候のみが1領域にあり，かつ針筋電図で示された下位運動ニューロン障害の所見を2領域以上で認める.

Clinically Possible ALS
臨床所見で，上位および下位運動ニューロン症候が同一の1領域のみにある，もしくは上位運動ニューロン症候のみを2領域以上に認める. 下位運動ニューロン症候を上位運動ニューロン症候の頭側にのみ認め，Clinically Probable ALS-Laboratory-supported の基準を満たさないものも含む. 十分な除外診断を必要とする.

く指摘された. そのため 1998 年に改訂 El Escorial 診断基準[2]（Airlie House 診断基準）（ **表1** に抜粋）が出され，これが国際標準的な ALS 診断基準となった. この改訂では上位・下位運動ニューロン症候が1領域に限局する possible の場合に，針筋電図で2領域以上に下位運動ニューロン変性所見を認めた場合に probable ALS-laboratory-supported とすることになった.

日本においては独自の ALS 診断基準が厚生省研究班において作成され，改訂が行われてきた. 最新の改訂は，2003 年に行われ，厚生労働省の指定難病における認定基準として用いられている. El Escorial 診断基準の考え方を基に作成されており，possible に相当する患者を認定できる形になっている. 難病情報センターホームページ（http://www.nanbyou.or.jp/）から参照することができる.

2008 年に国際臨床神経学会から，El Escorial 診断基準の原則を踏襲しつつ筋

| リハビリテーション・代替コミュニケーション | Ⅵ 栄養管理，経管栄養 | Ⅶ 呼吸管理，緩和ケア | Ⅷ 告知，その他 |

表2 Awaji 基準（Awaji 提言を取り入れた改訂 El Escorial 診断基準）

診断グレード
Definite ALS ○脳幹と脊髄 2 領域における上位・下位運動ニューロン障害の臨床徴候あるいは電気生理学的異常 ○または，脊髄 3 領域における上位・下位運動ニューロン障害の臨床徴候あるいは電気生理学的異常
Probable ALS ○ 2 領域における上位・下位運動ニューロン障害の臨床徴候あるいは電気生理学的異常，かつ下位運動ニューロン徴候より頭側の領域に上位運動ニューロン徴候
Possible ALS ○ 1 領域における上位・下位運動ニューロン障害の臨床徴候あるいは電気生理学的異常 ○または，2 領域以上の上位運動ニューロン徴候のみ ○または，1 領域の上位運動ニューロン徴候とそれより頭側の下位運動ニューロン徴候

(de Carvallho M, et al. Clin Neurophysiol. 2008; 119: 497-503)

電図異常をより重視した Awaji 基準[3] **表2** の提唱がなされた．この基準では，筋電図異常を臨床的な筋萎縮と等価と判断すること，線維束性収縮電位（fasciculation potential）を急性脱神経所見として採用したことが特徴である．これにより診断感度が上がるとする報告が複数出されたが，むしろ診断感度が下がるとする報告もなされた．その理由は改訂 El Escorial 診断基準における probable ALS-laboratory-supported では，上位運動ニューロン症候は身体 1 領域のみで良いとされているが，Awaji 基準では probable ALS-laboratory-supported の診断グレードがないことである．すなわち，上位運動ニューロン症候を身体 1 領域のみでしか捉えられない患者の場合，たとえ針筋電図での脱神経所見を全身に認めたとしても，Awaji 基準で probable 以上になることはない．しかし，改訂 El Escorial 診断基準では probable ALS-laboratory-supported であると判断できるのである．

　線維束性収縮電位は針筋電図でとらえられる急性脱神経所見のなかでも早期に出やすいため，診断基準に取り込むことで早期診断を可能にしたいということが Awaji 基準作成の大きな眼目であった．したがって上記の形で感度が下がる場合があるという点は，必ずしも意図されていなかった．そのため，診断グレードとして clinically probable ALS-laboratory-supported（臨床所見で上位および下位運動ニューロン症候を 1 領域に認め，かつ神経生理学的な下位運動ニューロン障害の所見を 2 領域以上で認める）を加えた，Updated Awaji 基準[4] が提唱されている．

1 ALSの診断にどのくらい時間を要しますか，診断基準をどのように用いますか？

| I 病型，病態，病因，経過（予後） | II 診断，遺伝学的検査 | III 検査，機能評価 | IV 治療，治験，将来的治療 |

5. ALS 診断基準の限界

　最初に El Escorial 診断基準を発表する際に，作成の中心メンバーであった Brooks は，「臨床研究，治療介入研究，分子遺伝学的研究を推進できるように，実用的で国際的に受け入れられる基準を作成することが目的である」[2]と記している．研究対象患者を明確に定めてエントリーできるようにすることが主な目的であり，臨床現場において早期に治療介入できるようにすることは必ずしも目的とされていなかった．そのため，診断の特異度は優れているが感度が低く，早期診断につながりにくい特徴がある．2000 年に Traynor ら[5]は，アイルランドの ALS 患者コホートでは診断時に probable 以上であるのは 56%に過ぎず，死亡時まで経過を観察しても 10%は possible または suspected にとどまることを示した．

　El Escorial 診断基準が改訂され，Awaji 基準が提唱されることで，診断の感度は上昇しているが，重要な問題が残されている．一つは上位運動ニューロン症候を臨床的にとらえることができなければ，いずれの診断基準も possible にすら該当しない点である．連続剖検例を用いた解析[6]で，臨床的に上位運動ニューロン症候を認めなかったが運動ニューロン疾患と診断されていた例が，運動ニューロン疾患剖検例のうち約 14%あり，それらのうち 85%で，上位運動ニューロン変性の病理所見と，ALS に特異的とされる TDP-43 病理所見が認められた．すなわち病理学的には ALS であるが，下位運動ニューロンの変性が相対的に強く，腱反射亢進や痙性などの上位運動ニューロン症候が臨床的に認められなかった例であると考えられる．

　もう一つの問題点は，症状・所見が複数領域に進展しないと診断は possible にとどまるという点である．大部分の ALS 患者では，発症ごく早期には身体一領域に症状・所見がとどまる．その段階で確実な診断ができないということは，早期治療介入の機会を逸することを意味する．

　ALS は典型的な患者の場合，診断は決して難しくない．しかしながら，現行の ALS 診断基準に当てはまらない ALS 患者も少なからずいるという現実を踏まえて，丁寧な神経診察，病歴聴取と徹底した除外診断を行い，個別に診断を定めていく必要がある．

　より強力な進行抑制治療が今後開発されてくるかもしれないことを踏まえると，特に初期の，症状が限局している段階の ALS 患者を感度，特異度も高く診断でき

る検査手法やバイオマーカーの開発が強く望まれる.

Pearls

　ALS の初発症状は多様であり，特異的で簡便な検査が乏しいことから，診断の遅れが生じやすい．診断が確定されずに症状が進行してしまうと，療養支援体制の構築や気管切開などの侵襲的処置の意思決定が後手にまわり，結果として患者および御家族を苦しませる状況になりやすい．鑑別を要する ALS とまぎらわしい疾患は数多くあるが，代表的なのは頸椎症である．頸椎症の頻度は高く，中高年以上で頸椎 MRI を施行すれば，多くの場合何らかの頸椎症の所見を認める．画像で示される所見と神経症候が合致するか否か，神経所見を丁寧に評価する必要がある．頸部安静などによる筋力低下改善のエピソードは ALS では説明できない．球麻痺症状，下顎反射亢進，頸部屈筋群の筋力低下は，頸椎症では通常みられない所見である.

文献

1. Kano O, Iwamoto K, Ito H, et al. Limb-onset amyotrophic lateral sclerosis patients visiting orthopedist show a longer time-to-diagnosis since symptom onset. BMC Neurol. 2013; 13: 19.
2. Brooks BR, Miller RG, Swash M, et al. El Escorial revisited: revised criteria for the diagnosis of amyotrophic lateral sclerosis. Amyotroph Lateral Scler Other Motor Neuron Disord. 2000; 1: 293-9.
3. de Carvalho M, Dengler R, Eisen A, et al. Electrodiagnostic criteria for diagnosis of ALS. Clin Neurophysiol. 2008; 119: 497-503.
4. Geevasinga N, Loy CT, Menon P, et al. Awaji criteria improves the diagnostic sensitivity in amyotrophic lateral sclerosis: A systematic review using individual patient data. Clin Neurophysiol. 2016; 127: 2684-91.
5. Traynor BJ, Codd MB, Corr B, et al. Clinical features of amyotrophic lateral sclerosis according to the El Escorial and Airlie House diagnostic criteria: A population-based study. Archives Neurol. 2000; 57: 1171-6.
6. Riku Y, Atsuta N, Yoshida M, et al. Differential motor neuron involvement in progressive muscular atrophy: a comparative study with amyotrophic lateral sclerosis. BMJ Open. 2014; 4: e005213.

〈熱田直樹〉

ALSの原因遺伝子にはどのようなものがありますか？ 本邦と欧米で異なりますか？

1. ALSの遺伝学を理解するためのキーワード

1 遺伝学的異質性

異なる遺伝的メカニズムにより，同一もしくは類似した表現型が生み出されること．脊髄小脳変性症，遺伝性痙性対麻痺，Charcot-Marie-Tooth病など，遺伝性神経疾患の多くは遺伝的異質性が高い．

2 浸透率

ある遺伝型を有する者にその形質が現れる確率を，その形質の「浸透率」と呼ぶ．常染色体優性遺伝性の疾患で病原性変異を有していた場合，浸透率が100%（完全浸透）であれば必ず発症するが，疾患によっては変異を有していても発症しない場合がある．このような場合，その変異は浸透率の低い変異（不完全浸透）であると考えられる．

3 創始者効果

一人あるいは複数の祖先が変異を持っていたときに，その小さなグループによって作られた集団で変異が高頻度にみられること．例として，フリードライヒ失調症は欧米には多いが日本人には存在しない．これは欧米の集団での創始者効果によるものであると考えられている．

4 遺伝子型表現型連関

遺伝型からどの程度表現型を予測できるかを意味する．ある原因遺伝子の中で，変異によって特定の臨床像を呈する傾向がある場合，遺伝型表現型連関があると考える．原因遺伝子変異による疾患の病態を考える上では重要な知見である．遺伝カウンセリングにおいても有用な情報をもたらす．

2. ALSの遺伝学

ALSは，家族性ALS（familial ALS: FALS）と孤発性ALS（sporadic ALS:

SALS）に分類される．FALS は，ALS 全体の 5〜10％を占めるといわれている．FALS の大部分は，常染色体優性遺伝性の遺伝形式をとるが，常染色体劣性遺伝性，X 連鎖性の遺伝形式をとる病型も存在する．遺伝性疾患のデータベースである Online Mendelian Inheritance in Man（OMIM）には，FALS として ALS1〜22 の 22 病型，原因遺伝子として 20 遺伝子が登録されている 表1 ．なお，ALS3，ALS7 は病型としては登録されているものの，原因遺伝子は未同定である．さらに，前頭側頭型認知症を合併する〔frontotemporal dementia (FTD)-ALS〕として，FTDALS1〜4 の 4 病型，原因遺伝子として 4 遺伝子が登録されている．それ以外にも，OMIM の分類には含まれていないものの，ALS の原因遺伝子と考えられている遺伝子が複数存在する．このように，ALS は遺伝的異質性の高い疾患である．

　FALS の家系の中には，原因遺伝子の病原性変異を有していても，ALS の表現型を呈しない，すなわち浸透率の低い変異を有する場合が，一定の割合で存在する．欧米で最も頻度の高い C9ORF72 の変異は，年齢依存性の浸透率を有し，60 歳で変異を有する症例の約半数が ALS あるいは FTD を発症する．また，同一の家系内においても，同一の変異が，ALS，封入体筋炎，骨 Paget 病など複数の疾患の原因になることがある．このような疾患群を多系統タンパク質症（multi-systemic proteinopathy: MSP）と称している．MSP をきたす代表的な遺伝子として VCP，HNRNPA1 などがあげられる．

　一見家族歴がないように思われる SALS の中にも，まれに FALS の原因遺伝子における病原性変異を認めることがある．これらの症例は臨床的には他の SALS と区別がつかない．SALS に認められるこれらの変異は，浸透率の低い変異，あるいは新生突然変異（de novo 変異）であると考えられる．一般的には孤発性 ALS はいわゆる「遺伝しない ALS」と説明されるが，原因遺伝子変異が認められた場合には，子孫において ALS が発症する一定のリスクがありうることが判明するため，遺伝子検査を行う場合の説明には配慮が必要である．

　このように，ALS は臨床的には「家族性」と「孤発性」に分類されているものの，遺伝的素因という観点から捉えると，必ずしもそれぞれが独立した疾患ではなく，一定のオーバーラップがあると考えられる．

3. ALS の分子疫学〜本邦と欧米での違い〜

　遺伝性異質性の高い疾患において，遺伝子診断を効率的に進めるためには，分

498-22888　　79

I 病型，病態，病因，経過（予後）	II 診断，遺伝学的検査	III 検査，機能評価	IV 治療，治験，将来的治療

表1 家族性 ALS の原因遺伝子

病型	病因遺伝子	遺伝形式	ポイント
ALS1	SOD1	AD	本邦の FALS の中で最も頻度が高い．典型的 ALS の病像を呈するが，LMN 優位の傾向あり．変異によって進行の速さが異なる（遺伝子型表現型連関）．
ALS2	ALS2	AR	若年発症（ほとんどが 10 歳以前），緩徐進行性．痙性が強い．ジストニアの合併あり．
ALS4	SETX	AD	AOA2 と allelic disorder である．若年発症，緩徐進行性．
ALS5	SPG11	AR	若年発症（10 代が多い），緩徐進行性．痙性が目立つが LMN 障害の所見もあり．
ALS6	FUS	AD，AR	本邦の FALS で 2 番目に多い．急速進行性．広汎型 ALS の病理像．好塩基性封入体．
ALS8	VAPB	AD	ブラジルで 7 家系．他ではまれ．UMN 優位．
ALS9	ANG	AD	典型的 ALS の病像．SALS でも変異が認められることがある．
ALS10	TARDBP	AD	本邦の FALS で 3 番目に多い．TDP-43 をコードする遺伝子．球麻痺，上肢の症状が目立つ傾向あり．
ALS11	FIG4	AD	CMT4J（AR）と allelic disorder．
ALS12	OPTN	AD，AR	下肢発症が多い．痙性が目立つ傾向あり．
ALS13	ATXN2	AD	SCA2 と allelic disorder．
ALS14	VCP	AD	IBM，骨型 Paget 病をきたす場合あり（MSP）．
ALS15	UBQLN2	XD	UMN 障害が強い．FTD を合併．
ALS16	SIGMAR1	AR	幼少期の発症．緩徐進行性．痙性が目立つ．
ALS17	CHMP2B	AD	変異によっては FTD の臨床像．
ALS18	PFN1	AD	四肢型がほとんど．
ALS19	ERBB4	AD	高齢発症，不完全浸透．典型的 ALS の病像だがやや進行が緩徐．
ALS20	HNRNPA1	AD	IBM，骨型 Paget 病の合併あり（MSP）．
ALS21	MATR3	AD	FTD，IBM の合併あり．
ALS22	TUBA4A	AD	FTD の合併あり．四肢型の発症が多い．
FTDALS1	C9ORF72	AD	欧米で最も頻度が高い．年齢依存性の浸透率を呈する．ALS，FTD，両者の合併の臨床像をとる．
FTDALS2	CHCHD10	AD	小脳性運動失調，感音性難聴の合併．
FTDALS3	SQSTM1	AD	家系内で臨床像のばらつき．骨型 Paget 病の合併の報告あり．
FTDALS4	TBK1	AD	不完全浸透．比較的高齢発症．約半数で FTD の合併．

AD: autosomal dominant，AR: autosomal recessive，FTD: frontotemporal dementia，IBM: inclusion body myositis，LMN: lower motor neuron，MSP: multi-systemic proteinopathy，UMN: upper motor neuron.
allelic disorder: 同一の原因遺伝子で異なる臨床型をとる疾患．

| V リハビリテーション・代替コミュニケーション | VI 栄養管理，経管栄養 | VII 呼吸管理，緩和ケア | VIII 告知，その他 |

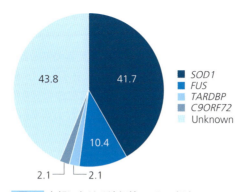

図1 本邦における遺伝性ALSの頻度
(髙橋祐二, 他. 神経内科. 2012; 76: 459-66[1])

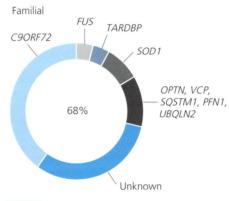

図2 欧米におけるFALSの遺伝子頻度
(Renton AE, et al. Nat Neurosci. 2014; 17: 17-23[2])

2 ALSの原因遺伝子にはどのようなものがありますか？ 本邦と欧米で異なりますか？

子疫学の情報が非常に重要である．

　本邦では，*SOD1*遺伝子変異によるFALS（ALS1）が最も頻度が高く，FALSの40～50%を占める　図1．*SOD1*変異は孤発例の1%程度にも認められる．ついで比較的頻度が高いのが*FUS*（ALS6），*TARDBP*（ALS10）遺伝子変異によるFALSであり，それぞれFALSの10%，2～3%程度を占める．他にも多くの病型が報告されているが，いずれもまれである．前述の*C9ORF72*は1～2%程度である．そして，本邦のFALSの30～40%程度は原因遺伝子変異未同定の家系である．今後これらの家系の病因同定が望まれる．

　集団における遺伝子頻度の差で，特に顕著なのは，*C9ORF72*遺伝子の変異に

| I 病型，病態，病因，経過（予後） | II 診断，遺伝学的検査 | III 検査，機能評価 | IV 治療，治験，将来的治療 |

伴う FTD-ALS1 である．これは，本邦ではまれであるが，欧米では最も頻度の高い原因遺伝子変異であり，家族性の約 40%，孤発性の 3% に変異が認められる 図2 ❷．これは，欧米における *C9ORF72* 変異の創始者効果によると考えられている．さらに，欧米では FALS の 20% に *SOD1*，3〜8% に *FUS*，4〜5% に *TARDBP*，2% に *ANG* の変異が認められ，SALS の 3% に *SOD1*，0.6〜0.7% に *FUS*，0.5〜4.5% に *TARDBP*，0.3% に *ANG* の変異が認められると報告されている❸．

4. ALS の主な原因遺伝子

1 ALS1（*SOD1*）

常染色体優性遺伝形式をとる．1993 年に原因遺伝子 *SOD1* が同定された．これまで 180 種類以上の変異が報告されている．臨床的特徴は一般の ALS と同様であるが，球麻痺型が少ない（〜5%）という特徴がある．変異によって進行の速さに特徴があり，欧米で多い p.A4V 変異は急速進行型であるが，本邦に多い p.H46R 変異は緩徐進行型である．遺伝子型表現型連関が想定される．病理学的には，脊髄前角細胞の軸索にスフェロイドを認めるが，ブニナ小体は認めない．後索が障害されることがあるが，臨床徴候は軽微である．

2 ALS6（*FUS*）

常染色体優性遺伝形式をとる．2008 年に原因遺伝子 *FUS/TLS* が同定された．臨床的には，比較的若年発症であり，30 歳代から 40 歳代の発症が多い．進行は比較的急速であることが多い．前頭側頭型認知症，パーキンソニズムの合併例の報告もある．変異のほとんどはタンパクの C 末端付近に多く存在し，特に 521 番目のアルギニンが変化する変異が多い．p.R521C 変異は発症早期からの head drop が特徴的である．病理学的には，通常の ALS の病理所見に加え，広汎な領域における変性脱落が認められ，いわゆる「広汎型」の病像を呈する．神経細胞内の好塩基性封入体が特徴的である．

3 ALS10（*TARDBP*）

常染色体優性遺伝形式をとるが，不完全浸透の変異が報告されている．病因遺伝子は TARDBP であり，ALS および FTD の病理学的特徴として重要な分子である *TDP-43* をコードしている．臨床的特徴としては，発症年齢は平均 50 歳代

だが 30〜80 歳と幅があり，比較的経過は緩徐であることが多い．上肢に症状が強い傾向がある，球麻痺型が多いなどの特徴がある．前頭側頭型認知症，パーキンソニズムの合併例はあるがまれである．孤発性 ALS と共通の病理像を呈し，TDP-43 の細胞内局在異常，リン酸化 TDP-43 陽性細胞質封入体を認める．

4 FTD-ALS1（*C9ORF72*）

常染色体優性遺伝形式をとるが，前述のように年齢依存性の浸透率を示す．原因遺伝子は *C9ORF72* であり，病原性変異は第一イントロンの GGGGCC リピート伸長である．通常は 2〜32 リピートであるが，罹患者では 700〜4400 リピートに伸長している．欧米では最も頻度の高い変異である．創始者効果があり，フィンランド型ハプロタイプと言われている．本邦でもまれであるが変異が認められる．孤発例でも変異が認められることがあり，フィンランドでは孤発例の 20％にも達する．臨床的特徴としては，ALS，FTD，両者の合併がそれぞれ同程度の頻度で認められる．ALS の臨床型としては，球麻痺型がやや多いという特徴がある．孤発性 ALS と同様の病理像を呈し，ユビキチン陽性，p62 陽性，リン酸化 TDP-43 陽性の封入体が認められる．

5. 原因遺伝子からみた ALS の病態

ALS の原因遺伝子は多数同定されているが，遺伝子の機能という観点からみると，いくつかの共通点が認められる[4][5]．特に，①RNA 代謝，②細胞内の品質管理システム，③細胞骨格・軸索機能，に関連する遺伝子が多くみつかってきている 図3 ．

一方，*SOD1*，*TARDBP*（*TDP-43*）は，タンパク質のミスフォールディングを介して神経細胞毒性をきたす．さらに，*SOD1* 変異による発症機構には，神経細胞のみならずグリア細胞も重要な役割を果たす（非細胞自律性神経細胞死：non-cell autonomous neuronal death）．これらの概念は SALS の病態を解明する上でも重要である[6]．*C9ORF72* 変異による発症機構は，*C9ORF72* 自体の発現低下，GGGGCC 反復配列由来の RNA による RNA 代謝異常，反復配列の翻訳（repeat-associated non-ATG translation: RAN translation）によるジペプチド鎖の蓄積が提唱されている．このように，ALS の原因遺伝子の同定は，たとえそれがまれな病型であったとしても，ALS の分子病態の解明に大きく貢献

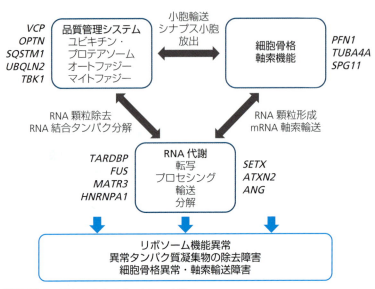

図3 原因遺伝子からみた ALS の病態
(Weishaupt JH, et al. Trends Mol Med. 2016; 22: 769-83 改変)

Pearls

① ALS の原因遺伝子は数多く存在するが,実地臨床においては *SOD1*, *FUS*, *TARDBP* で全体の半分を占め,他の原因遺伝子変異は比較的まれであることを認識しておく.*C9ORF72* は本邦ではまれであるが,疾患研究において重要な位置を占める.

② FALS の診断においては,丹念な家族歴の聴取が非常に重要である.診断名を聴取するのみではなく,起立・歩行,構音,嚥下など,特定の症状とその経過に関して詳しく情報を収集することがコツである.認知症の有無についても聴取しておく.

③ ALS の臨床遺伝学に有用なサイトをいくつか紹介する.
- OMIM　　　　　　　　　　　https://www.ncbi.nlm.nih.gov/omim/
- Neuromuscular Home Page　http://neuromuscular.wustl.edu/
- GeneReviews　　　　　　　　https://www.ncbi.nlm.nih.gov/books/NBK1116/
- ALSoD　　　　　　　　　　　http://alsod.iop.kcl.ac.uk/
- HGMD（登録制）　　　　　　http://www.hgmd.cf.ac.uk/ac/index.php

する[7].

文献

[1] 髙橋祐二, 後藤 順. 我が国の遺伝性 ALS—overview—. 神経内科. 2012; 76: 459-66.

[2] Renton AE, Chio A, Traynor BJ. State of play in amyotrophic lateral sclerosis genetics. Nat Neurosci. 2014; 17: 17-23.

[3] Andersen PM, Al-Chalabi A. Clinical genetics of amyotrophic lateral sclerosis: what do we really know? Nat Rev Neurol. 2011; 7: 603-15.

[4] Peters OM, Ghasemi M, Brown RH Jr. Emerging mechanisms of molecular pathology in ALS. J Clin Invest. 2015; 125: 1767-79.

[5] Weishaupt JH, Hyman T, Dikic I. Common molecular pathways in amyotrophic Lateral Sclerosis and Frontotemporal Dementia. Trends Mol Med 2016; 22: 769-83.

[6] Taylor JP, Brown RH Jr, Cleveland DW. Decoding ALS: from genes to mechanism. Nature. 2016; 539: 197-206.

[7] Al-Chalabi A, van den Berg LH, Veldink J. Gene discovery in amyotrophic lateral sclerosis: implications for clinical management. Nat Rev Neurol. 2016; advance online publication.

〈髙橋祐二〉

遺伝学的検査はどのように行いますか？

はじめに

　これまで原因不明ゆえ難治性とされてきた神経筋疾患においても，近年その発症や進行を規定する分子病態が明らかとなってきた．たとえ病態のすべてが明らかでなくとも，私たちは治療標的となる分子を見出すことで予後を改善する治療法（disease-modifying therapy）を開発できる時代を迎えつつある．

　これまで運動ニューロン疾患（motor neuron diseases: MND）の研究開発で先導的役割を果たしてきたのが，ゲノムの遺伝学的解析である．1991 年，球脊髄性筋萎縮症（spinal and bulbar muscular atrophy: SBMA）におけるアンドロゲン受容体遺伝子（*AR*）および脊髄性筋萎縮症（spinal muscular atrophy: SMA）における survival of motor neuron 1 遺伝子（*SMN1*）の発見に続く 1993 年，初めて筋萎縮性側索硬化症（amyotrophic lateral sclerosis: ALS）に銅/亜鉛スーパーオキシド・ジスムターゼ遺伝子（*SOD1*）の変異が発見されたことは，ALS 病態研究における最初のブレークスルーとなった[1]．さらに次世代シークエンサーの登場は，複数の標的遺伝子配列を読み解くターゲット・リシークエンス，全エクソン配列を対象としたエクソーム解析，そして全ゲノム解析ですら高速に実施できる環境をもたらし，続々と原因遺伝子が発見されている 表1 ．

　このような現状のもと本稿では，成人発症 MND の代表である ALS を中心に，神経内科医が現場で遺伝学的検査を考慮する際の留意点とその実際を概説する．

1. 遺伝学的解析の意義（家族性 ALS を例に）

　ALS は上位および下位運動ニューロンの両者が系統的かつ進行性に変性することを主徴とし，臨床的には前頭側頭型認知症（frontotemporal dementia: FTD）と，神経病理学的には前頭側頭葉変性症（frontotemporal lobar degeneration: FTLD）と一連の疾患スペクトラムを形成する，臨床的にも遺伝学的にも不均一な症候群である．他の神経変性疾患と同じように孤発性（sporadic ALS: sALS）が大部分を占める一方で，約 10％に家族性発症がみられる．この

表1 運動ニューロン疾患および類縁疾患の関連遺伝子

	遺伝子座	遺伝子名	主な遺伝形式		遺伝子座	遺伝子名	主な遺伝形式
■筋萎縮性側索硬化症/前頭側頭型認知症				**■球脊髄性筋萎縮症**			
ALS1	21q22	SOD1	AD	SBMA	Xq12	AR	XLR
ALS2	2q33.1	ALS2	AR	(Kennedy disease, SMAX1)			
ALS3	18q21	—	AR	**■脊髄性筋萎縮症**			
ALS4	9q34.13	SETX	AD	SMA1	5q13.2	SMN1	AR
ALS5	15q21.1	SPG11	AR	SMA2	5q13.2	SMN1	AR
ALS6	16p11.2	FUS	AD	SMA3	5q13.2	SMN1	AR
ALS7	20p13	—	AD/AR	SMA4†	5q13.2	SMN1	AR
ALS8	20q13.32	VAPB	AD	**■遠位型脊髄性筋萎縮症**			
ALS9	14q11.2	ANG	AD	DSMA1	11q13.3	IGHMBP2	AR
ALS10	1p36.2	TARDBP	AD	(SMARD1, HMN6)			
ALS11	6q21	FIG4	AD	DSMA2	9p13.3	SIGMAR1	AR
ALS12	10p13	OPTN	AD/AR	DSMA3	11q13	—	AR
ALS13*	12q24.12	ATXN2	AD	(HMN3, HMN4)			
ALS14	9p13.3	VCP	AD	DSMA4	1p36.31	PLEKHG5	AR
ALS15	Xp11.21	UBQLN2	XLD	DSMA5	2q35	DNAJB2	AR
ALS16	9p13.3	SIGMAR1	AR	SMAX2	Xp11.3	UBA1	XLR
ALS17	3p11.2	CHMP2B	AD	SMAX3	Xq21.1	ATP7A	XLR
ALS18	17p13.2	PFN1	AD	**■遺伝性運動ニューロノパチー**			
ALS19	2q34	ERBB4	AD	HMN1	7q34-q36	—	AD
ALS20	12q13.13	HNRNPA1	AD	HMN2A	12q24.23	HSPB8	AD
ALS21	5q31.2	MATR3	AD	HMN2B	7q11.23	HSPB1	AD/AR
ALS22	2q35	TUBA4A	AD	HMN2C	7q11.2	HSPB3	AD
FTDALS1	9p21.2	C9ORF72	AD	HMN2D	5q32	FBXO38	AD
FTDALS2	22q11.23	CHCHD10	AD	HMN5A	7p14.3	GARS	AD
FTDALS3	5q35.3	SQSTM1	AD		11q12.3	BSCL2	AD
FTDALS4	12q14.2	TBK1	AD	HMN5B	2p11.2	REEP1	AD
*	16p13.3	CCNF	AD	HMN7A	2q12.3	SLC5A7	AD
*	2p13.1	DCTN1	AD	HMN7B	2p13	DCTN1	AD
*	12q24.11	DAO	AD	HMN8	12q24.11	TRPV4	AD
*	22q12.2	NEFH	AD	HMSNO	3q12.2	TFG	AD
*	12q13.12	PRPH	AD	(HMSN-P)			
*	17q12	TAF15	AD/AR				
*	9q34.11	GLE1	AD				
*	4q33	NEK1	AD				

(執筆時点の Online Mendelian Inheritance in Man® (OMIM) に基づき作成)
*疾患感受性遺伝子 (susceptibility gene) の可能性があり, 病因としての意義は定まっていない
†成人発症 SMA (typeⅣ) の多くは孤発性であり, SMN1 変異を認める例は 10〜15%とされる
AD: autosomal dominant, AR: autosomal recessive,
AD/AR: autosomal dominant or recessive, XLD: X-linked dominant,
XLR: X-linked recessive

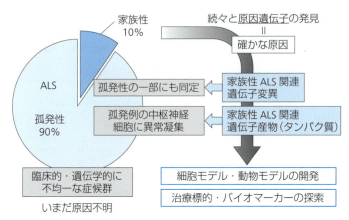

図1 家族性 ALS からの病態解明・治療法開発アプローチ（遺伝学的解析の意義）

　家族性 ALS（familial ALS: fALS）のゲノム DNA 集積と精力的な原因遺伝子解析が世界中で行われてきた．fALS で同定された原因遺伝子の変異は"確かな原因"として遺伝子導入による ALS 細胞/動物モデルの開発につながり，分子病態の解明と ALS の治療法開発に大きく貢献している 図1 ．すでに広く臨床で用いられているグルタミン酸遊離阻害薬リルゾールの開発はその好例である．

　また，fALS の遺伝学的解析は sALS の病態解明にも貢献している．sALS 症例には浸透率の低い fALS 原因遺伝子変異が見出される場合があるほか，剖検 sALS 中枢神経系のニューロンやグリア細胞内に fALS 関連遺伝子産物（タンパク質）の異常凝集が認められ得ることから，fALS と sALS に共通する分子病態の存在が浮かび上がってきている 図1 ．また，遠位型脊髄性筋萎縮症，あるいは MND 類縁疾患である遺伝性運動ニューロノパチーは一部の原因遺伝子を Charcot-Marie-Tooth 病や遺伝性痙性対麻痺と共有する 表1 ．このように，遺伝学的解析を端緒とする分子病態解明と治療法開発アプローチは広く神経変性疾患の病態解明に貢献しており，その礎は臨床現場で一症例・一家系を大切にする姿勢である．

2. 遺伝学的検査を実施する前に

1 成人発症 MND における留意点

　遺伝学的検査には DNA や RNA を対象とした分子遺伝学的検査のほかにも，

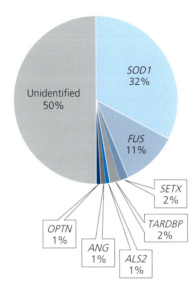

図 2 家族性 ALS 自験 111 家系の遺伝子解析結果（1991〜2016 年）

染色体検査や遺伝生化学的検査，薬理遺伝学検査などがある．現在 MND に対する遺伝学的検査は主としてゲノム DNA 検査となり，病因としての変異を検出することが目的となる．しかしながら，検査法，あるいは対象となる疾患（群）によっては特異度・感度ともに 100％とならないことに留意する．とりわけ ALS に代表される成人発症の MND は，

① 遺伝的異質性（genetic heterogeneity）があり単一遺伝子疾患ではない．しかも全ての病因遺伝子が同定されてはいないことから，病因が確定できない可能性がある．つまり，すでに病因となることが知られた遺伝子型が同定されなかったからといって，一概に診断を除外できない．実際，当施設で集積した fALS の自験 111 家系で病因遺伝子が同定できたのは 49.5％にとどまり，未同定群を現在も解析中である[2] 図2 ．

② 診断時点ですでに子や孫の世代があり，病因となる遺伝子変異を受け継いでいる可能性から心理的負担を生じる場合が多い．

③ 十分に有効な治療法，発症予防法のいずれも確立していない．

したがって，神経内科医が MND のゲノム DNA 検査を実施しようとする場合，その要点は以下の通りである．

| I | 病型，病態，病因，経過（予後） | **II 診断，遺伝学的検査** | III 検査，機能評価 | IV 治療，治験，将来的治療 |

(a) 事前に目的・意義・適応を十分吟味し，予想される結果，その影響を推測する

(b) 被検者のみならず血縁者に対して，検査前後を通じて十分な倫理的配慮を行う

(c) 総体的には，病態解明や治療法開発につながることを意識する

2 臨床情報の収集

　　表2A にまとめたように，基本的な臨床情報は遺伝学的検査結果を解釈する際に不可欠である．中でも「精度の高い家族歴」はとくに重要で能動的に聴取する必要がある．類症のみならず認知症や筋疾患，骨疾患，そして近親婚の有無を確認し，3世代の家系図を描いて遺伝形式を推定する．出身地や家系のルーツが遺伝性疾患の集積地である場合もある．表1 のように世界各国から数多くのMND関連遺伝子が報告されているが，人種による遺伝学的背景の違いや特定の遺伝子変異の集積地が知られている[2][3]．

　　病変部位の特徴と進展形式も重要である．たとえば，*SOD1* 関連fALSでは下肢から，*TARDBP* 関連fALSでは上肢から，*FUS* 関連fALSでは頸筋や上肢近位筋からの発症が多い傾向が報告されている[4]．まず運動神経系では，4領域（脳神経・頸髄・胸髄・腰仙髄）のどこに上位・下位運動ニューロン徴候が認められるか，神経学的・電気生理学的所見から整理する．さらに非運動神経系では，前頭葉機能低下で特徴づけられる認知機能障害の有無を確認し，通常MNDでは認めないとされる運動失調やパーキンソニズム，感覚障害の有無にも留意する．実際，fALSでは多系統変性を示す例が複数報告されている[5]．

3 適応の吟味と倫理的配慮

　　臨床情報を整理したら臨床的有用性および遺伝医学的妥当性を吟味し，かならず倫理的・法的・社会的側面に配慮する 表2B ．成人発症のMNDではたいてい罹患者（発症した個人）の確定診断目的と考えられるが，上記 1 ①〜③にあげたように，病因となる遺伝子変異を同定できるとは限らない現状にある 図2 ．そこで，本邦成人発症MNDの診断におけるゲノムDNA検査の有用性・妥当性を吟味する場合の例を示した 表3 ．ほぼ単一遺伝子疾患といえるSBMAや典型的なfALSでは有用性が高い．家族歴がなくとも臨床的特徴が際立つALS非典型例では，劣性遺伝や新生突然（*de novo*）変異の可能性を考慮し有用な場合がある．

| Ⅴ リハビリテーション・代替コミュニケーション | Ⅵ 栄養管理，経管栄養 | Ⅶ 呼吸管理，緩和ケア | Ⅷ 告知，その他 |

表2 遺伝学的検査を実施する前に（チェックリスト）*

A: 事前に収集する臨床情報	B: 遺伝学的検査 ― 適応の吟味と配慮 ―
□ 性別	□ 確定診断/原因の特定に役立つ
□ 発症年齢	□ 予後予測，治療・療養方針の策定につながる
□ 初発症状（部位）	□ 検査法は確立しており精度管理が十分
□ 経過	□ 検査結果の意味づけが明らか
□ 出身地	□ 現在の臨床診断について病状説明が済んでいる
□ 家族歴	□ 自由意志に基づくインフォームド・コンセントを文書で得ている
（能動的に聴取）	（検査施設の倫理審査委員会で承認を得た書式）
□ 家系図†	□ 適切な遺伝カウンセリングが実施されている
□ 予想される遺伝形式	□ 倫理的に問題がない
□ 発達歴	□ 法的に問題がない
（とくに若年発症例）	（指針・ガイドラインを遵守）
□ 病変部位（拡がり）	□ 社会的に問題がない

*すべてを満たした上で検査を実施することが望ましい
†家系図の描き方は「神経疾患の遺伝子診断ガイドライン」（表4）を参照

表3 本邦成人発症 MND の診断におけるゲノム DNA 検査: 有用性を吟味（例）

臨床診断	家族歴 類症	家族歴 血族婚	推定する遺伝形式	有用性推奨度	臨床的特徴	推定される病因遺伝子変異	同定できない可能性
fALS	あり	なし	AD	★★★	40歳代で下肢発症，下位運動ニューロン徴候主体	SOD1 などの点突然変異	あり
sALS	なし	なし	AD？	★	両親が早世し家系情報不足，緩徐進行で非典型的	同上，ただし1％未満	あり
sALS	なし	両親	AR？	★★	前頭側頭型認知症の合併	OPTN などのホモ接合性変異	あり
若年性ALS	なし	なし	AD？	★★★	急速進行性，学習障害あり，母に若年発症認知症	FUS の点突然変異（終止変異）	あり
SBMA	叔父	なし	XLR	★★★	典型的 SBMA	AR の CAG 繰り返し配列の異常伸長	少ない
SMA typeⅣ	なし	なし	―	★	極めて緩徐な進行，両下肢遠位部筋優位の罹患	10～15％程度で SMN1 変異	大いにあり
sALS	なし	なし	―	△	典型的 ALS	推定困難	大いにあり

fALS: 家族性 ALS，sALS: 孤発性 ALS，SBMA: 球脊髄性筋萎縮症，SMA: 脊髄性筋萎縮症，
AD: autosomal dominant，AR: autosomal recessive，XLR: X-linked recessive，
★★★: 有用・推奨，★★: おそらく有用，★: 限定的，△: 推奨せず，
SOD1: 銅/亜鉛スーパーオキシド・ジスムターゼ遺伝子，OPTN: オプチニューリン遺伝子，
FUS: fused in sarcoma 遺伝子，AR: アンドロゲン受容体遺伝子，
SMN1: survival of motor neuron 1 遺伝子

3
遺伝学的検査はどのように行いますか？

I 病型，病態，病因，経過（予後）	II 診断，遺伝学的検査	III 検査，機能評価	IV 治療，治験，将来的治療

表4 遺伝学的検査において有用なガイドライン・指針・データベース

名　称	参　照　先
■ガイドライン・指針	
遺伝学的検査に関するガイドライン	遺伝医学関連 10 学会（2003 年 8 月）http://jshg.jp/resources/index.html
神経疾患の遺伝子診断ガイドライン	日本神経学会（2009 年 10 月）https://www.neurology-jp.org/guidelinem/sinkei_gl.html
医療における遺伝学的検査・診断に関するガイドライン	日本医学会（2011 年 2 月）http://jams.med.or.jp/guideline/genetics-diagnosis.html
ヒトゲノム・遺伝子解析研究に関する倫理指針	文部科学省・厚生労働省・経済産業省 http://www.lifescience.mext.go.jp/bioethics/hito_genom.html
人を対象とする医学系研究に関する倫理指針	文部科学省・厚生労働省 http://www.lifescience.mext.go.jp/bioethics/ekigaku.html
遺伝子治療等臨床研究に関する指針	厚生労働省 http://www.lifescience.mext.go.jp/bioethics/anzen.html#chiryo
■学会・委員会	
日本神経学会	http://www.neurology-jp.org/index.html
日本人類遺伝学会	http://jshg.jp/index.html
全国遺伝子医療部門連絡会議	http://www.idenshiiryoubumon.org/
日本遺伝カウンセリング学会	http://www.jsgc.jp/
認定遺伝カウンセラー制度委員会	http://plaza.umin.ac.jp/～GC/
臨床遺伝専門医制度委員会	http://www.jbmg.jp/
■データベース	
Online Mendelian Inheritance in Man® (OMIM)	https://www.omim.org/もしくは https://www.ncbi.nlm.nih.gov/omim
GeneReviews®	https://www.ncbi.nlm.nih.gov/books/NBK1116/ （日本語版 http://grj.umin.jp/）

（2016 年 12 月現在）

後述のように最初の遺伝カウンセリングは神経内科主治医が行うため，前もってガイドラインや遵守すべき指針を参照し，計画する **表4** ．原則として，発症予防・治療法のない疾患の発症前診断はただちに行わず，遺伝医療専門の診療部門と連携して遺伝カウンセリングを十分に行う．

4 検査実施施設の確認

検体の取り扱いや，同意・説明文書などの必要な書類が施設によって異なるため，事前にそれらを確認する．本稿執筆時点で，遺伝学的検査のうち MND の中では脊髄性筋萎縮症（サザンブロット法）と球脊髄性筋萎縮症（polymerase chain reaction: PCR 法）の 2 疾患のみが保険収載（D006-4，3,880 点）されている．それら以外，成人発症 MND の大部分を占める ALS については研究目

的として当施設のような研究室で実施されている．費用の面から一定のサンプル数をまとめて解析するために時間を要する点で商業ベースとは異なる．また，研究費や担当者を継続的に確保して実施するには難点も多い．このように自施設で行う場合には，事前に所属施設の倫理審査委員会への申請と承認を受けることが必須である．

3．遺伝学的検査の実際

1 病状説明

現在の臨床診断，遺伝学的検査を計画している対象疾患について神経内科主治医から説明し，十分な理解を得ることが前提となる．疫学や病態生理，合併症や生命予後，現在の治療法と効果，副作用などに加え，治験・研究の現状，そして社会資源の利用と療養支援について，理解度を確認しながら複数回に分けて説明する．

最初の病状説明のときから罹患者家族におけるキーパーソンや主たる介護者を把握し，同席されることが望ましい．罹患者が高齢の場合，その同意を得た上で子の世代からもキーパーソンを得ることを考慮すべき場合が多い．

2 一次遺伝カウンセリング

ついで神経内科主治医が一次的な遺伝カウンセリングを開始する．遺伝性の神経筋疾患に関する一般市民への啓蒙が十分とはいえない現状では，遺伝形式，遺伝情報の共有性と不変性などをわかりやすく説明し理解を得る．診断に関する医学的問題について正しい認識を共有し，ゲノムDNA検査の意義，具体的な方法，被検者にとってのメリット，リスク，さらに検査の限界についても説明する．被検者に病因となる遺伝子変異が明らかとなった場合，家族のみならず広く血縁者に同様な遺伝子変異の可能性が生じることから，検査結果をだれに開示するか/しないかという点にも十分な相談と配慮を行う　表4 ，ガイドライン参照．

3 遺伝学的検査に関するインフォームド・コンセント取得

検査実施施設で定められた書式の，文書による説明と自由意思による同意を得る．説明文書に記載はないことが多いが，結果を得られるまでに要する時間も被検者にとって重要である．商業ベースの場合と異なり研究室の検査では結果を得るまで1カ月から年単位かかることもある．事前にその旨を診療計画とともに説

| Ⅰ 病型，病態，病因，経過（予後） | Ⅱ 診断，遺伝学的検査 | Ⅲ 検査，機能評価 | Ⅳ 治療，治験，将来的治療 |

表5 当施設の例: DNA 抽出用の末梢血サンプル送付方法

①ヘパリン（もしくは EDTA）入り採血管に血液 10〜20 mL を採取
②ただちに採血管を転がすようにして，よく混和
③ラベル記載を再確認
④緩衝剤でくるんだ採血管を発泡スチロール容器に収納（常温）
⑤所定の同意書・依頼書とともに送付し，発送した旨を連絡

明して理解を求める．

4 検体採取・送付

あらかじめ確認した実施施設指定の採取法，容器，保存温度，先方の受け取り体制，送付に要する日数・到着日（研究室の場合，休日・祝日を回避し，午前中に届くように配慮するなど）に留意する．さらに，サンプルの取り違えを防ぐため容器ラベル記載をくり返し確認する．多くの検査施設では末梢血白血球 DNA をサンプルとすることが多いが，凝血や凍結してしまった血液からは DNA 採取が困難である．剖検組織，爪や毛髪などからも DNA 抽出は可能となっているが，精度管理上は不適切な場合もあるため，事前に検査施設と相談する **表5** ．

5 検査結果の説明と二次・三次カウンセリング

原則として，説明対象は一次遺伝カウンセリングを受けた者に限定する．病因となる遺伝子変異が同定された場合には，疾患との関係を遺伝学的な意義とともに説明して理解を得る．病因的変異が検出されなかった場合，あるいは病因的意義を確定できない場合にも，その理由を説明する．

単一遺伝子疾患で，疾患との関連がすでに明らかとなっている（既報告）病因遺伝子変異では，診断確定に直接結びつく．しかし，既報告のない新規変異の場合，複数の疾患関連遺伝子変異が一人の罹患者に見出された場合，あるいは浸透率が 100％でない場合など，結果の病的意義を確定するのが困難な場合がある．また，原理的に検出困難，未知の病因遺伝子が存在，遺伝的原因によらない場合もあり，慎重な解釈・説明を要する．

以上の結果をふまえ，あらためて今後の診療方針を提示する．神経内科主治医が主体的に関与する中で，血縁者の発症前診断，保因者診断など専門的対応を要する場合には，臨床遺伝医学診療部門の臨床遺伝専門医や認定遺伝カウンセラーとも連携する．

おわりに

　ALSを代表とする成人発症のMNDは臨床的にも遺伝学的にもきわめて不均一（heterogeneous）であり，遺伝学的背景の全貌は解明途上にある．しかしながら，一分子シークエンス技術などゲノム解析手法の発展は最近もめざましく加速度的に遺伝学的解析が進むと予想されることから，遺伝学的検査の重要性はさらに高まるであろう．一方で，「個人情報の保護に関する法律」の改正により，"個人識別符号"，"要配慮個人情報"が新たに定義され，究極の個人情報というべき遺伝情報や臨床情報に関して医学系指針 **表4** の見直しが行われている．このような変化にも対応しつつ遺伝学的解析研究が病態解明を促進することで，MND 罹患者が疾患特異的な進行抑制療法，さらには発症予防法を享受できる時代となることが期待される．

Pearls

「多系統タンパク質症（MSP）」: ALS/FTD 疾患スペクトラムと遺伝学的背景の拡大

　2013 年報告の新しい概念「多系統タンパク質症」（multisystem proteinopathy: MSP）は，同一家系内で ALS/FTD，封入体ミオパチー，骨 Paget 病といった表現型を種々組み合わせた形で示すという遺伝性疾患（群）である．純粋に単一の表現型を示す家系もあり，MSP 関連遺伝子 *VCP*，*HNRNPA1*，*MATR3*，そして *SQSTM1* はおのおの ALS14，20，21，そして FTDALS3 の原因としても OMIM に掲載されている．本邦での MSP 病因遺伝子変異の頻度，遺伝子型–表現型相関は未解明であるが，われわれが ALS/FTD や封入体ミオパチー例に出会ったときに，広く認知症や ALS，筋疾患，骨疾患の家族歴を確認することで初めて明らかになってくると考えられる．
参照: I. 9. 多系統タンパク質症とはどういった疾患概念ですか？（p.60）

文献

❶ Rosen DR, Siddique T, Patterson D, et al. Mutations in Cu/Zn superoxide dismutase gene are associated with familial amyotrophic lateral sclerosis. Nature. 1993; 362: 59-62.

❷ Nishiyama A, Niihori T, Warita H, et al. Comprehensive targeted next-generation sequencing in Japanese familial amyotrophic lateral sclerosis. Neurobiol Aging. 2017; 53: 194.e1-194.e8.

❸ Nakamura R, Sone J, Atsuta N, et al. Next-generation sequencing of 28 ALS-related genes in a Japanese ALS cohort. Neurobiol Aging. 2016; 39: 219. e1-8.

❹ Akiyama T, Warita H, Kato M, et al. Genotype-phenotype relationships in familial amyotrophic lateral sclerosis with FUS/TLS mutations in Japan. Muscle Nerve. 2016; 54: 398-404.

❺ Yamashita S, Ando Y. Genotype-phenotype relationship in hereditary amyotrophic lateral sclerosis. Transl Neurodegener. 2015; 4: 13.

〈割田 仁〉

ALS mimic の鑑別はどのように行いますか？

　古典型 ALS と鑑別すべき疾患には，ALS (amyotrophic lateral sclerosis) の亜型以外にも変形性脊椎症，多巣性運動ニューロパチー，封入体筋炎，球脊髄性筋萎縮症，平山病，Chiari I 型奇形など種々の疾患があり，それらの鑑別には注意深い神経学的診察と電気生理検査などの検査が必要とされる．今回，古典型 ALS との鑑別が必要ないくつかの類似疾患を取り上げ，鑑別に当たり臨床上重要なポイントについて概説する．

1. 変形性頸椎症

　頸椎症には，頸椎症性神経根症（根性の疼痛と髄節性の感覚障害が主で，分節性の前根症状としての運動障害を伴うこともある），頸椎症性脊髄症（錐体路徴候，索性の感覚障害および膀胱直腸障害などの長経路徴候が主徴で，分節性徴候としての運動麻痺を伴うこともある）および頸椎症性筋萎縮症の病型がある．一般に頸椎症では，ALS の緩徐進行性の筋力低下と異なり，感覚障害や筋力低下などの症状が比較的急速に発現する．また，症状の発現と体位や姿勢との関係がみられ，特に頸椎症性神経根症では，頸部の伸展屈曲などの動作で病変部位に一致したレベルにしばしばしびれや痛みを伴う．頸椎症では臥上安静でしばしば症状の軽快をみることが多いが，ALS では安静による症状の改善はみられない．さらに，球麻痺症状を伴わない点も ALS とは異なる．

　ALS の亜型である flail arm syndrome (FAS) では，頸椎症の特殊なタイプであるいわゆる "Keegan 型" 頸椎症性筋萎縮症との鑑別が問題となる．Keegan 型頸椎症性筋萎縮症は，硬膜下で C4，C5，C6，特に C5 と C6 の前根のみが圧迫性の障害を受けるため，三角筋，上腕二頭筋，腕橈骨筋などの上肢近位部および肩甲帯の筋力低下や筋萎縮など，上肢に限局する下位運動ニューロン徴候が主徴で，感覚障害や長経路徴候は欠如する．したがって，運動障害が上肢近位部や肩甲帯以外に進行しないこと，球麻痺症状および錐体路徴候がみられないことが FAS との鑑別点である．

| I 病型,病態,病因,経過(予後) | II 診断,遺伝学的検査 | III 検査,機能評価 | IV 治療,治験,将来的治療 |

変形性頸椎症と ALS の鑑別のポイント

・感覚障害

　　ALS では体の痛みや手指などが"一枚皮に被われた感じ"などの自覚的な感覚症状がしばしばみられるが，他覚的感覚障害はみられない．一方，頸椎症では病変レベルに一致した自覚的および他覚的感覚障害がみられ（約 90％），特に他覚的感覚障害の存在は ALS との鑑別に重要である．

・筋線維束性収縮

　　ALS では早期に顔面筋（とくにオトガイ筋）や四肢筋で約 90％の頻度でみられるが，頸椎症ではほとんどみられない．

・解離性小手筋萎縮（split hand）

　　頸椎症で尺骨神経が障害されると，小指球筋と第 1 背側骨間筋は通常，一緒に障害される（C8＞Th1）．一方，ALS では，初期の段階では短母指外転筋（正中神経支配: Th1＞C8）と第 1 背側骨間筋の筋萎縮がみられても，小指球筋は比較的保たれることが多く，同じ尺骨神経支配でありながら第 1 背側骨間筋と小指球筋の筋萎縮の程度に乖離がみられる（split hand）．一般に，頸椎症性筋萎縮症では C8，Th1 レベルでの障害はまれである．

・上位運動ニューロン症状（錐体路徴候）

　　頸椎症では，一般に下部頸椎（C5〜C6，C6〜C7）が障害されやすく，下顎反射の亢進（三叉神経運動核より上位の皮質核路の障害），頭後屈反射の出現（頸髄上部より中枢の錐体路病変），肩甲上腕反射の変法（Shimizu）（C1〜C4 の上位頸髄の錐体路病変）の亢進はみられない．

・針筋電図検査

　　ALS では副神経支配の上部僧帽筋（中枢は C3〜C4）と胸鎖乳突筋（中枢は C2〜C3）に，安静時に線維自発電位や陽性鋭波などの脱神経所見や線維束自発電位がみられるが，頸椎症では同部位にこれらの変化は通常みられない．

2. 変形性腰椎症

　　椎間板ヘルニアによる L5 あるいは S1 の神経根障害では，ALS の亜型である flail leg syndrome（FLS）（偽多発神経炎型あるいは Patrikios 型 ALS）に類似することがある．L5 の神経根障害では前脛骨筋の筋力低下がみられるが，L5 領域の表在感覚障害もみられること，また S1 の根障害では腓腹部（腓腹筋，ヒラメ筋）の限局性筋萎縮がみられるが，S1 領域に感覚障害を伴うことから，ともに

FLS と鑑別可能である．また，椎間板ヘルニアによる神経根障害では，Lasègue 徴候，Bragard 徴候，Flip 徴候などの根障害の誘発テストが陽性である．さらに，若年発症で緩徐進行性の神経原性の筋萎縮が一側の上肢あるいは下肢の単肢に起こり，数年（2〜4 年）で固定化し，その後長年にわたって筋萎縮が単肢に限局する monomelic amyotrophy との鑑別も問題となる．Monomelic amyotrophy は，ALS と異なり限局性かつ良性の経過を示すため，benign monomelic amyotrophy とも呼ばれ，下肢の筋萎縮は下腿に限局する（後部下腿筋が約 70%，腓骨筋が 25%）ことが多いが，腰椎症と異なり，感覚障害はみられない．

3. 多巣性運動ニューロパチー（multifocal motor neuropathy: MMN）[1]

　非対称性かつ多巣性の筋力低下が前腕や手などの上肢の遠位部に起こり，緩徐に進行することから，ALS 特にその亜型である脊髄性筋萎縮症（progressive muscular atrophy: PMA）との鑑別が必要となる．MMN は運動性末梢神経障害を起こす自己免疫性疾患で，好発年齢は 20〜50 歳であるが，筋力低下が局所性のため，発症後数年経過しても屈筋群と伸筋群との間で筋力低下に差があり，部位により筋力低下の程度に相違がみられる．一方，ALS（PMA）では，初期に伸筋群と屈筋群の間で筋力低下の程度に相違がみられても，経過とともに伸筋も屈筋も同様に高度に障害される．また，MMN は脱髄性病変のため，筋力低下の割には筋萎縮が軽度で，特に病初期には筋萎縮は目立たず，発症後 5 年経過しても高度な身体障害を伴うことは比較的少ないが，ALS（PMA）では軸索障害のため比較的早期から筋萎縮がみられ，高度な身体障害を伴う．MMN では萎縮筋に cramp，線維束性収縮，ミオキミアがしばしばみられるが，ALS では通常，ミオキミアはみられない．また，MMN では ALS と異なり，通常，呼吸筋の筋力低下，球麻痺，錐体路徴候および筋電図で脱神経所見はみられない．MMN では，末梢神経伝導検査で運動神経の伝導ブロックを伴うことも多いが，ALS では伝導ブロックはみられない．

4. 球脊髄性筋萎縮症（spinal and bulbar muscular atrophy: SBMA）[2]

　四肢の筋力低下や筋萎縮および球麻痺症状から，ALS 特に FAS，PMA と進行性球麻痺（progressive bulbar palsy: PBP）の合併，脊髄性筋萎縮症（SMA）IV 型などとの鑑別が必要になる．SBMA は FAS と比較して発症年齢が低く，発

症早期から筋力低下が両上肢近位部のみならず両下肢近位部にもみられ，一般に筋力低下の進行はより緩徐である．PMAとPBPの合併例では，SBMAの四肢近位筋優位の筋萎縮に対し，筋力低下や筋萎縮は遠位部優位で，症状の進行もより速い．PBPでは舌萎縮の進行が速く，舌全体が萎縮して早期から構音・嚥下障害がみられるのに対して，SBMAでは舌萎縮の進行は遅く，舌萎縮が明らかな割に舌運動機能が保たれ，構音障害が目立たない特徴がある．SMA IV型は下位運動ニューロンのみの障害をきたす成人発症のSMAで，四肢の近位筋，特に肩甲帯の筋萎縮で初発する場合はSBMAに類似するものの，筋力低下の進行がSBMAに比較して緩徐であり，球症状，女性化乳房，顔面筋の線維束性収縮などはみられない．

末梢神経伝導検査では，SBMAにおいてはCMAPの軽度低下に比較して，腓腹神経でのSNAPの低下や誘発不能など感覚神経の障害が高率にみられるのに対して，ALSでは通常，感覚神経の障害はみられないか，みられても軽度である．SBMAの下肢筋のMRIでは，大腿筋では半膜様筋，大腿二頭筋長頭および外側広筋などに萎縮がみられるが，大腿直筋，縫工筋および薄筋は比較的保たれ，腓腹部では内・外側腓腹筋とヒラメ筋が選択的に萎縮する．他方，ALSでの筋萎縮の分布はびまん性であり，両者の鑑別点になる．

5. 平山病[3]

一側優位の手と前腕筋に筋萎縮がみられることから，ALSとくにPMAとの鑑別が必要になる．平山病は若年性一側上肢筋萎縮症とも呼ばれ，好発年齢は15～17歳で，孤発性ALSよりも発症が若年で，圧倒的に男性に多い（女性は数％）．小指外転筋が母指球筋と比較してより高度に障害されることが多く，筋萎縮の分布は尺骨神経麻痺に類似する．すなわち，尺側の手・前腕筋の萎縮に対して腕橈骨筋や橈側手根伸筋は保たれるため，萎縮部と健常部の境が前腕を肘から前腕橈骨縁の遠位1/3付近へ向かって斜めに走る，特異な斜め型筋萎縮（oblique amyotrophy）を呈する．筋力低下・筋萎縮の多くは一側性で（70％） 図1 ，経過とともに両側性になっても一側優位は保持される（25％）．上腕二頭筋を含めて上腕の筋群は原則侵されないが，ごくまれに上腕三頭筋と大胸筋の一部に軽度の萎縮がみられる．罹患指に筋収縮時線維束性収縮（contraction fasciculation）（手指の姿勢時振戦）がみられるが，安静時線維束性収縮（fasciculation）はみられない．感覚障害は原則みられないが，寒冷により手指の脱力が増悪する現象

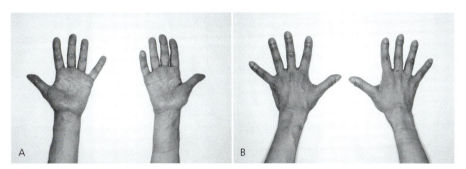

図1 平山病
A: 手・前腕の掌側面.右手の小指球筋の筋萎縮が著明であるのに対し,母指球筋は保たれている.また,前腕尺側にも軽度筋萎縮がみられる.
B: 手・前腕の背側面.右手指の特に尺側の開扇が不十分で,尺側の手指および前腕の萎縮がみられる.

("手がかじかみやすい")(手指の寒冷麻痺と呼ばれる)が高頻度(97%)にみられるほか,ときに患側の手に限局性の軽微な痛覚鈍麻がみられる(約30%).一方,ALS(PMA)では初期に"split hand"がみられるが,筋萎縮は進行とともにびまん性となり,罹患筋には高頻度に線維束性収縮がみられる.平山病ではALSと異なり,腱反射は正常範囲内で,下肢の筋群は障害されず,錐体路徴候もみられない.

画像では,①C5-C7頸椎レベル(C6頸椎レベル中心)の病側で頸髄前角の扁平化した萎縮を認める,②発病後数年以内(進行期)では頭部前屈時に脊髄(C4-C7)と下部頸髄硬膜管後壁の前方移動および硬膜管の狭小化がみられ,脊髄は脊柱体部で強く圧迫され,MRI T2強調画像では硬膜後壁の後方に静脈叢の拡大(うっ血)による高信号域がみられるなどの特徴がある.ALSの頸髄MRI画像では,片側前角に局所的な萎縮像はみられない.

6. Chiari I型奇形

Chiari I型奇形で,後頭蓋窩からの小脳扁桃による延髄への圧迫によって,ときに嚥下障害や構音障害などの球麻痺症状を伴う症例 図2 では,ALSの亜型であるPBPとの鑑別が必要になる[4].小脳扁桃による延髄への圧迫が軽度の時は,舌萎縮を伴わずに嚥下障害のみをきたすが,延髄への圧迫がより強い症例では,舌下神経核も圧迫障害されることにより舌の萎縮が生じ,PBPに酷似することが報告されている.一方,ALSの約25%は球症状(PBP)で発症するが,発語障

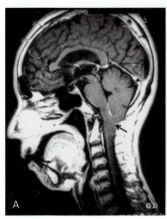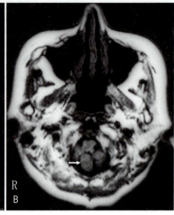

図2 頭部MRI画像
A: MRI T1強調矢状断画像. 小脳扁桃がC2レベルの脊柱管まで陥入している（矢印）. 脊髄と下垂した小脳扁桃によって, 大後頭孔のくも膜下腔がほとんど認められない.
B: MRI T1強調水平断画像. 下垂した小脳扁桃（矢印）によって延髄が後方から圧迫されている.

害（構音障害）から始まり, 徐々に嚥下障害が出現し, 舌エコーで舌萎縮や線維束性収縮が認められ, 2年以内に四肢の下位および上位運動ニューロン徴候が出現して古典型ALSに移行することが多い. Chiari I型奇形では, 四肢の筋力低下や筋萎縮がみられないこと, Babinski徴候などの病的反射がみられないこと, 四肢の針筋電図で異常が認められないことなどがALSとの鑑別点である. Chiari I型奇形で, 嚥下障害がみられるものの舌萎縮がみられないときは, 偽性球麻痺との鑑別も必要となる. 偽性球麻痺では比較的早期から軟口蓋反射が消失するが, Chiari I型奇形では軟口蓋反射が正常にみられることから鑑別できる.

Pearls

MRIで頸髄前角にsnake eyes appearanceを伴う下位運動ニューロン疾患[5]

最近, 上記疾患の報告がなされているが, これらの症例の特徴は, ①両上肢に限局する片側性優位かつ近位部あるいは遠位部優位の非対称性の筋力低下・筋萎縮, ②進行が極めて緩徐あるいは後期に停止, ③上位運動ニューロン徴候, 球麻痺徴候, 感覚障害および呼吸障害の欠如, ④MRI T2強調水平断像で両側頸髄前角に"snake eyes" サイン，矢状断像で上下に走行してみられる線状の高信号域，⑤針筋電図で罹患部位の脱神経所見，線維束自発電位，再生所見やリクルートメントの減少などの神経原性変化，⑥CK や脳脊髄液は正常範囲，などに要約される．この疾患群は，ALS の亜型に類似する予後良好な新たな下位運動ニューロン疾患の可能性があり，今後，ALS の亜型である PMA や FAS の鑑別にあたり，念頭に置くべき疾患と思われる．

文献

❶ 日本神経学会 監修. 慢性炎症性脱髄性多発根ニューロパチー，多巣性運動ニューロパチー診療ガイドライン 2013. 東京: 南江堂; 2013. p.150-62.

❷ 坂野晴彦，勝野雅央，祖父江元. 球脊髄性筋萎縮症. In: 辻 省次，祖父江元，編. アクチュアル 脳・神経疾患の臨床. すべてがわかる ALS（筋萎縮性側索硬化症）・運動ニューロン疾患. 東京: 中山書店; 2013. p.109-15.

❸ 平山恵造. 若年性一側上肢筋萎縮症（平山病）一発見からの半世紀. BRAIN and NERVE. 2008; 60: 17-29.

❹ Ikusaka M, Iwata M, Sasaki S, et al. Progressive bulbar palsy of Arnold Chiari malformation mimicking amyotrophic lateral sclerosis. J Neurol Neurosurg Psych. 1996; 60: 357-8.

❺ Sasaki S. Sporadic lower motor neuron disease with a snake eyes appearance on the cervical anterior horns by MRI. Clin Neurol Neurosurg. 2015; 136: 122-31.

〈佐々木彰一〉

ALS mimics: 封入体筋炎との鑑別診断

1. 概要

　ALSと鑑別が必要な疾患の一つに封入体筋炎（inclusion body myositis）がある．封入体筋炎は筋線維の核内及び細胞質内に特有の封入体をみる筋炎である．Chou SMが初めて筋線維内に線維性封入体が存在する筋炎について報告（1967）[1]し，Yunisらが組織所見の特徴から一疾患単位として提唱した（1971）[2]．発症年齢は3～80歳以上と幅広いが主に中高年に好発し，50歳以上が80％を占める．男性に多く，筋障害分布は近位筋優位，遠位筋優位，全身性と多彩で，顔面筋や嚥下筋が障害される例もある．組織所見は筋内鞘への炎症細胞浸潤に加えて，しばしば縁取り空胞（rimmed vacuole）を伴い，電子顕微鏡で15～18 nmのフィラメント状封入体（tubulofilamentous inclusion）を核や筋線維内に認める．近年封入体内部にユビキチン陽性封入体やアミロイドβ蛋白の沈着が確認され，リン酸化タウ，プリオンタンパク，エメリン，ラミンA/C，valocin-containing protein（VCP），家族性ALSの原因遺伝子産物TDP-43およびFUS/TLSなどの沈着も認められ，ミトコンドリアDNAの欠失も検出されているが，病因は不明で一部家族性のものも報告されている[3]．

2. 臨床症状

　典型例では初発症状は下肢近位筋特に大腿四頭筋の筋力低下に起因する立ち上がり動作や階段昇降の困難さが70％程度にみられる．また15％程度で手指屈筋（特に深指屈筋）や手首屈筋の筋力低下で物を掴んだり，細かい手作業が困難となる．10％程度で嚥下障害もみられる．一方，左右差が目立つ例もしばしばみられ[4]，下肢遠位筋優位の筋力低下を呈するものもあり，ALSの古典型（一側上肢遠位筋の筋力低下・筋萎縮から始まり，2～3カ月後他側上肢，さらに同側下肢，他側下肢の筋力低下・筋萎縮へとZ型に症状が進行する）や仮性多発神経炎型（一側下肢遠位筋の筋力低下・筋萎縮から始まり，他側下肢，ついで同側上肢，他側上肢遠位筋へと逆Z型に筋力低下・筋萎縮が進行する）と区別が難しい筋障害の分布をとる例もある．また初発症状が嚥下障害の例もあり，ALSの球麻痺型

と紛らわしい症例もみられる．ただ ALS と比較して，筋力低下・筋萎縮は数カ月以上の経過で緩徐に進行し，多くは発症後 5 年前後で日常生活に支障をきたすようになり，数週で歩行困難になるなどの急速な経過はとらない．ALS では筋萎縮が進行している筋では高頻度に筋線維束性攣縮を認め，高度に萎縮した筋でも注意深く観察すれば筋線維束性攣縮を確認できることが多い．封入体筋炎では通常筋線維束性攣縮はみられない．また腱反射は封入体筋炎では正常または軽度低下するが，ALS では多様で，病初期には下肢の腱反射が亢進している場合も多く，筋萎縮の進行と共に低下してきても，筋萎縮が高度の割に腱反射が残存することも ALS を示唆する所見の一つとなる．

3. 検査所見

　封入体筋炎では血清 CK 値は正常ないし正常上限の数倍程度の上昇にとどまる．安静時の血清 CK 値は 2,000 IU/L を超えない．一部の例で Sjögren 症候群，強皮症，全身性ループスエリテマトーデスなど自己免疫性疾患の合併がみられ，抗核抗体が陽性例もあるが，抗 Jo-1 抗体などの筋炎特異的抗体は陰性である[5]．針筋電図では筋原性パターンで低振幅・短持続・多相性電位（low amplitude-short duration-polyphasic motor unit potential）と早期動員がみられるが，神経原性パターンと区別が難しい安静時放電（fibrillation, positive sharp wave）・刺入時電位の亢進，高振幅・長持続・多相性電位（high amplitude-long duration-polyphasic motor unit potential）の混在もしばしばみられ，ALS と誤診されやすいので注意が必要である．

　骨格筋 CT や MRI 像では，大腿四頭筋，前腕の深指屈筋の萎縮が特徴的である[6] 図1 ．そのほか広範囲に筋萎縮，脂肪浸潤をきたし，左右非対称，遠位筋優位の分布が多いことが知られている．

4. 筋病理所見

　筋生検では筋線維の大小不同・変性・壊死，筋内鞘への単核球浸潤がみられる．また特徴的変化として，まだ壊死に陥っていない非壊死筋線維への単核球の侵入や単核球による包囲や縁取り空胞を伴う筋線維がみられる 図2A, B ．浸潤している単核球は主に CD8 陽性 T 細胞で，多くの筋線維には主要組織適合抗原（MHC）クラス I の発現がみられる．電子顕微鏡所見として，15〜18 nm のフィ

| I 病型，病態，病因，経過（予後） | II 診断，遺伝学的検査 | III 検査，機能評価 | IV 治療，治験，将来的治療 |

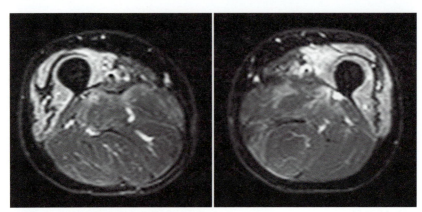

図1 封入体筋炎症例の大腿部の骨格筋 MRI，STIR 画像
大腿四頭筋の萎縮が著明で，大腿屈筋群は比較的保たれている．

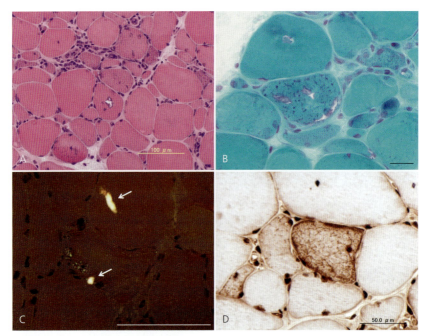

図2 封入体筋炎症例の筋病理所見
A: HE 染色，筋線維の大小不同，筋内鞘への単核球の細胞浸潤．bar＝100 μm．
B: modified Gomori trichrome 染色，縁取り空胞を有する線維が散見される．bar＝50 μm．
C: Congo-red 染色，偏光顕微鏡写真，アミロイドの沈着を認める（矢印）．bar＝100 μm．
D: TDP-43 染色，筋線維内に顆粒状に TDP-43 の沈着を認める．bar＝50 μm．

ラメント状封入体を核や筋線維内に認める．封入体内部にユビキチン，βアミロイド 図2C ，タウ，TDP43 図2D などの沈着も認められる．

まとめ

表1 に封入体筋炎と筋萎縮性側索硬化症の臨床像ならびに検査所見の類似点や相違点について呈示した．両疾患とも 50 歳以降に好発し，男性に多く四肢の筋力低下・筋萎縮が中核症状であるが，初期の罹患筋の部位にはそれぞれ特徴がある．封入体筋炎では大腿四頭筋の筋力低下で始まる例が 70％ をしめる．手指屈筋の筋力低下で始まる例が約 15％，一部で嚥下障害で始まる例が知られている．典型例では罹患筋の分布や病歴の聴取で，臨床的に鑑別が可能と思われるが，非典型例で臨床像や血液検査，筋電図検査，骨格筋 CT/MRI でも鑑別が困難な例もあり，この場合は最終的に筋病理所見が決め手になると思われる．

表1 封入体筋炎と筋萎縮性側索硬化症の臨床像及び検査所見の比較

	封入体筋炎	筋萎縮性側索硬化症
発症年齢 男女比	50 歳以降に多い 男性が多い（3：2）	50 歳以降に多い 男性が多い（1.2～1.3：1）
初発症状	大腿四頭筋の筋力低下で始まる例が最も多い（起立，階段昇降が困難）一部に手指屈筋の筋力低下で始まる例もある（物を掴むなどに支障）	一側手指の筋力低下で始まる（古典型），あるいは一側下肢遠位筋の筋力低下で始まる（仮性多発神経炎型）．筋線維束攣縮を伴う．嚥下・構音障害で初発する例もある（球麻痺型）
経過	緩徐進行性，5 年前後で日常生活に支障	古典型では 2～3 カ月の経過で反対側手指の筋力低下をきたし，さらに下肢の筋力低下が加わり，Z 型に進行．仮性多発神経炎型では反対側下肢の筋力低下，ついで上肢の筋力低下へと逆 Z 型に進行．3 年程で呼吸筋も障害され呼吸不全に．
血液検査	血清 CK 正常～軽度上昇一部に抗核抗体陽性例も	血清 CK 正常
筋電図	筋原性変化が主，神経原性変化もしばしばみられる	神経原性変化
CT・MRI	大腿四頭筋の萎縮著明 左右差のある筋萎縮，脂肪浸潤	全身の筋萎縮 脂肪浸潤はみられない
筋病理	大小不同，変性・壊死線維，非壊死筋線維への炎症細胞浸潤，縁取り空胞	群集萎縮，小角化線維

謝辞

図1 および 図2 は熊本大学神経内科 山下 賢氏より提供されたもので，この場を借りて深謝致します．

文献

❶ Chou SM. Myxovirus-like structures in a case of human chronic polymyositis. Science. 1967; 158: 1453-5.

❷ Yunis E, Samaha F. Inclusion body myositis. LabInvest. 1971; 25: 240-8.

❸ Terayama M, Saito N, Fujihara K, et al. Familial inclusion body myositis: a report on two Japanese sisters. Intern Med. 2003; 42: 1035-8.

❹ Amato AA, Barohn RJ. Inclusion body myositis: old and new concepts. J Neurol Neurosurg Psychiatry. 2009; 80: 1186-93.

❺ 鈴木直輝. 封入体筋炎. In: 青木正志, 編. 筋疾患診療ハンドブック. 東京: 中外医学社; 2013. p.75-82.

❻ Cox FM, Reijnierse M, van Rijswijk CS, et al. Magnetic resonance imaging of skeletall muscles in sporadic inclusion body myositis. Rheumatology (Oxford). 2011; 50: 1153-61.

〈内野 誠〉

診断，遺伝学的検査

検査，機能評価 III

治療，治験，将来的治療

リハビリテーション・
代替コミュニケーション V

栄養管理，経管栄養 VI

呼吸管理，緩和ケア

告知，その他

病型，病態，病因，
経過（予後） I

運動ニューロン疾患で重要な機能評価はどのようなものですか？

1. 運動ニューロン疾患における機能評価の概要

　筋萎縮性側索硬化症（amyotrophic lateral sclerosis: ALS）は，上位および下位運動ニューロンが選択的かつ系統的に障害される神経変性疾患であり，障害程度は経時的に変化する．そのため医療従事者には，ALS患者に今後生じる各種機能低下を予測し，それらに対する対応策を事前に準備することが求められる．すなわちALSにおける機能評価の主たる目的は，疾患による各種機能障害をより適切に評価し，症候の進行程度をより的確に予測することによって，患者および家族にとって満足度の高い生活を維持できるように支援することである．

2. 運動障害に対する機能評価

　ALSの運動障害として，脳神経および頸〜腰仙髄領域の上位および下位運動ニューロンが障害されることによって，さまざまな症状が出現する．運動障害に対する機能評価には，神経学的所見による徒手筋力テスト（manual muscle test: MMT），個別動作機能評価，ADL評価，社会生活活動性評価が含まれる．とくにALS患者の日常生活機能に特化した評価方法としてALS functional rating scale-revised（ALSFRS-R）[1]，ALS患者の個別の運動障害の評価尺度としてModified Norris scale[1]，包括的重症度の評価基準として厚生省特定疾患調査研究班による重症度分類がある．

　ALSFRS-RはALS患者の日常生活活動の指標であり，球機能，上肢のADL，下肢のADL，呼吸状態の4つのパートで構成される[1]．①言語，②唾液分泌，③嚥下，④書字，⑤摂食動作（a）食事用具の使い方（胃瘻設置なし）もしくは（b）指先の動作（胃瘻設置患者），⑥着衣，身の回りの動作，⑦寝床での動作，⑧歩行，⑨階段登り，⑩呼吸困難，⑪起坐呼吸，⑫呼吸不全の各12項目について，患者への聞き取りおよび実際の動作を観察することによって，0〜4の5段階で評価を行う　表1．本評価は，医師以外の他職種や家族でも活用でき，評価者間信頼性および評価者内信頼性ともに高いことが示されている．またKimuraら[2]は本スコアの変化量と疾患進行度（ΔFS）との関連性を検討したところ，1カ月

表1 ALS functional rating scale-revised（ALSFRS-R）

1 言語

4	会話は正常
3	会話障害が認められる
2	繰り返し聞くと意味がわかる
1	声以外の伝達手段と会話を併用
0	実用的会話の喪失

2 唾液分泌

4	正常
3	口内の唾液はわずかだが，明らかに過剰（夜間はよだれが垂れることがある）
2	中程度に過剰な唾液（わずかによだれが垂れることがある）
1	顕著に過剰な唾液（よだれが垂れる）
0	著しいよだれ（絶えずティッシュペーパーやハンカチを必要とする）

3 嚥下

4	正常な食事習慣
3	初期の摂食障害（時に食物を喉に詰まらせる）
2	食物の内容が変化（継続して食べられない）
1	補助的なチューブ栄養を必要とする
0	全面的に非経口性または腸管性栄養

4 書字

4	正常
3	遅い，または書きなぐる（すべての単語が判読可能）
2	一部の単語が判読不可能
1	ペンは握れるが，字を書けない
0	ペンが握れない

5 摂食動作: 胃瘻の設置の有無により，（a）（b）いずれかの一方で評価する

（a）（胃瘻なし）食事用具の使い方

4	正常
3	いくぶん遅く，ぎこちないが，他人の助けを必要としない
2	フォーク・スプーンは使えるが，箸は使えない
1	食物は誰かに切ってもらわなければならないが，何とかフォークまたはスプーンで食べることができる
0	誰かに食べさせてもらわなければならない

（b）（胃瘻あり）指先の動作

4	正常
3	ぎこちないがすべての指先の作業ができる
2	ボタンやファスナーをとめるのにある程度手助けが必要
1	介護者にわずかに面倒をかける（身の回りの動作に手助けが必要）
0	まったく指先の動作ができない

| I 病型，病態，病因，経過（予後） | II 診断，遺伝学的検査 | III 検査，機能評価 | IV 治療，治験，将来的治療 |

表1 つづき

6 着衣，身の回りの動作
4	障害なく正常に着る
3	努力を要するが（あるいは効率が悪いが）独りで完全にできる
2	時折，手助けまたは代わりの方法が必要
1	身の回りの動作に手助けが必要
0	全面的に他人に依存

7 寝床での動作
4	正常
3	いくぶん遅く，ぎこちないが，他人の助けを必要としない
2	独りで寝返ったり，寝具を整えられるが非常に苦労する
1	寝返りを始めることはできるが，独りで寝返ったり，寝具を整えることができない
0	自分ではどうすることもできない

8 歩行
4	正常
3	やや歩行が困難
2	補助歩行
1	歩行は不可能
0	脚を動かすことができない

9 階段をのぼる
4	正常
3	遅い
2	軽度に不安定，疲れやすい
1	介助を要する
0	のぼれない

10 呼吸困難
4	なし
3	歩行中に起こる
2	日常動作（食事，入浴，着替え）のいずれかで起こる
1	坐位あるいは臥床安静時のいずれかで起こる
0	極めて困難で補助呼吸装置を考慮する

11 起坐呼吸
4	なし
3	息切れのため夜間の睡眠がやや困難
2	眠るのに支えとする枕が必要
1	坐位でないと眠れない
0	まったく眠ることができない

12 呼吸不全
4	なし
3	間欠的に補助呼吸装置（BiPAP など）が必要
2	夜間に継続的に補助呼吸装置（BiPAP など）が必要
1	1日中（夜間，昼間とも）補助呼吸装置（BiPAP など）が必要
0	挿管または気管切開による人工呼吸が必要

間のスコアが0.67以上低下する症例では進行が急速であることを報告しており，本評価は予後予測にも有効と考えられる．しかし一方で，本評価ではある一定の機能より悪化した場合には十分に実態を反映しない床効果も指摘されている．重度の障害や完全閉じ込め状態（totally locked-in state: TLS）が差し迫った終末期ALS患者の機能評価を目的とした新たな評価基準も提唱されているが，まだ十分な妥当性の検証はなされていない[3]．

Modified Norris scaleはALSの運動障害の評価尺度として考案され，上肢および下肢機能評価の各21項目と，球症状評価の各13項目について，「普通にできる」および「いくぶん支障がある」，「十分にはできない」，「全くできない」の4段階で評価を行う[1]．本評価はリルゾールの治験における評価基準として使用された実績がある．

ALSの運動障害の特徴の一つとして，症状の進行に個人差が極めて大きいことがあげられる．これらの運動機能評価に基づいて，患者毎に必要とされるストレッチ・関節可動域（range of motion: ROM）維持訓練，筋力増強訓練，拘縮予防，各種補装具の導入，疼痛軽減を目的とするマッサージなどの理学および作業療法を計画する必要がある．

3. 嚥下障害に対する機能評価

ALSにおける嚥下障害は，口輪筋や咀嚼筋，舌筋，咽頭筋などの嚥下関連筋の運動障害のみならず，頸部や体幹，上肢の筋力低下や呼吸筋障害，認知・精神症状が複合的に影響して発症する．食物の嚥下プロセスは先行期および口腔期，咽頭期，食道期などに大別されるが，ALSの嚥下障害は主として口腔期障害先行と咽頭期障害先行の場合があり，一般に呼吸不全と摂食嚥下障害は並行して進行する．進行すると摂食困難に伴う脱水や栄養不良のみならず，誤嚥性肺炎や窒息などの生命予後を左右する要因となることから，早期からの対応が不可欠である．

嚥下障害の評価として，必要栄養量や水分量の評価と，誤嚥と気道内異物の喀出の評価が重要となる．食事摂取量や水分量は，患者の日常生活の状況を理解した介助者の評価と患者自身の空腹感や口渇感などから決定される．適切な栄養管理は，ALSの進行を遅延させるとの報告もあり，随意運動量に基づいて適切な評価の上で必要である．誤嚥リスクの評価は嚥下造影が標準的手法であり，口腔内残留，舌の移動不良，喉頭挙上不全，鼻咽腔閉鎖不全，梨状窩への貯留，食道入口部開大不全などがみられる．

また ALSFRS-R の swallowing part（ 表1 の項目 3）は，ALS 患者の嚥下障害の基準として有用であり，各段階に応じてリハビリテーションや嚥下調整食指導，補助栄養および経管栄養法の選択導入の指標とされている[4]．体重が病前に比して 10%以上減少する時には，生命予後から経口摂取のみでは限界とする報告があり，後述するように呼吸器補助の基準とされる%FVC が 50%以下になる前に，経皮的内視鏡的胃瘻造設術（percutanous endoscopic gastrostomy: PEG）を用いた栄養管理を導入することが適切とされている．

4. 呼吸障害に対する機能評価

　ALS 患者における呼吸障害を示唆する自覚症状として，少しの動作や会話での息切れや大声での発声困難，呼吸回数の増加，睡眠障害などがあげられるが，慢性に経過することから初期には自覚症状に乏しいことも少なくない．呼吸障害のメカニズムとして，呼吸筋麻痺による慢性の肺胞低換気（拘束性障害）が主となり，高炭酸ガス血症や低酸素血症を引き起こす．さらに呼吸筋麻痺に伴って気道分泌物の喀出が困難となり，気道分泌物による通過障害（閉塞性障害）も合併しうる．

　一般的に non-invasive positive pressure ventilation（NPPV）による呼吸補助導入の基準として，National Association for Medical Direction of Respiratory Care（NAMDRC）の consensus conference report において，①$PaCO_2>45$ mmHg 以上，②睡眠中血中酸素飽和度 88%未満が 5 分以上持続，③%FVC<50%もしくは MIP<60 cmH_2O，の 3 項目のうち 1 つを満たすことが定められている．しかし ALS 患者にこの基準を適用しようとすると，NPPV の導入がうまくいかないことも多く，より早期に導入するための基準が必要と考えられている．ALS 診療ガイドライン 2013 における呼吸不全の早期診断に関しては，臥位での努力性肺活量（%forced vital capacity: %FVC）がより鋭敏に横隔膜の障害を検出することが示されており，また鼻腔吸気圧（sniff nasal inspiratory pressure: SNIP）の低下が夜間の酸素飽和度が 90%未満となる時間と相関することが示されている[5]．さらにこの夜間の酸素飽和度の低下は，%FVC よりも鋭敏に早期の呼吸不全を検出し，同様に最大吸気圧（maximal inspiratory pressure: MIP）も呼吸不全の早期から低下することから，早期診断のための補助検査として推奨されている[5]．さらに最大咳嗽流速（peak cough flow: PCF）は気道クリアランスの指標となり，270 L/min 未満の場合には機械的咳嗽補助

を開始し，160 L/min 未満では NPPV の開始が推奨される[5].

5. コミュニケーション障害（構音障害，前頭葉機能障害含む）に対する機能評価

　ALS 患者におけるコミュニケーション能力は，構音および発声，書字，身体表現，高次脳機能などが複合的に障害されることにより段階的にさまざまな程度で阻害され，進行すると TLS にいたる場合もある.

　ALS 診療ガイドライン 2013 では，コミュニケーション障害の評価として ALSFRS-R や，機能的自立度評価表（FIM），Norris scale（四肢・球スケール），身体機能評価（ROM，MMT，上肢機能評価），文書の読み上げの速さ測定が推奨されている[5]. また ALS の前頭葉機能評価に frontal assessment battery（FAB）が広く用いられており，簡便かつ信頼性も高い. これらの機能評価に基づいて，適切な補助機器（IT 機器など）の選択と導入が必要とされる.

6. QOL に対する評価

　包括的 QOL 評価尺度として，健康状態を自己評価し治療介入の効果判定に有用な SF-36 や，患者自身にとって大切な生活領域における満足度を評価する生活の質の個人別評価法（schedule for the evaluation of individual quality of life-direct weighting: SEIQoL-DW）が用いられる[5]. また ALS 関連症状を患者自身が主観的に評価する尺度として，ALS specific quality of life-revised（ALSSQOL-R）や ALS assessment questionnaires（ALSAQ）などがあり，ALS に対する治療効果判定に有用である[5]. ALS は進行性の疾患であり，現時点では治癒は困難であることから，患者と介護者の QOL の改善が診療の最大の目的となる.

Pearls

　ALS 患者は，疾患の進行とともに PEG 造設や NPPV，気管切開下陽圧換気療法導入などのさまざまな難しい決断を迫られる. とくに呼吸障害に対する対応策は生命予後を左右する問題であり，十分なインフォームドコンセントに基づいて患者自らが判断する必要がある. 本稿に述べる各種機能評価は，患者の意志決定の判断材料として十分に提示されるべきと考える.

1 運動ニューロン疾患で重要な機能評価はどのようなものですか？

文献

❶ 大生定義. リハビリテーションにおけるアウトカム評価尺度 Norris Scale, ALSFRS-R, ALSAQ-40. J Clin Rehabil. 2006; 15: 364-71.

❷ Kimura F, Fujimura C, Ishida S, et al. Progression rate of ALSFRS-R at time of diagnosis predicts survival time in ALS. Neurology. 2006; 66: 265-7.

❸ Wicks P, Massagli MP, Wolf C, et al. Measuring function in advanced ALS: validation of ALSFRS-EX extension items. Eur J Neurol. 2009; 16: 353-9.

❹ 祖父江元, 編. すべてがわかる ALS・運動ニューロン疾患. 東京: 中山書店; 2013.

❺ 日本神経学会, 監修. 筋萎縮性側索硬化症診療ガイドライン作成委員会, 編. 筋萎縮性側索硬化症診療ガイドライン 2013. 東京: 南江堂; 2013.

〈山下 賢〉

| V リハビリテーション・代替コミュニケーション | VI 栄養管理，経管栄養 | VII 呼吸管理，緩和ケア | VIII 告知，その他 |

電気生理学的検査はどのように行いますか？
（針筋電図，伝導検査，RNS，経頭蓋電気刺激検査を含む）

運動ニューロン疾患，とりわけ筋萎縮性側索硬化症（amyotrophic lateral sclerosis: ALS）についての電気生理学的検査について述べ，その他の運動ニューロン疾患でも注意すべき点を加えて記載する．ALSを含む運動ニューロン疾患の診断において臨床症状と神経学的診察が大きな比重を占める．電気生理学的検査はあくまでも一臨床所見としてハンマーでの診察の延長線上として施行し，理解することが大切である．また，その他のALS mimicとの鑑別にも電気生理学的検査は大切であり，鑑別の詳細は別項でも述べられているが，電気生理学的観点から言及する．

1. 神経伝導検査 (nerve conduction studies: NCS)

NCSについての技術的な点はスペースの問題でここでは省略するので成書を参照されたい．ALSに特異的なNCSの所見は存在しない．ALSの診断で，NCSの位置付けとして最も重要なことは他疾患の除外である[1]．とりわけ脱髄がないか，伝導ブロックがないかどうかを探すことが重要であり，運動ニューロン疾患を疑う際はまず最も臨床症状が強い上下肢でNCSから施行し，その後針筋電図などを行う．多巣性運動性ニューロパチー（multifocal motor neuropathy: MMN）は感覚障害を伴わない局所の脱髄が主病態の慢性脱髄性末梢神経疾患である．免疫学的機序が推察され，経静脈的免疫グロブリン大量療法（IVIg）の効果がある，いわゆる"treatable ALS mimic"として見逃してはならない．

ALSでは下位運動ニューロン障害により軸索変性や筋萎縮が起こるので，運動神経伝導検査では複合運動活動電位（CMAP）の振幅は低下することはあるが，神経伝導速度や遠位潜時は比較的障害されない．もし，大きくて速い運動神経の軸索が障害されれば神経伝導速度の低下や遠位潜時の延長が生じても矛盾しないが，脱髄の基準までは届かない程度の軽度な変化である．筋萎縮が顕著で，CMAPの振幅が非常に低ければ，神経伝導速度の低下や遠位潜時の延長が生じるのは稀ではない．そうしたことを念頭にAwaji電気診断基準　表1　でも他疾患を除外するためにNCSの記載がされている．

生理的な時間的分散は多点刺激によりCMAP（または感覚神経活動電位）の直

| I 病型, 病態, 病因, 経過 (予後) | II 診断, 遺伝学的検査 | III 検査, 機能評価 | IV 治療, 治験, 将来的治療 |

表1 Awaji 電気診断基準の概要

● ALS における針筋電図所見
1. 下位運動ニューロン異常を検出するための臨床所見と筋電図所見は同じ重要度を持つ.
2. 以下に示すような慢性脱神経所見を認めること
    (a) 運動単位電位が高振幅, 持続時間の延長あり. 多相波を伴うことが多い.
    (b) 運動単位の動員低下: 運動単位数の低下に伴う早い発火頻度で定義されるが, 上位運動ニューロン障害により発火頻度に異常がない場合もあり得る.
    (c) 狭いバンドフィルタを用いると不安定で, 多相性の運動単位電位を認めることが多い.
3. ALS では線維自発電位や陽性鋭波は脱力, 筋力低下のない筋に認めることが多い.
4. ALS で慢性神経原性変化が存在する場合には, 線維束性収縮電位と線維自発電位や陽性鋭波は臨床的重要度において同格である. 線維束性収縮電位は多相性であるものを認めることが望ましい.
注: 改訂 El Escorial 基準で存在する clinically probable laboratory supported ALS のカテゴリーは clinically probable のカテゴリーに統一される.

● ALS における神経伝導検査所見: 他疾患の除外
1. 感覚神経伝導検査は通常正常所見を呈する. ただし, 原因のわからない明らかなニューロパチーによる軽度の検査異常は ALS の診断を否定しない.
2. 運動神経伝導速度が正常下限の 75% 以上, 最短 F 波潜時が正常上限の 130% 以下であること.
3. 遠位複合筋活動電位 (CMAP) の潜時, 持続時間が正常の 150% 以下であること.
4. 以下に定義する伝導ブロックや異常な時間的分散を認めないこと.: 近位部刺激による CMAP 陰性成分面積が遠位部刺激のそれに比して 50% 以上の減少を認めること (ただし, 遠位部刺激の基線から陰性頂点までの CMAP の振幅は 1 mV 以上であること). その場合, CMAP 陰性要素の持続時間が遠位刺激に比して 30% 以下の延長であれば伝導ブロックを示唆し, それ以上であれば異常な時間的分散を示唆する.

線的な振幅低下をきたすが, 真の伝導ブロックは非直線的な減衰を示す. そのため, 刺激を近位から遠位まで 3〜4 カ所行うことで真の伝導ブロックと生理的伝導ブロックの区別をすることが可能である.

次に, ALS では split hand と言われる臨床的特徴を呈することがある. 短母指外転筋, 第一背側骨間筋の母指側の筋萎縮が目立ち, これに対して小指外転筋は比較的保たれるという手内筋での筋萎縮の程度が解離する徴候である.

基本的には ALS で F 波最短潜時が延長することはない. しかし, 下位運動ニューロン障害により F 波出現頻度の低下, 同じ波形が続いて出現する反復 F 波 (repeator F wave) の出現や, 上位運動ニューロン障害を反映して F 波の振幅が増大する場合がある.

ALS では感覚神経活動電位は正常であるが, その他の栄養欠乏性や絞扼性ニューロパチーなどを合併した時には振幅が低下する. 対して, 運動ニューロン疾患を強く考える中で感覚神経活動電位の振幅低下や, 導出されない場合は球脊髄性筋萎縮症 (spinal and bulbar muscular atrophy: SBMA) を考えうる所見

である.

　横隔神経伝導検査は呼吸機能の評価として用いられる. 頸部で胸鎖乳突筋後縁を最大上刺激し, 胸骨剣状突起より2横指上方に陰極を, そこから16 cm離した肋骨縁に陽極を置く. CMAPの正常下限は0.3～0.4 mVとの報告が多い. 体型から日本人の正常値はこれよりやや低いと報告されている. PintoらはALS患者において横隔神経伝導検査の振幅は肺活量と相関し, 生命予後を予測しうると報告している.

1 針筋電図

　初めに, 急性かつ一過性の末梢神経障害による運動単位の変化を針筋電図での運動単位電位 (motor unit potential: MUP) の変化と安静時活動を含めて簡単に説明する. [多相性→5相以上のMUPを指す]

(a) 運動単位脱落 (loss of motor units)

　急性の軸索変性や脱髄で運動単位数は減少するが, 個々のMUP波形にはまだ変化はなく, 安静時活動電位もみられない. 筋収縮を強めても部分的に運動ニューロンの発火がみられず, 運動単位の動員が減少し, 干渉波の減少がみられる.

(b) 脱神経 (早期)

　運動ニューロンの障害で筋線維の脱神経 (denervation) が起こると, 線維自発電位 (fibrillation: Fib) と陽性鋭波 (positive sharp wave: PSW) などの安静時活動電位がみられるようになる. 一般には症状発症から10～14日程度で生じる. 原因は筋線維の膜の興奮性の増大など, 神経支配の機能的断絶が理由として考えられている. MUP波形はおおむね変化がみられず, 多相性のものはみられない.

(c) 脱神経 (再支配早期)

　運動単位は脱神経から1カ月もすると残存する健常な運動ニューロンから側枝が出て代償的に筋線維を再支配する. 再生軸索は軸索径が細く伝導が遅く, 髄鞘化も不安定であり, 伝導が不安定でブロックも生じやすい. その結果, 再支配が進むと, 多相性で持続時間も増大するMUPとなる.

　再支配がはじまり数カ月すると伝導も安定し, 線維ごとのばらつきが小さくなる. そのため, 潜時も再支配直後に比べれば多相性も緩徐に減少し, 高振幅もみられるようになる.

(d) 脱神経後（再支配完成）

残存する少数の健全な軸索が脱神経の影響を被った筋線維を支配し，神経再支配は完成する．巨大な運動単位が形成され，多相性は目立たなくなる．

(1) 安静時電位

以上の経過を踏まえて，Fib/PSW は現在進行性の脱神経を示唆するため，運動ニューロン疾患ではよくみられるが，疾患特異性はない．さらに，炎症性筋疾患などでも認められる．

(2) 運動単位電位

運動ニューロン疾患では下位運動ニューロン障害の進行速度によって上記の経過が少し異なる．比較的進行が緩やかな脊髄性筋萎縮症（spinal mascular atrophy: SMA）や SBMA などであれば障害されていない運動ニューロンからの代償が働くので十分に神経再支配された2〜3相性で高振幅であり，巨大な MUP（giant potential）がみられ，脱神経所見が記録されにくい．

それに対して，進行が比較的亜急性な ALS では，脱神経で障害された筋線維に対する代償がなされても，それでは代償しきれないスピードで多くの運動単位の障害をきたす．そして，進行に伴い残存する運動単位にも変性が及ぶことから，健常な運動ニューロンによる代償が不可能になり，最終的には全ての運動単位が消失する．

ALS では変性と再生が同時進行で生じており，幼弱な軸索，不安定な再髄鞘化や後述する神経筋接合部の不安定さなどを呈する．そのため伝導が不安定となる結果，同一運動単位からの記録でも波形が一定せずに変化する多相性の不安定な MUP（unstable MUP）が導出される．

MUP の形状以外には，脱神経では前述のように筋収縮による筋の動員が遅くなる（late recruitment）．進行期の ALS では，患者が強い随意収縮を行っても発火する運動単位が非常に少ない．そのため，発火頻度を上げることによって代償するしかなくなり，20 Hz 以上の非常に高頻度の発火にもかかわらず，MUP が出現しなくなる．

(3) 線維束性収縮

線維束性収縮は MMN や神経根症などの慢性神経疾患や正常人でもみられることから，ALS に特異的ではない．しかしながら，全身の多くの領域で線維束性収縮がみられる場合は，ALS の可能性が高くなる．

改訂 El Escorial 基準では電気診断的に無視されていた線維束性収縮であるが，Awaji 基準では，針筋電図で脱神経後の神経再支配を伴う MUP がみられる筋に

おいて Fib/PSW と同意義として扱われるようになった。意図としては神経再生がスムーズに行われている筋では，比較的筋力が保たれ，Fib/PSW がまだみられないという経験に基づいている。ALS と比べて著明な顔面の線維束性収縮は SBMA でみられ得る。

(4) その他（複合反復放電　ミオキミア放電）

その他みられる自発放電に複合反復放電（complex repetitive discharge: CRD）がある。CRD は 1 本の筋線維や神経軸索から隣接する筋線維や神経軸索に電気的興奮が伝わる接触伝導により一群の単一筋線維が放電する群放電が繰り返される放電をいう。疾患特異性には乏しく，ミオパチーや慢性経過の下位運動ニューロン疾患にみられることが多い。そのため，慢性の脱神経として運動ニューロン疾患では Tay-Sachs 病，成人発症の SMA，一部のポリオ後遺症などでみられることが多く，ALS などでもみられ得る。

ミオキミア放電は遅発性の放射線誘発性の運動ニューロン障害でみられ，群化放電（grouped discharge）は SBMA でみられることもある。

(5) 封入体筋炎との鑑別

運動ニューロン疾患との鑑別が難しい疾患として封入体筋炎があげられる。封入体筋炎における針筋電図は基本的に MUP の振幅は低く，持続時間が短く，動員が早い。しかしながら，部位によっては高振幅な MUP がみられ，安静時に Fib/PSW がみられることが混同される理由である。Fib/PSW は前述のように非特異的所見であり，高振幅 MUP は部分的に肥大化した筋線維をみていると考えてよい。動員パターンに注意し，特に障害されやすい大腿四頭筋や深指屈筋を被験筋として選択することが大切である。

また，線維束性収縮は神経軸索由来であり，筋疾患ではみられない。そのため，封入体筋炎と運動ニューロン疾患との鑑別として線維束性収縮は重要である。

2 反復刺激試験[2]

運動ニューロン疾患を疑う際に反復刺激試験は基本的には行わないものの，易疲労性などの症状から神経筋接合部疾患を疑う時は施行する。反復刺激試験は神経筋接合部疾患（重症筋無力症，Lambert-Eaton 症候群など）で漸減現象が生じることはよく知られている。神経再支配を伴う脱神経が進行性に生じていると，ALS でも反復刺激試験で漸減現象がみられることがある。脱神経と神経再支配が生じる時，新生した神経筋接合部は幼若で不安定であり，十分量のアセチルコリンが放出されなくなることが原因と考えられている。

| I 病型，病態，病因，経過（予後） | II 診断，遺伝学的検査 | III 検査，機能評価 | IV 治療，治験，将来的治療 |

2. 上位運動ニューロン障害の評価

　上位運動ニューロンの機能評価として磁気刺激法などがあり，以下の検査が行われる．検査再現性や感度の問題から，これらの検査異常はALSの診断基準には入っていないため，主として研究目的で行われる．

1 運動誘発電位（MEP）

　磁気刺激による誘発電位は運動誘発電位（motor evoked potential: MEP）と呼ばれている．経頭蓋磁気刺激法（transcranial magnetic stimulation: TMS）で大脳皮質一次運動野（M1）を刺激してMEPを導出．次に頸部あるいは腰部で神経根磁気刺激法を行い，これらのMEPの潜時（皮質潜時−脊髄潜時）から中枢神経伝導時間（central motor conduction time: CMCT）を測定する．CMCTは，臨床的には最も伝導速度の速い皮質脊髄路の伝導時間を反映している．すなわち，CMCTの延長は太い有髄運動神経線維の障害を示唆する．一般に，CMCTは比較的再現性が良いが，早期ALSでは検出感度は高くない．

　MEPの記録部位には通常，上肢では第一背側骨間筋や小指外転筋などを用いる．それは，他の筋からの容積伝導の影響が少ないためであるが，運動ニューロン疾患で記録筋の萎縮が著明であれば筋肉を変更する．MEPの振幅は導出されなかったり減衰したりと，一定しないので上位運動ニューロンの機能評価には適さないが，疾患の進展とともにMEPの振幅は低下していくとも言われている[3]．球麻痺発症のALSでMEPが導出されなければ上位運動ニューロン徴候を支持する所見であることも報告されている[4]．

　また，随意収縮中にMEPを誘発すると，M波出現後に数十ms筋電位が全く出現しない時期があり，cortical silent periodといわれる．GABA作動性抑制ニューロンの関与した皮質抑制機序により説明され，ALSなどではcortical silent periodは短縮する．

2 MEP以外の検査

　前述したが，NCSにおけるF波の振幅の増大などから，F波の振幅とM波の振幅の比をとったF/M比が増大することにより上位運動ニューロン機能障害が推定できるなどがある．

Pearls

神経筋超音波の Pitfall and Pearls

　ALS 診断において超音波検査も注目されている．線維束性収縮，筋萎縮，筋の変性，横隔膜の萎縮などさまざまな評価が超音波で行われている．針筋電図に比べて，超音波は探索範囲が広く，非侵襲的，かつ手技も容易であり，短時間で多くの筋の評価が可能である．Misawa らは ALS 診断において筋電図と超音波の併用で線維束性収縮の検出感度を上げられることを報告している．しかし現時点では神経筋超音波所見は診断基準の項目には含まれていない．

文献

❶ Cornblath DR, Kuncl RW, Mellits ED, et al. Nerve conduction studies in amyotrophic lateral sclerosis. Muscle Nerve. 1992; 15: 1111-5.

❷ Killian JM, Wifong AA, Burnett L, et al. Decremental motor responses to repetitive nerve stimulation in ALS. Muscle Nerve. 1994; 17: 747-54.

❸ Floyd AG, Yu QP, Piboolnurak P, et al. Transcranial magnetic stimulation in ALS: utility of central motor conduction tests. Neurology. 2009; 72: 498-504.

❹ de Carvalho M, Dengler R, Eisen A, et al. Electrodiagnostic criteria for diagnosis of ALS. Clin Neurophysiol. 2008; 119: 497-503.

〈岩佐直毅　野寺裕之〉

前頭側頭型認知症の認知機能評価はどのように行いますか？

1. 前頭側頭型認知症における3つの臨床病型

　前頭側頭型認知症（frontotemporal dementia: FTD）は前頭葉および側頭葉前部の萎縮とともに人格変化や行動障害，進行性失語などを生じる臨床症候群である．FTDは認知症の原因疾患のなかではAlzheimer病，脳血管性認知症およびLewy小体型認知症についで4番目に多く，特に65歳以下においてはAlzheimer病に匹敵する頻度とも言われている．FTDの背景病理は非常に多彩であり，当初は非Alzheimer病理によって生じる疾患概念として提唱され前頭側頭葉変性症（frontotemporal lober degeneration: FTLD）と呼ばれてきたが，近年の研究の進歩に伴いFTLDがさまざまな病理学的基盤を持つことが明らかとなり，病理学的分類の細分化とともに用語の混乱を招いている．

　FTDは症候学的に行動障害が前景に立つ場合と原発性進行性失語（primary progressive aphasia: PPA）に大別され，前者はbehavioral variant FTD（bvFTD）と呼ばれ，後者はさらにnonfluent/agrammatic variant PPA（na PPA）とsemantic variant PPA（sv PPA）の2つに分けられる．これら3つの臨床病型はともに人格変化，行動障害，感情鈍麻やアパシーに加えて発話や言語の異常を生じやすい一方で記憶や視空間認知機能は比較的保たれるといった共通の特徴を有するが，病巣の違いを反映して各症状の程度や出現する時間経過が大きく異なる．その他，一般的には右大脳半球の萎縮が目立つ場合には感情鈍麻や社会性の障害を伴いやすく，左大脳半球の萎縮が目立つ場合には言語障害が目立つという特徴が知られている[1]．

2. Behavioral variant FTD（bvFTD）

　bvFTDは性格変化および社会的行動の障害を主徴とする．初期には前頭葉内側面および眼窩面の萎縮が目立ち，その後に側頭極や海馬，背外側前頭前野および大脳基底核などへと病巣が進展することで，社会性認知や情動の制御および意思決定などに関わる神経回路が徐々に障害されていくと考えられている．臨床的には，初期には脱抑制，アパシーおよび共感の欠如などを高頻度に認め，その後

| V | リハビリテーション・代替コミュニケーション | VI 栄養管理，経管栄養 | VII 呼吸管理，緩和ケア | VIII 告知，その他 |

表1 bv FTD 国際診断基準の概要

Ⅰ．神経変性疾患であること

Ⅱ．Possible bv FTD（以下の6項目のうち3つ以上を満たす）
  A．早期からの脱抑制
  B．早期からのアパシーや怠惰
  C．早期からの同情/共感の欠如
  D．早期からの保続的/強迫的行動
  E．口唇傾向および食行動異常
  F．遂行機能障害を認める一方，記憶および視空間認知機能は比較的保たれる

Ⅲ．Probable bv FTD（以下の3項目すべてを満たす）
  A．Possible bv FTD 基準を満たす
  B．介護者への問診，clinical dementia rating scale や functional activities questionnaire scores などで明らかな日常生活機能低下を認める
  C．画像検査で前頭葉や側頭葉前部の萎縮もしくは血流/代謝異常を認める

Ⅳ．Definite bv FTD
  A．Possible もしくは Probable bv FTD 基準を満たす
  B．生検もしくは剖検で FTLD の病理変化を認める
  C．FTDL の既知の遺伝子変異を有する

Ⅴ．除外基準
  ・他の神経疾患，内科疾患および精神疾患で説明できる
  ・バイオマーカーが AD や他疾患を示唆する場合

3 前頭側頭型認知症の認知機能評価はどのように行いますか？

に常同行動や保続，紋切り型の会話および食行動異常や衝動制御困難などを伴ってくる．一方で病初期には記憶，行為，感覚および視空間認知機能などは保たれることが多く，一般的な認知機能検査では異常を検出しにくいことや，bv FTD の患者は早期から病識の欠如を伴うことが多いことなどから，介護者への詳細な問診が早期診断の鍵となる．

bv FTD の診断基準としては，1998年に Neary ら[2]によって FTLD の下位分類としての狭義の FTD の臨床診断基準が提唱され臨床・研究に大きな進歩をもたらしたが，早期診断における感度が低いという問題が次第に明らかとなり，あらためて 2011年に Rascovski ら[3]による bv FTD の国際診断基準が発表されることとなった．この bv FTD 国際診断基準では，bv FTD の診断を大きく3段階で行うことが推奨されており，①まず臨床症候から possible bv FTD を選別，②次に画像バイオマーカーを用い AD などの他疾患の除外を行うことで probable bv FTD を絞り込み，③最後に病理学的診断もしくは遺伝子診断によって definite bv FTD と診断確定する，とされている．この基準は臨床の現場でも利用しやすいものとなっており，認知症診療を行う上で熟知しておく必要がある **表1**．

JCOPY 498-22888

125

bv FTD の認知機能評価においては，この国際診断基準を念頭にした検査が重要となってくる．Possible bv FTD と診断するために確認すべき6項目のうちA〜E は介護者への問診が必要となることが多いが，包括的な評価のために日本語版の neuropsychiatric inventry が診断の補助によく用いられているほか，海外では Cambridge behavioral inventry や frontal behavioural inventry なども知られている．診察場面では脱抑制や強迫症状と関連した，考え不精や立ち去り行動，環境依存症候群および模倣行為などが認められることが多い．また，遂行機能に比較的限局した認知ドメインの障害も possible bv FTD 診断に必要な項目に含まれているが，これは日常臨床でよく用いられている MMSE では評価することが難しく，スクリーニングとして日本語版 Addenbrooke's cognitive examination revised などで評価したり，前頭葉機能検査として知られている frontal assessment battery（FAB）や Wisconsin card sorting test（WCST），trail making test（TMT）の part B および Stroop test なども用いたりもする．その他，眼窩前頭野の機能と関連するとされる Iowa gambling task なども用いられることがある．原則的には bv FTD では記憶障害は軽度とされているが，最近の報告では記憶障害を伴うこともまれではないことが示されており注意が必要である[4]．

国際診断基準の登場によって bv FTD の早期診断が可能となったものの，最近では精神疾患や他の認知症疾患との鑑別に苦慮する症例が新たな問題となっている．これは bv FTD phenocopy syndrome と呼ばれており，bv FTD の臨床症候を示す一方で認知症へ進展せず ADL 障害もそれほど目立たない一群とされ，ほとんどが男性で，一部症候が改善する場合もあったり，真の bv FTD との違いとしては，遂行機能障害があっても軽度で，記憶や社会的認知機能が保たれ，明らかな脳萎縮や代謝異常を欠くこと，などが指摘されている．bv FTD phenocopy syndrome の原因としては Asperger 症候群や気分障害などとの関連が指摘されているものの，現時点では明らかでない．

3. Nonfluent/agrammatic variant PPA（na PPA）

na PPA は努力性の発話と失文法を主徴とする．病巣としては，左大脳半球主体に，前頭葉弁蓋部〜補足運動野・運動前野，島などを中心に側頭葉前部まで含む広範な萎縮が目立ち，これらの領域によって構成される神経回路の障害に伴い発語失行や失文法を生じてくると考えられている．臨床的には，初期には喚語困

| 表2 | na PPA 診断基準の概要 |

Ⅰ. Clinical diagnosis of na PPA
- ・以下のうち1項目を満たす
  1. 発話時の失文法
  2. 努力性，非流暢性発話で発語失行を伴う
- ・以下の3項目のうち2つ以上を満たす
  1. 文法的に複雑な文の理解障害
  2. 単語の理解は保たれる
  3. 物品の知識（≒意味記憶）は保たれる

Ⅱ. Imaging-supported na PPA
- ・以下の両方を満たす
  1. Clinical diagnosis of na PPA
  2. 前頭葉後部〜島にかけての萎縮または血流/代謝異常を認める

Ⅲ. na PPA with definite pathology
- ・以下の1に加えて，2・3のいずれかを満たす
  1. Clinical diagnosis of na PPA
  2. 特徴的な病理所見を認める
  3. 既知の遺伝子変異を認める

難および努力性で非流暢性の発話を呈し，発語失行を高率に伴い，軽度の失文法も認め，その後進行とともにアパシーや脱抑制など bv FTD に類似した行動障害を生じてくる．一方で言語理解は比較的長期にわたり保たれる．na PPA の患者は初期には比較的病識を伴う場合が多く，病歴聴取や神経学的診察によって症候を捉えやすいが，標準失語症検査（SLTA）や WAB 失語症検査日本語版など専門的な言語評価を行うことは適切な診断および症状の変化を観察する上で非常に有用である．

　na PPA の診断基準としては，やはり Neary らによって FTLD の下位分類として進行性非流暢性失語（progressive nonfluent aphasia: PNFA）の臨床診断基準が提唱されたが，この基準では後に発見された logopenic variant PPA を明確に区別しにくいなどの理由から，近年では 2011 年に Gorno-Tempini らによって提唱された PPA 臨床診断基準の下位分類の一型として na PPA を定義することが多い[5]．この PPA 診断基準では，①まず症候から na PPA の臨床診断を行い，②次に画像所見を元に imaging-supported na PPA を絞り込み，③最後に病理学的診断もしくは遺伝子診断によって na PPA with definite pathology と診断確定する，とされている．この基準も臨床の現場でも利用しやすいものとなっており，認知症診療を行う上で熟知しておく必要がある　表2 ．

4. Semantic variant PPA（sv PPA）

　na PA とは対照的に，sv PPA は流暢性失語の像を示す．進行性の意味記憶障害を主徴とし，側頭葉前方部が病巣の主座と考えられている．臨床的には，初期に喚語困難（動詞よりも名詞に強い）を認め，さらに単語の意味理解障害が目立ってくると「〜ってなに？」といった反応がしばしば観察され，ある物品を目にした時に呼称できず物品名を示してもその物品の名称であることが理解できないという二方向性呼称障害（2 way anomia）を呈する．その他，『海老』などの熟字訓を逐次的に「かいろう」と読んでしまう類音的錯読も特徴的である．病巣が広がることで bv FTD のような行動障害や，右側頭葉下部にまで広がった場合には相貌失認などの症候も伴ってくるとされる．

　sv PPA の診断基準としては，やはり Neary らによって FTLD の下位分類として意味性認知症（semantic dementia: SD）の臨床診断基準が提唱されたが，近年では2011年に Gorno-Tempini らによって提唱された PPA 臨床診断基準の下位分類の一型として sv PPA を定義することが多くなっており，認知症診療を行

表3 sv PPA 診断基準の概要

Ⅰ．Clinical diagnosis of na PPA
・以下の両方を満たす
　　1．呼称障害
　　2．単語の理解障害
・以下の4項目のうち3つ以上を満たす
　　1．低頻度・低親密語に目立つ物品の知識（≒意味記憶）の障害
　　2．表層性失読もしくは失書（日本語では類音的錯読・錯書に相当）
　　3．復唱は保たれる
　　4．流暢で文法も保たれた発話

Ⅱ．Imaging-supported sv PPA
・以下の両方を満たす
　　1．Clinical diagnosis of na PPA
　　2．側頭葉前部の萎縮または血流/代謝異常を認める

Ⅲ．sv PPA with definite pathology
・以下の1に加えて，2・3のいずれかを満たす
　　1．Clinical diagnosis of sv PPA
　　2．特徴的な病理所見を認める
　　3．既知の遺伝子変異を認める

na PPA および sv PPA の診断に際しては言語評価が必須であり，WAB 失語症検査日本語版（Western Aphasia Battery）や標準失語症検査（SLTA）など，診断の補助および症状の重症度を推定する上で有用である．

Pearls

- 著者は possible bv FTD 診断に必要な 6 項目を Apathy・Behavioral disinhibition・Compulsivity・Dietary change・Empathy loss・Frontal cognitive impairment などと大まかに記憶しているが，bv FTD の臨床においては国際診断基準を意識した丁寧な問診が必要である．
- na PPA の診断には発語失行の理解が重要である．運動性の発話異常（motor speech disorder）は，口唇や舌の筋力低下を伴う構音障害（dysarthria）と，それらの筋力低下を伴わない発語失行（apraxia of speech）に大別される．発語失行は，一貫性のない構音の誤り・音の歪み，入れ替わりおよび脱落，探索的で遅い口舌の動き，プロソディーの乱れ，自然会話では発話が改善しやすい，といった特徴を有する．

う上でこちらも熟知しておく必要がある 表3 ．

文献

1. Karageorgiou E, Miller BL. Frontotemporal lobar degeneration: a clinical approach. Semin Neurol. 2014; 34: 189-201.
2. Neary D, Snowden JS, Gustafson L, et al. Frontotemporal lobar degeneration: a consensus on clinical diagnostic criteria. Neurology. 1998; 51: 1546-54.
3. Rascovsky K, Hodges JR, Knopman D, et al. Sensitivity of revised diagnostic criteria for the behavioural variant of frontotemporal dementia. Brain. 2011; 134: 2456-77.
4. Piguet O, Hornberger M, Mioshi E, et al. Behavioural-variant frontotemporal dementia: diagnosis, clinical staging, and management. Lancet Neurol. 2011; 10: 162-72.
5. Gorno-Tempini ML, Hillis AE, Weintraub S, et al. Classification of primary progressive aphasia and its variants. Neurology. 2011; 76: 1006-14.

〈馬場 徹〉

4 診断や進行の目安となるバイオマーカーはありますか？
（画像，血液・脳脊髄液など）

　筋萎縮性側索硬化症（amyotrophic lateral sclerosis: ALS）の神経病理学および分子生物学的研究は近年急速に発展しつつあるものの，診断および治療のバイオマーカーで絶対的に有用と証明されたものは残念ながらいまだになく，ほぼすべてが研究段階と言ってよい．

　ここでは，画像，血液や髄液を含む体液の候補バイオマーカーを最新の知見を含めて概説する．

1. 画像バイオマーカー　表1

　元来 ALS 診断における画像検査は，運動機能障害以外の大脳病変の検出や錐体路病変の評価として用いられてきた．ALS あるいは ALS/FTD（frontotemporal dementia）患者における MRI, PET および SPECT に関する研究論文はこれまでに250報を超えるが，いくつかの手法を組み合わせることで感度および特異度が上がれば，今後バイオマーカーとして確立される可能性がある．

1 MRI

　通常の MRI では，ALS 患者において T2 強調画像，プロトン強調画像，FLAIR 画像で，運動野および上部皮質脊髄路（放線冠，内包後脚，大脳脚，橋腹側部）の高信号域を認めることがある．また，T2 強調画像における運動野の低信号も運動野の変性を反映するものだが，これらは感度および特異度共に低く，臨床症

表1　画像バイオマーカー

Neuroimaging	撮像法
核磁気共鳴画像（Magnetic Resonance Imaging：MRI）	diffusion tensor imaging（DTI） voxel & surface-based MRI morphometry（VBM & SBM） magnetic resonance spectroscopy（MRS） functional MRI（fMRI） spinal cord MRI
核医学	SPECT PET

状との相関も少なく，診断の確定には不十分である．下記に MRI 撮影上の候補バイオマーカーを示す．

(1) Diffusion tensor imaging（DTI）

DTI は，異なる方向の拡散強調像を複数方向で撮像し解析したもので，白質線維と直行する方向には水分子が動きにくいという，拡散異方性を定量化することが可能となり，白質線維の方向の情報も得られる．異方性の指標として fractional anisotropy（FA）がよく検討されており，ALS では大脳白質線維構造が破壊されて低下する．中心前回皮質下領域から皮質脊髄路における FA の低下はいくつかの論文で報告されているほか，縦断的研究でも ALSFRS あるいは ALSFRS-R や病期，電気生理学的な頭蓋内での中枢伝導時間（central motor conduction time: CMCT）と相関するという報告や，下記 VBM との組み合わせによりバイオマーカーとしての感度や特異度が上昇するという報告もある．

(2) Voxel & surface-based MRI morphometry（VBM & SBM）

MRI 画像（特に T1 強調像）から脳の特定の部位を抽出して，皮質の厚み（SBM），白質や灰白質の密度や体積変化（VBM）を統計学的に解析する手法で，病態の微細な構造変化を捉えられるようになった．

VBM では，ALS 患者で特に運動野の灰白質の体積減少を指摘する報告が多いが，むしろ増加しているという報告や，変化がないとする報告もあり，まだ VBM の解析法が統一されていないことの影響が示唆されている．5 つの研究論文をメタ解析した 2010 年の Chen らの報告によると，右中心前回の萎縮が共通して得られた有意な所見であった．最近では ALS や他の神経疾患と比較して ALS/FTD 患者でのみ運動野で灰白質体積の減少を認めたとする報告や，6 カ月以上の縦断的研究で運動野，前頭側頭領域，視床，尾状核の灰白質体積減少を認めたとする報告がある．

SBM では，ALS 患者において大脳皮質運動野の体積減少を認める報告がいくつかあり，上位運動ニューロンの変性の初期変化を捉えるのに適している．また，診察や他の電気生理学的検査でも診断に苦慮する，ALS スペクトラムの進行性筋萎縮症（progressive muscular atrophy: PMA）との鑑別には有用と期待される．

(3) Magnetic resonance spectroscopy（MRS）

MRS では，神経細胞や軸索傷害による N-acetyl-asparate（NAA）の減少，ミエリン崩壊による choline（Cho）の上昇，グリオーシスによる myoinositol（Ins）の増加が反映される．ALS 患者において，peak 値では中心前回の皮質皮質下境界領域，内包後脚，皮質脊髄路での NAA の低下，同部位での Cho の上昇

や，GABA や Ins の低下，中心前回における NAA/Cr，NAA/Cho や NAA/Ins 比の低下，Cho/Cr 比上昇を指摘する報告が多い．

(4) Functional MRI（fMRI）

　fMRI では，神経活動の局所的な亢進に伴う局所的血液流量増加を測定し，オキシヘモグロビンの増加による同領域の磁化率減少で生じる磁気共鳴信号の増加（blood oxygen level dependent: BOLD）を可視化し，神経活動分布を推定していく手法である．

　安静時 fMRI（resting-state fMRI）はタスク負荷をかけずに 0.1 Hz 未満の自発的な BOLD 活動が同期している領域を計測する方法で，ALS 患者において感覚運動ネットワーク内での functional connectivity の減少，体性感覚野や運動野以外での functional connectivity の増加が複数報告されている．一方，タスク関連 fMRI（task-associated fMRI）を用いた研究では，ALS 患者では一次運動野，前運動野，補足運動野で有意な活性化が認められ，また対側の感覚運動野でも同様に活性化が認められ，経時的にも失われた運動機能の代償機転が作用していることがわかってきている．ただし，ALS 患者では麻痺により運動タスクがうまく指示通り施行できないことが問題となるため，運動タスクのデバイスを含めた研究の進展が求められる．

(5) Spinal cord MRI

　ALS 患者における皮質脊髄路の描出は，元来呼吸や心拍によるアーチファクトが問題となっていたが，近年の磁場コイルや高速撮像の進展により，diffusion tensor imaging（DTI）を含む撮像と微細な評価が可能となってきた．2017 年に Querin らは，脊髄容量や断面積を計測し，ALSFRS などの臨床マーカーと組み合わせると予後予測に有用であることを報告している．

2 PET

　1987 年に Dalakas らが (^{18}F) FDG-PET を用いて，ALS 患者の大脳皮質と基底核での広範囲な糖代謝低下を報告したことを皮切りに，1993 年に Kew らは，ALS 患者における大脳皮質運動野の血流低下および運動負荷時の対側運動野の代償性活性化を，2012 年に Citaro，2014 年に Van Lacre らは上部脳幹，内側側頭葉，小脳における代謝上昇，前頭葉および大脳皮質運動野における代謝低下を報告している．2014 年に Pagani らは，ALS 患者で前頭葉，運動野，後頭葉での代謝低下，中脳，側頭葉極および海馬での代謝が上昇しており，健常者と有意差を認めることを報告しており，今後の大規模研究の結果が待たれる．

3 SPECT

^{123}I-HMPAO, ^{99m}Tc-HMPAO, ^{99m}Tc-ECD といずれの核種の研究もあるが，ALS患者ではいずれも前頭葉および大脳皮質運動野の血流低下が報告されている．また，運動野，前頭葉，側頭葉前部での血流低下の程度は，高次脳機能レベルと相関が認められる．ALSと比較するとALS/FTDやFTDの方が脳血流低下および高次脳機能低下との相関はより顕著である．

2. 体液バイオマーカー

1 タンパク

体液バイオマーカー候補分子としてこれまでに数多くのタンパクが研究対象となってきたが，最近ではイムノブロット法，enzyme-linked immunosorbent assay（ELISA）法，multiplex immunoassay法と微量タンパク測定の技術革新が進むことで，さらに網羅的に候補分子探索が可能となってきている．下記にこれまでの候補タンパクを列挙および概説し，現在他疾患と鑑別可能で有望と思われる疾患特異的バイオマーカー，予後予測が可能な疾患進行バイオマーカー，現在臨床治験段階で治療効果判定に有用になるであろう治療（薬力学）バイオマーカーを 表2 にまとめた．

(1) シスタチンC

シスタチンC（cystatin C）は細胞外マトリックスの制御に関わるcysteine protease inhibitorであり，ALSの運動ニューロンでしばしば認められる好酸性封入体であるBunina小体の構成成分として1993年に同定された．ALS患者血漿中では上昇，髄液中では低下し，後者は進行の早い症例でより低下するという報告がある一方で，近年では髄液・血清共に健常人や他の神経疾患と比較して量的に有意差がなかったという報告もある．また，髄液中シスタチンCの酵素活性を測定した2013年のWilsonらによる追加報告では，ALS群と対照群で有意差が認められず，今後バイオマーカーとして有用かどうかは，まだより多数例での検証の余地がある．

(2) SOD1

SOD1（superoxide dismutase 1）は，活性中心に銅と亜鉛を有し，細胞内の活性酸素を分解し，酸化ストレスから細胞を防御する重要な酵素であり，家族性ALSの約20％にSOD1変異がみつかっている．2008年のFrutigerらの報告では，髄液中SOD1はALSと他の神経疾患との間で有意差がなかったものの，女

表2 タンパクバイオマーカー

タンパク	著者（年）	血漿	血清	髄液	尿	唾液
疾患特異的バイオマーカー						
TDP-43	Steinacker P (2008), Kasai (2009), Noto (2010), Verstraete (2012)	↑	—	↑	—	—
TGF-β1	Houi K (2002)	↑	—	—	—	—
5種類の炎症性サイトカインの組み合わせ (IL-10, IL-6, GM-CSF, IL-2, and IL-15)	Mitchell RM (2009)	—	—	↑	—	—
pNFH, pNFH/C3	Ganesalingam J (2011), Chen X(2016), Steinacker P(2016), Weydt P (2016)	—	—	↑	—	—
NFL	Steinacker P (2016), Lu CH (2015)	↑	↑	↑	—	—
p75ECD	Shepheard SR (2014)	—	—	—	↑	—
疾患進行バイオマーカー						
TGF-β1	Itzecka J (2002)	—	↑	↑	—	—
CD14/S100β	Süssmuth SD (2010)	—	—	↑	—	—
p75ECD	Shepheard SR (2014)	—	—	—	↑	—
Cortisol	Roozendaal B (2012)	—	—	—	—	↓
Chromogranin A	Obayashi K (2002)	—	—	—	—	↑
治療（薬力学）バイオマーカー						
SOD1	Miller TM (2013), Lange DJ (2017)	—	—	↓	—	—
C9ORF72 poly (GR)	Gendron TF (2017)	—	—	↓	—	—

性患者と比較して男性患者で有意に上昇しており，性差マーカーの可能性を提案している．

　2013年のSOD1変異家族性ALS患者を対象とした抗マラリア薬のピリメタミン（pyrimethamine）のPhase 1パイロット試験では，治療後の白血球中および髄液中SOD1の量，活性共に減少を示した．また，2017年に追加で報告された多種のSOD1変異家族性ALS患者を対象とした多施設共同研究の結果では，治療後の髄液中SOD1の有意な低下が示され，疾患バイオマーカーではなく治療（薬力学）バイオマーカーとなる可能性がある．2016年から欧米で始まったSOD1変異家族性ALSに対するアンチセンス核酸（ASO）を用いた核酸医薬のPhase1多施設共同研究でも，髄液および血漿中SOD1の測定が縦断的に行われており，今後の結果が待たれる．

(3) C9ORF72ジペプチドリピートタンパク

　*C9ORF72*遺伝子は，前頭側頭型認知症（frontotemporal dementia: FTD）

を合併する ALS（ALS/FTD）の原因遺伝子として 2011 年に同定され，非翻訳領域における GGGGCC（G_4C_2）反復配列の異常伸長が孤発性 ALS/FTD 患者の 8％以上（北欧では 20％），家族性 ALS/FTD 患者の 40％以上に認められると報告された．しかし，この C9ALS/FTD は本邦を含むアジアではきわめて頻度が低いことがわかっており，地域特異性が高いのが特徴である．C9ORF72 タンパクの機能はまだ未解明だが，反復配列の異常伸長により ATG 非依存性に翻訳された（repeat-associated non-ATG: RAN）ジペプチドリピートタンパク（dipeptide repeat proteins: DPRs）が 5 種類（GP，CA，GR，PR，PA）産生され，これらが病態に関与していると考えられている．この反復配列異常伸長を有する ALS/FTD 患者の大脳皮質運動野や脊髄の運動ニューロンの細胞質内には RAN ペプチドタンパクが，核内には反復配列を含む RNA の異常凝集体（RNA foci）が認められる．

　2014 年に Su らは，この DPRs のうち poly（GP）が *C9ORF72* 遺伝子異常を有さない非 C9ALS 患者や健常者と比較して，C9ALS 患者髄液で有意に検出されることを初めて報告した．2017 年に入って，Gendron らは，poly（GP）が C9ALS 患者のみならず *C9ORF72* 遺伝子異常を有する未発症者髄液でも検出され，かつ長期にわたって変動せず，発症年齢や初発部位，ALSFRS-R など病期や重症度とは相関しないことを報告している．また，ASO 治療後の C9 異常伸長マウスモデルでは，髄液中 poly（GP）が減少することを見出しており，今後計画されている C9ALS/FTD 患者に対する ASO を用いた核酸医薬の臨床治験において，治療（薬力学）バイオマーカーとなる可能性があり，さらなる臨床データが蓄積されることが期待される．

(4) TDP-43

　TAR DNA-binding protein of 43 kDa（TDP-43）は，家族性 ALS および前頭側頭葉変性症（frontotemporal lobar degeneration: FTLD）においてユビキチン陽性サルコシル不溶性の神経細胞内封入体の原因タンパクとして，2006 年に新井，Neumann らにより同時に同定された．孤発性 ALS を含めて同様の病理変化が剖検脳の約 90％以上で認められ，TDP-43 をコードする *TARDBP* 遺伝子の変異が孤発性 ALS でも認められることから，今や ALS の病態を解明する上で最も重要なタンパクの 1 つとして位置づけられている．

　2008 年に Steinacker らは TDP-43 ポリクローナル抗体で検出される髄液中の 45 kDa 相当のタンパクをイムノブロット法で画像定量し，ALS/FTLD 患者群では対照群と比較して増加していることを報告した．2009 年には笠井らが，サ

ンドイッチ ELISA 法にて髄液中 TDP-43 を定量し，ALS 患者群では対照群と比較して有意に増加しているものの，臨床病型とは相関しないことを示した．さらに 2010 年には，能登らは感度 59.3％，特異度 96.0％で他の神経疾患と鑑別可能であることを追加報告している．

　血漿中の TDP-43 については，2012 年に Verstraete らがサンドイッチ ELISA 法にて年齢と相関して ALS 群で有意に上昇していることを示し，縦断解析では 1 例を除いてほぼ一定であることを報告している．しかし，循環リンパ単球における TDP-43 量は，*TARDBP* 遺伝子変異の有無と無関係に，また対照群でもほぼ同じ値を示すという報告もあることから，血漿バイオマーカーとしての確実性については今後アッセイ法を含めて検討の余地がある．

　また，Suárez-Calvet らは 2011 年に C9FTD あるいは *GRN* 変異 FTD 患者の血漿および髄液においてリン酸化 TDP-43 がその他の FTD 患者と比較して有意に上昇していることを報告しており，リン酸化 TDP-43 の潜在的バイオマーカーとしての可能性については今後 ALS での大規模研究の結果が期待される．

(5) ニューロフィラメント

　ニューロフィラメント（neurofilament）はニューロンの細胞骨格タンパクであり，運動ニューロンが機能不全に陥ると蓄積し，軸索障害によって髄液中や血液中に放出され，潜在的なバイオマーカーとして有用であると報告されてきている．2011 年に Ganesalingam らが髄液中のリン酸化された neurofilament heavy chain (pNFH) および補体 C3 との比をとった pNFH/C3 が ALS 患者で上昇していることを報告し，前者に関しては 2016 年に Chen や Steinacker らも追試している．特に髄液中 pNFH は上位運動ニューロン優位の ALS 患者で上昇しており，ALS phenotype の鑑別に有用なマーカーとなる可能性が示唆されている．血清中 pNFH に関しては，健常者との比較では有意差があるものの対象疾患との比較では有意差が出ないという報告があるものの，ALS の中でも球麻痺発症の予後不良例において有意に上昇しているという報告もある．また最近では，neurofilament light chain (NFL) が ALS 患者の血漿，血清，髄液で上昇しているという多数例での報告も出てきている．2016 年に Weydt らは，家族性 ALS 患者でのみ，髄液中 pNFH あるいは血清および髄液中 NFL が上昇することを報告している．

(6) 炎症性サイトカイン

　ALS をはじめとする神経変性疾患では，グリア細胞の活性化とそれに伴う炎症性タンパクの上昇が神経細胞死を惹起するという病態仮説があり，2002 年頃か

ら単発的に炎症性バイオマーカーの報告がある.

TGF-β1 は酸化ストレスから神経細胞を防御するタンパクとして知られ，ALS 患者や変異 SOD1 マウスの脊髄アストロサイトでも活性化されていることが近年の研究で明らかとなってきている．ELISA 法で少数例ではあるが，2002 年に Houi らは ALS 患者で血漿中 TGF-β1 の上昇を報告し，Ilzecka らは，血清および髄液中 TGF-β1 ともに ALS と対象患者で有意差はなかったものの，末期 ALS 患者では血清 TGF-β1 が，病期の長い ALS 患者では髄液 TGF-β1 が優位に上昇していることを報告しており，疾患進行マーカーの可能性がある.

また，ALS 患者髄液中で，2009 年に Mitchell らは 5 種のサイトカイン（IL-10，IL-6，GM-CSF，IL-2，IL-15）の上昇を，Tateishi らは 2 種のケモカイン（CCL2，CXCL8）の上昇および ALSFRS-R との負の相関を報告している．2016 年に Lind らは，ALS 患者髄液における 3 種の炎症性タンパク（Follistatin, IL-1α, Kallikrein-5）の低下を報告している．近年の multiplex immunoassay 法の進歩により，このようなオーダーメイドの網羅的解析が施行されてきているが，いずれも数十例規模の比較対照研究であり，より大規模な研究が期待される.

(7) S100β タンパク

S100β はグリア細胞の中でもアストロサイトに選択的に存在し，細胞内シグナル伝達に関わるカルシウム結合タンパクだが，血液や髄液中にも分泌され，栄養因子として作用することが知られている．1998 年 Otto らは，血清中 S100β を測定し，ALS 群と対照群で有意差を認めなかったものの，ALS 患者の経過中で減少していることを報告している．また，2010 年 Süssmuth らは，髄液中 CD14/S100β 比の上昇が ALS 患者の生存期間と相関することを報告している．2016 年の Chen らの報告でも髄液中 S100β は ALS 群と対照群で有意差がなかったことが示されており，S100β はむしろ ALS の予後予測因子マーカーとして有用である可能性がある.

(8) 尿中 p75^{ECD} およびその他の尿中タンパク

2014 年に Shepheard らによって，細胞死制御に関わる p75NTR 細胞外ドメイン（p75^{ECD}）が G93A 変異 SOD1 マウス尿中で上昇しており，ALS 患者尿中でも健常者と比較して増加しているという報告がなされた．2017 年に多数例による前向き縦断研究が追加報告され，ALSFRS-R とも相関し，病状進行に伴い増加する．このマーカーの利点は，非侵襲的に検体採取でき，凍結融解にも安定で測定再現性が高く解析しやすい点にあり，今後疾患進行バイオマーカーとして汎用される可能性が高い.

その他にも ALS 患者において尿中 type IV collagen が低下，コラーゲンの代謝産物である Glu-Gal Hyl が罹患中に一貫して低値を示すという報告や，酸化ストレスの DNA 傷害のマーカーである 8OH2'dG の尿中での値が ALSFRS-R と負の相関を示すという報告があるが，追加報告なく汎用性までには至っていない．

（9）唾液中タンパク

2002 年に Obayashi らによる報告では，内分泌ストレスマーカーである chromogranin A の唾液中の値が，臥床末期 ALS 患者において有意に上昇するという．また，2012 年に Roozendaal らは，起床後 30 分時点での唾液中コルチゾールが ALS 病状進行に伴い低下し，ALSFRS-R や徒手筋力テスト，うつ状態のスケールと相関すると報告している．簡易で非侵襲的検査であり，いずれも ALS 予後予測のマーカーにはなり得るかもしれないが，より多数例での検討が必要である．

2 miRNA

microRNA（miRNA）は，21〜25 塩基の長さを有する 1 本鎖 RNA 分子で，ゲノム上にコードされているものの，タンパク質には翻訳されない non-coding RNA であり，細胞増殖や分化，アポトーシスや代謝など，生命活動に欠くことのできない機能性核酸として昨今注目を浴びている．

がんの領域では，疾患特異的あるいは転移のバイオマーカーとして miRNA が同定され，実際に医療現場での活用が始まっている．がんは，その細胞自己増殖能により体液に放出される miRNA の量も多いことが推測され，測定も比較的容易と思われるが，ALS などの神経変性疾患では変性により髄液を中心とした体液へ放出される miRNA は量的にも少ないことが想定され，検出はなかなか困難である．

神経変性疾患においてもデータが数多く集まりつつあるが，ALS に関しては，ヒトの血漿・血清・髄液サンプルを用いた miRNA 解析の論文ははここ 5 年の間に 8 本発表されている（2017 年 7 月時点）表3 ．しかしながら，どれもほとんど一致した結果が得られておらず，測定に用いている miRNA array や RT-PCR 法の種類，また得られた結果の標準化の解析手法の違いによるものと考えられる．その中でも miR-338-3p が血清と髄液で，miR-206 が血漿や血清で上昇しているとする結果が 3 つの異なる論文から報告されている点は興味深く，特に後者に関しては，ALS マウスモデル（G93A-SOD1）を用いた実験で進行を抑制する作用が証明されており，今後病態や機能を裏付けるような検証実験で追試

表3 miRNA バイオマーカー

著者（年）	miRNA	血漿	血清	髄液
Freischmidt A（2013）	miRNA-132-5p	—	↓	↓
	miRNA-132-3p	—	↓	↓
	miRNA-143-5p	—	↓	↑
	miRNA-143-3p	—	↓	↓
	miRNA-338-3p	—	↑	↑
	miRNA-574-5p	—	→	↑
De Felice B（2014）	miRNA-338-3p	—	↑	↑
Toivonen JM（2014）	miRNA-106b	—	↑	—
	miRNA-206	—	↑	—
Freischmidt A（2015）	miRNA-1234-3p	—	↓	—
	miRNA-1825	—	↓	—
Takahashi I（2015）	miRNA-4299	↓	—	—
	miRNA-4649-5p	↑	—	—
Benigni M（2016）	miRNA-15-5p	—	—	↓
	miRNA-21-5p	—	—	↓
	miRNA-148a-3p	—	—	↓
	miRNA-181a-5p	—	—	↑
	miRNA-195-5p	—	—	↓
	Let7a-5p	—	—	↓
	Let7b-5p	—	—	↓
	Let7f-5p	—	—	↓
de Andrade（2016）	miRNA-206	↑	—	—
	miRNA-424	↑	—	—
Waller R（2017）	miRNA-206	—	↑	—
	miRNA-143-3p	—	↑	—
	miRNA-374b-5p	—	↓	—

できれば，疾患バイオマーカーとして使用できる可能性があるかもしれない．

Pearls

　米国および欧州では，2015年10月から国際共同臨床治験でALSの疾患進行バイオマーカー探索（Methodology Study of Novel Outcome Measures to Assess Progression of ALS, NCT02611674, Biogen: 999AS003）が開始されている．ここではALSFRS-Rの臨床バイオマーカー，尿・血清・血漿・髄液の体液バイオマーカー探索のためのサンプル収集に加え，hand-held dyanometry（HHD）と呼ばれるデバイスを用いた定量的筋力検査，呼吸機能検査ではポータブル小測定器

を用いた Slow Vital Capacity (SVC) の測定，電気生理学的検査では CMAP，Motor unit number estimation (MUNE)，Motor unit number index (MUNIX)，Electrical impedance myography (EIM) の測定が，前向き縦断研究として継続されている．その他にも，The Clinical Research in ALS and Related Disorders for Therapeutic Development (CReATe)，Target ALS といったコンソーシアムでも，National ALS Biorepository と合わせて体液および組織の収集を統合化する動きもあり，尿中 p75[ECD] のような新しい疾患バイオマーカー研究が着々と進展している．日本でもオールジャパンか，他のアジア諸国と協力するなどして，バイオマーカー研究を進めていく必要があるだろう．

文献

❶ Benator M, Boylan K, Jeromin A, et al. ALS biomarkers for therapy development: State of the field and future directions. Muscle Nerve. 2016; 53: 169-82.

❷ Verstraete E, Foerster BR. Neuroimaging as a New Diagnostic Modality in Amyotrophic Lateral Sclerosis. Neurotherapeutics. 2015; 12: 403-16.

❸ Chiò A, Pagani M, Agosta F, et al. Neuroimaging in amyotrophic lateral sclerosis: insights into structural and functional changes. Lancet Neurol. 2017; 13: 1228-40.

❹ Vu LT, Bowser R. Fluid-based biomarkers for amyotrophic lateral sclerosis. Neurotherapeutics. 2017; 14: 119-34.

❺ Bakkar N, Boehringer A, Bowser R. Use of biomarkers in ALS drug development and clinical trials. Brain Res. 2015; 1607: 94-107.

〈大久保卓哉〉

検査，機能評価 III

治療，治験，将来的治療 IV

リハビリテーション・代替コミュニケーション V

栄養管理，経管栄養 VI

呼吸管理，緩和ケア VII

告知，その他 VIII

病型，病態，病因，経過（予後） I

診断，遺伝学的検査 II

CQ 1 運動ニューロン疾患の薬物治療にはどのようなものがありますか？

ここでは筋萎縮性側索硬化症（amyotrophic lateral sclerosis: ALS）に対する薬物療法について述べるが，わが国で保険診療上 ALS に対して使用が認められている薬剤は，現時点ではリルゾールとエダラボン（商品名ラジカット®）の 2 剤である．

1. リルゾール（riluzole）

現時点で ALS に対して国際的に有効性が認められている薬剤は，リルゾールのみである．リルゾールは抗グルタミン酸効果を有するベンゾチアゾール（benzothiazole）系の合成化合物であり，図 1 のような構造をもつ．リルゾールの臨床的効果については，1 回 50 mg 1 日 2 回投与によって ALS の進行を一定程度遅延させる効果が複数のランダム化比較試験（RCT）で証明されている．最初に，1994 年と 1996 年に公表されたプラセボを対照とした 2 つの RCT において，リルゾールには ALS 患者の無気管切開生存期間（tracheostomy-free survival）を延長する効果が認められた．その後，日本を含め各国で複数の RCT が行われたが，2007 年の Cochrane review（2012 年改訂）は 4 つの RCT を総括したメタ解析の結果を発表し，リルゾール 1 日量 100 mg は ALS 患者の生存期間を 2〜3 カ月延長すると結論付けた．一方，このメタ解析では，筋力や運動機能の維持や改善については，統計学的に有意な効果を認めなかった．さらに，75 歳以上の高齢患者または進行期の患者を対象とした RCT では，リルゾールの効果は有意ではなかった．これらの大規模臨床試験の結果を踏まえて American Academy of Neurology（AAN）は，ALS 患者のケアに関する Practice Parameter update（2009 年）において，発症 5 年以内で努力性肺活量（FVC）が理論

図 1 リルゾールの構造

正常値の60％以上であり，かつ気管切開未実施の患者に対して，1回50 mg 1日2回のリルゾール投与を推奨している．ほとんどの臨床試験で，FVC＜60％に低下している患者ではリルゾールの効果が確認できなかったことから，わが国ではリルゾールの添付文書に「努力性肺活量が理論正常値の60％未満に低下している患者では効果が期待できないので，投与を行わない」ように記載されているほか，日本神経学会のガイドラインでもFVC 60％未満の患者にはリルゾール投与を控えるよう勧めている．また，リルゾールの投与法は1回50 mg 1日2回朝と夕食前であるが，これは高脂肪食により薬剤の吸収が阻害されAUC（area under the curve）が低下する可能性があるため原則として食前服用となっている．

　リルゾールの投与にあたっては，複数の臨床試験の結果からリルゾールの効果は限定的であり，延命効果は期待できるが筋力や運動機能の改善効果は望めないことを患者と家族に十分説明して同意を得てから投与開始することが推奨される．また，患者の病状が進行したのちも，リルゾールを漫然と継続することは控えることが望ましい．その場合，中止の基準になるのは添付文書の記載やAANの推奨にあるようにFVCが60％未満になった時点が適切と考えられるが，実地臨床では気管切開・人工呼吸器装着状態になった時点のほうが，リルゾール中止について患者・家族の理解が得やすいのではないかと思われる．

　リルゾールは重大な副作用はまれではあるが，アナフィラキシー（頻度不明），重篤な好中球減少（0.1％未満），間質性肺炎（0.1％），著明な肝機能障害，黄疸（0.3％）が記載されている．日常臨床で比較的多く遭遇するものとしてはALT，ASTの上昇があり，使用成績調査でそれぞれ6.9％，6.6％と報告されている．他には悪心，下痢，食欲低下などの消化器症状や，めまいが比較的多く，眠気や無力感を訴えることもある．しかし，これらの副作用は一過性であり減量や休薬で改善することも多い．動物実験で胎盤通過性が示唆されており，胎児への安全性が未確立のために，妊婦や妊娠している可能性のある患者へのリルゾール投与は原則として禁忌とされている．一方，投与継続しても母子ともに異常がなかったという症例報告もあり，症例によっては投与の是非の判断が必要になる場合もあろう．なお，ラットへの投与実験でリルゾールの乳汁移行性が報告されているので，授乳は避ける必要がある．

　リルゾールは空腹時に経口投与されると消化管より速やかに吸収され，約1時間後に最高血中濃度に達する．1日2回50 mgの反復投与で48〜60時間で定常状態になる．リルゾールは主に肝臓のCYP1A2で代謝されるので，カフェイン，

アセトアミノフェン，テオフィリンや，エリスロマイシンやキノロン系抗菌薬などによって血中濃度が上昇する可能性がある．患者によってリルゾールの血中濃度にかなりのばらつきがあることが報告されているが，併用薬の影響のほかに各人の CYP1A2 の活性レベルの違いが関連していることも考えられ，O-benzyl serine 誘導体などの安定性の高いプロドラッグの開発も試みられている．

　運動ニューロンはグルタミン酸の興奮毒性に脆弱であることが明らかにされているが，リルゾールは抗グルタミン酸作用を通して運動ニューロン保護効果を発揮すると推定される．リルゾールは Na チャネルブロッカーであり，興奮性シナプス前部に存在する Na チャネルを阻害することでグルタミン酸遊離を抑制する．ラット培養ニューロンやラット脳スライスを用いた実験では，リルゾールは興奮性グルタミン酸受容体（NMDA および AMPA 受容体）の非競合的阻害作用を介して，グルタミン酸による神経細胞死を抑制することが見出されている．さらに，リルゾールは培養細胞でグルタミン酸トランスポーターの活性を上昇させるが，取り込み促進による細胞外グルタミン酸濃度の低下を介して運動ニューロン保護作用を発揮する可能性が示唆される．このように，リルゾールが抗グルタミン酸剤であり，ALS に対して臨床的有効性を示すことから，ALS の運動ニューロン死にはグルタミン酸の興奮毒性が大きく関与しているものと推定されている．

　ニューロン損傷にグルタミン酸の興奮毒性がひろく関与している可能性から，リルゾールは他の神経疾患への適応も期待されている．たとえば，小脳失調症状の患者に対するプラセボを用いた二重盲検比較試験では，リルゾール投与群では ICARS（international cooperative ataxia rating scale）スコアの改善が認められた．また，急性脊髄損傷で機械的損傷に引き続いて起こる病巣拡大に興奮毒性が関与することが示唆されているが，動物実験においてリルゾール投与によるニューロン傷害の抑制と機能回復の促進が見られた．この結果をもとに，脊髄損傷の患者を対象としたランダム化比較第 3 相試験が北米で開始されている．さらに，最近では Alzheimer 病のモデル動物でリルゾールの効果が報告されており，今後はリルゾールの適応症が ALS 以外にも広がる可能性がある．

2. エダラボン（edaravone）

　エダラボンは，国内では商品名ラジカット® のみが ALS に対する適応が認められている．その効能・効果は ALS による機能障害の進行抑制である．エダラボン

| V リハビリテーション・代替コミュニケーション | VI 栄養管理，経管栄養 | VII 呼吸管理，緩和ケア | VIII 告知，その他 |

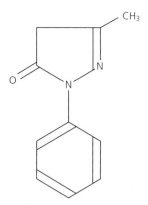

図2 エダラボンの構造

表1 ALS重症度分類

重症度1	家事・就労はおおむね可能
重症度2	家事・就労は困難だが，日常生活（身の回りのこと）はおおむね自立
重症度3	自力で食事，排泄，移動のいずれか一つ以上ができず，日常生活に介助を要する
重症度4	呼吸困難・痰の喀出困難，あるいは嚥下障害がある
重症度5	気管切開，非経口的栄養摂取（経管栄養，中心静脈栄養など），人工呼吸器使用

1 運動ニューロン疾患の薬物治療にはどのようなものがありますか？

は1980年代にわが国で開発されたフリーラジカルスカベンジャーであり，化学名は3-メチル-1-フェニル-5-ピラゾロン，化学構造を 図2 に示す．エダラボンは，*in vitro* でフリーラジカル除去作用や脂質過酸化抑制作用などを示し，ラット虚血性脳血管障害モデルで脳浮腫，脳梗塞，神経症候および遅発性ニューロン死を抑制する作用が認められている．国内で行われた臨床試験でも有効性が認められ，2001年に脳梗塞急性期に伴う神経症候，日常生活動作障害，機能障害の改善を適応症として製造承認を受け，国内では虚血性脳卒中に広く使用されている．一方，孤発性ALS患者の脊髄組織やSOD1トランスジェニックマウスの神経組織で酸化ストレスが亢進していることが1990年代から報告されており，ラジカルスカベンジャーによる運動ニューロン死の抑制効果が期待されていた．その後，wobblerマウスとSOD1トランスジェニックマウスおよびラットでエダラボンの有効性が示されたことから，2006年から2014年にかけてALS患者を対象とした第3相試験が国内で行われた．この試験では，一定の条件を備えたALS患者群でのみ，ALSFRS-R（ALS functional rating scale-revised）スコア

の上で有意な進行抑制効果が認められた．その結果，2015年6月にラジカット について「ALSにおける機能障害の進行抑制」が効能・効果として追加された． この臨床試験において統計学的に有意な進行遅延効果が認められたのは，発症2 年以内，ALS重症度分類 **表1** 1度または2度，努力性肺活量%FVCが80% 以上で気管切開未実施のALS患者群であった．これに対して，発症3年以内，% FVCが70%以上の患者群では，プラセボとの比較で有意な効果は認められな かった．この結果を踏まえてラジカットの添付文書では，臨床試験で効果が認め られた条件に準拠した患者（重症度分類1度または2度，%FVCが80%以上，罹 病期間が2年以内）を初回投与対象患者として選定するよう推奨している．

　ALSに対するエダラボンの用法は脳梗塞急性期とは異なり，60 mgを100 mL の生理的食塩水などに溶解して1時間かけて1日1回の点滴静注を行う．投与1 クール目は連日14日間行い，2クール目は14日の休薬期間後，14日間で合計 10回の投与を実施する．3クール目以降も休薬14日間，投薬期間14日間中に 10回の投薬を行う．保険診療上，投薬スケジュールの管理には十分な注意を払っ て，決められたように投薬することが重要である．エダラボンには重大な副作用 として，急性腎不全，ネフローゼ症候群などの腎機能障害があり，さらに肝機能 値異常や血液異常も報告されているので，添付文書では投与前および投与中，休 薬期間にスケジュールに沿って検査を行い，その結果を踏まえて投与継続するか 中止するかを検討するよう求めている．脳梗塞急性期に対するラジカットの市販 が開始された2001年以降，急性腎不全による死亡例が相当数認められたことか ら，特に腎機能障害の発生については十分注意する必要がある．とりわけ，高齢 者への投与およびセフェム系抗菌薬との併用で重大な腎機能障害の発生の報告 があるので留意しなければならない．ALS患者の腎機能評価に当たっては，筋肉 量減少に起因するクレアチニン濃度低下の可能性を考慮して，蓄尿によるクレア チニンクリアランス測定や血清シスタチンCによる腎機能評価などを行うなど， 慎重な対応が必要である．なお，リルゾールと同様に，エダラボンの妊婦への投 与については安全が確立していないので原則として行わない．

　製薬会社が出している「適正使用ガイド」によると，本薬剤は原則として「本 剤に関する十分な知識及びALSの治療経験を持つ医師（専門医）が投与」するこ とが求められている．特に，最初の1クール目は，専門医が自分の所属する医療 機関で投与を行い，かつ使用前後などに頻回の検査を実施することが必要である． 2クール目以降は，訪問診療を行っている在宅医でも投与は可能であるが，必ず 専門医と連携してこれまでの治療内容などの必要な情報を得ること，投与継続の

是非や副作用のモニタリングについて専門医のアドバイスを受けること，さらには有害事象などが発生すれば専門医に相談し，患者の状態に応じて入院を依頼するなど，万全の対策を取るように留意しなければならない．

市販後直後調査の結果において重篤な副作用5件が報告されている．その内訳は喘息1件，呼吸不全2件，貧血1件，血中クレアチニンホスホキナーゼ（CPK）異常1件であった．このうちでは，重症度分類3度以上，または%FVCが70%未満の患者に投与した例が3件を占めていた．これらの進行例へのエダラボン投与経験は少なく，安全性については未確立なことから，エダラボンを進行例に対して投与開始または継続する場合にはリスクとベネフィットについての慎重な考慮が必要であるとされている．

さて，適切な対象患者にエダラボン投与を開始した場合，問題になるような副作用がなく，かつ患者が希望する場合，エダラボンの投与はいつまで継続すべきであろうか．有効性が証明されたプラセボ対照臨床試験では，ラジカットの中止基準として①気管切開をしたとき，②1日中呼吸補助が必要になったとき，③%FVC 50%以下でPCO_2が45 mmHg以上になったとき，④推定糸球体ろ過量（eGFR）が50 mL/min以下になったとき，の4項目をあげているので，実際の臨床でもこれらの基準を参考にして，患者や家族と十分話し合い，理解を得た上で投与終了することになると思われる．

Pearls

グルタミン酸と ALS

グルタミン酸は非必須アミノ酸の一つで，そのNa塩であるグルタミン酸ナトリウムはうまみ調味料の成分として有名である．一方，グルタミン酸は中枢神経系では代表的な興奮性神経伝達物質であり，NMDA型やAMPA型のようなイオン型受容体を介してCa流入を誘導し興奮性神経伝達を惹起する．しかし，過剰なグルタミン酸受容体の興奮は神経毒性を示し，脳虚血，神経損傷，てんかんなどでのニューロン死に関連する．運動ニューロンは*in vitro*でグルタミン酸の興奮毒性に選択的に脆弱であるが，これはCa透過性AMPA型受容体の発現との関連性が推定されている．ALS患者の中枢神経組織でグルタミン酸クリアランスの障害がRothsteinらによって報告されていることから，ALSでの運動ニューロン死にもグルタミン酸毒性が深く関与していると受け止められている．リルゾールの臨床的有効性も，ALSとグルタミン酸毒性との関連性を裏付けるものと考えられる．

文献

❶ Bensimon G, Lacomblez L, Meininger V, et al. A controlled trial of riluzole in amyotrophic lateral sclerosis. N Engl J Med. 1994; 330: 585–91.

❷ Miller RG, Mitchell JD, Moore DH. Riluzole for amyotrophic lateral sclerosis (ALS) / motor neuron disease (MND). Cochrane Database Syst Rev. 2007; CD001447.

❸ Miller RG, Jackson CE, Kasarskis EJ, et al. Paractice parameter update: the care of the patient with amyotrophic lateral sclerosis: drug, nutritional, and respiratory therapies (an evidence-based review). Neurology. 2009; 73: 1218–26.

❹ Van Den Bosch L, Van Damme P, Bogaert E, et al. The role of excitotoxicity in the pathogenesis of amyotrophic lateral sclerosis. Biochim Biophys Acta. 2006; 1762: 1068–82.

❺ Abe K, Itoyama Y, Sobue G, et al. Confirmatory double-blind, parallel-group, placebo-controlled study of efficacy and safety of edaravone (MCI-186) in amyotrophic lateral sclerosis patients. Amyotroph Lateral Scler Frontotemporal Degener. 2014; 15: 610–7.

〈永野 功〉

| V リハビリテーション；代替コミュニケーション | VI 栄養管理, 経管栄養 | VII 呼吸管理, 緩和ケア | VIII 告知, その他 |

在宅療養の現状はどのようになっていますか？

1. ALS 患者の在宅医療の現状と必要性

　近年，厚生労働省の方針として，在宅医療は慢性期および回復期患者の受け皿として，さらに看取りを含む医療提供体制の基盤の一つとして期待されている．中でも特に，ALS などの神経難病は，予後不良で，緩徐進行性で経過が長く，受け入れ施設や病院が少なく，必然的に在宅療養を強いられる場合が多い．さらに，患者本人も在宅療養を望むケースが多く QOL の維持のためにも在宅療養が望ましいと考えられる．しかしながら，現実には介護の困難さや人工呼吸器装着による医学管理の問題などより厳しい在宅療養を強いられる場合が多く，その療養環境は改善されてきているとはいえいまだにさまざまな問題がある．その疾患の特殊性より，特に問題になることとしては，①身近に相談相手がいない，②専門医や専門ナースが不足している，③急変時の受け入れ先の確保が困難，④医療度が高いため高度な介護技術が必要，⑤主たる介護者は，家族となる場合が多い，⑥介護者の休息がとりにくい状況にある，⑦無理な介護・介護の長期化による在宅破綻の可能性がある，⑧ALS 患者の長期入院受け入れ可能な施設が少ないこと，などがあげられる．
　一口に在宅療養といってもその介護者の多くは配偶者や子供などの家族による介護となる場合が多く，喀痰吸引などのケアの手技や医療材料や介護のための費用の問題，心理的・精神的負担の問題など自らが解決して行かなければならない問題が山積されている．そのため，ALS の在宅療養には，患者のみならず介護者のケアも必須である．

2. ALS の在宅医療に必要な体制

　ALS などの神経難病は根本的治療がないものの，対症療法としての医療処置は十分必要とされ，それにより患者 QOL の向上を維持させることが可能である．特に，在宅療養を支えるためには医師による診療のみでなく多専門職種による包括的ケアが求められる．在宅医療には退院支援，日常の療養支援，急変時の対応，看取りの体制が必要とされるが，ALS の在宅医療に関してもそれらの体制を充実

| I 病型，病態，病因，経過（予後） | II 診断，遺伝学的検査 | III 検査，機能評価 | **IV 治療，治験，将来的治療** |

することが重要である．

　在宅療養における包括的ケアを円滑に推進するためには，専門的医療，在宅往診医，訪問看護師，後方支援病院・レスパイト入院施設の確保，長期療養先の確保などが重要になる．そして，それらを十分に機能させるためにはなにより，各体制の円滑な連携が必要である．専門医療としては，在宅療養の中では，喀痰吸引，人工呼吸器，酸素療法，胃瘻などによる栄養管理，持続導尿や自己導尿などの医療行為が必要となる．そのため，訪問看護ステーションやヘルパーなどによる24時間体制での支援が必要となる場合が多い．さらに，在宅療養に関しては，医療のみならず介護保険によるサービスを理解しておく必要がある．介護保険サービスを利用することで住宅の段差解消，手すり設置，ベッドや車椅子，入浴用椅子，ポータブルトイレなどの福祉用具のレンタルや購入，通所サービスと通所リハビリ，訪問看護，訪問リハビリ，訪問介護，訪問サービスとなどさまざまなサービスを受けることができる．

3. 在宅医療の諸問題の解決策

1 多職種連携によるチーム医療

　在宅療養を支えるためには，医師，看護師のみならず，リハビリテーションスタッフ，医療ソーシャルワーカー，薬剤師，歯科医，ケアマネージャー，訪問介護士などさまざまな専門職種による包括的チーム医療が必要とされる．さらに在宅療養の場合は，医療スタッフのみならず介護者，ならびに患者自身の協力が必要である　図1 ．

2 急変時受け入れおよび退院支援

　在宅療養では，誤嚥性肺炎や尿路感染症，呼吸不全などさまざまな合併症に見舞われる場合が多いが，急変時に受け入れてくれるような後方支援病院の確保は必要である．急変した時にいきなり搬送するのではなく，可能であれば状態の良いときに受け入れ病院を受診し，病状を評価しておくことが望ましい．また，急性期治療が終了した後に再び在宅療養に戻るためには，退院時の病状やADLに対応した療養環境づくりが必要となる．そのためには，多職種によるカンファレンスを通して入院中から在宅療養に円滑に連携できるよう，スタッフ間の情報の共有化が必要である．

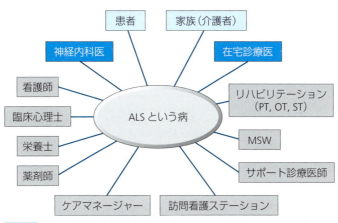

図1 患者・家族も主体性を必要とするALSに対するチーム医療

3 レスパイトケア[1]

　レスパイトケアとは，障害者（児），高齢者など要介護者を在宅でケアしている家族の介護負担を軽減するため，一時的入所などで短期的なケアを受けることである．神経難病患者の在宅療養には，一時的な入院，入所により介護負担軽減や患者の全身状態を観察するためのレスパイトケアが必要である．レスパイトケアを円滑に行うためには，医療・介護・福祉機関の円滑な連携と多専門職種によるチーム医療体制が必要である．現在，公的病院や民間病院の中でも神経難病患者に対するレスパイトケアのための入院（レスパイト入院）を推進している病院は，以前に比べて増えている傾向にある．しかしながら，全体としては決して満たされるとは言える状況にはない．その一つの要因としては，患者・家族の要望に対して病院側の受入れが十分にできないことがある．また，患者自身の入院に対する抵抗が根強い状況もあるため，その解決策を検討する必要がある．

4 緩和ケア[2]

　終末期がん患者に対する緩和ケアはよく知られているが，ALSなどの非がん患者に対する緩和ケアも注目されている．ALSでは，病状が進行する中で胃瘻や人工呼吸器の装着などの医療処置の選択および終末期ケアに対する対応が必要となる．医療処置の選択に関する意思決定の確認が重要である．その上で，患者自身の十分な理解のもと，呼吸苦や疼痛，不穏などの苦痛症状を積極的に緩和することが必要である．苦痛の緩和には，非侵襲的人工換気（NIPPV），在宅酸素療

| I 病型，病態，病因，経過（予後） | II 診断，遺伝学的検査 | III 検査，機能評価 | **IV 治療，治験，将来的治療** |

法や抗うつ薬，向精神薬，さらにはオピオイドも使用される．特に在宅での終末期ケアに関しては，随時の往診，訪問看護による患者・家族の精神的負担の軽減が必要となる．

5 病診，病病連携

ALS のような神経難病は，大学病院などの専門病院で診断される場合が多く，長期的なフォローに関しては地域の支援病院が行うことが多い．特に在宅医療が必要となる場合では，病状が進行し通院が困難なケースが少なくない．最近では，ALS に対するラジカットなどの点滴が保険収載され，専門病院で入院，導入し，その後地域の医療機関で継続投与するケースも増えてきている．長期的な医療支援では専門病院から地域の病院，診療所への円滑な移行がその後の在宅療養を行う上で重要である．さらに，在宅療養が困難な場合は，長期的に療養できる病院・病床の確保が必要である．

6 医療介護連携

介護施設での ALS ケアも一つの在宅療養の在り方である．サービス付き高齢者住宅や有料老人ホームで ALS の療養支援が可能な施設もあり，この場合介護施設と訪問診療医，支援病院間との連携が必要となる．また，自宅療養で通所リハビリテーションを利用している患者・家族に対しても同様の連携が必要である．介護スタッフも病気の理解を助け，協力しながら患者支援することが望ましい．

7 地域支援ネットワーク

ALS 患者を在宅で長期にケアできるかの最大のポイントは，地域支援ネットワークと在宅ケアシステムの構築である．在宅診療を円滑に行うためには，一人の患者を包括的にみるために患者を取り巻く在宅での医療・介護の連携ネットワークが大切になってくる．現在，厚生労働省の医療政策として，地域包括ケアシステムが推進されている．その中で ALS 患者の病状は進行性であり，定期的に会合を開いて情報交換やケアのあり方，緊急時の対応などを話し合うケア会議なども重要となる．神経難病患者支援のために平成 11 年度より「重症難病患者入院施設確保事業」に基づいて，各都道府県で難病医療連絡会議の設置と，拠点—協力病院の指定など重症難病医療ネットワーク協議会が設立されている．現在，拠点施設を中心に，難病医療専門員の配置や入転院の紹介斡旋，情報提供などが行われている．患者家族にとっては，できるだけ住み慣れたところで療養するこ

とが望ましく，拠点─協力病院の連携で，地域の病院に入院できる体制づくりが推進されている．

在宅ALS患者を支えるためには，いわゆる医療・介護のケアミックス型の体制をとり，包括的にレスパイト入院・在宅診療を中心としながら，可能な限り在宅療養を支えるネットワークシステムが必要である．そしてさらに，行政機関，保健所，福祉事業所などの公的機関との円滑な連携による広域な在宅神経難病患者支援ネットワーク体制を構築していく努力をしていかなければならない．

4. 在宅医療にかかる諸費用

1 自己負担額に関して

内田ら[3]の報告によると，ALS患者における療養形態別の経済的自己負担の実態調査では，施設療養において1人1カ月あたりの平均費用総額は1,049,923±71,147円であり，これに対しての自己負担はなく，在宅療養において1人1カ月あたりの平均費用総額は746,219±253,582円であり，このうち患者負担は73,690±17,703円と費用総額の約10%となっていた．費用総額では施設療養より低くなっていたものの在宅療養の経済的負担の総額は増加する可能性はある．

2 医療保険で診療報酬算定が認められているもの

ALSなどの神経難病で算定できる診療報酬を示す 表1 [4]．

神経難病の病状悪化や合併症のため緊急入院した患者では，急性期治療の後，在宅への移行を目的に地域包括ケア病棟でリハビリや医療を受けられる（地域包括ケア入院料）．そして，退院前に多職種カンファレンスを開くことで退院時共同指導料を算定．さらに，在宅では，在宅療養支援診療所などの医師の往診，定期的な訪問診療，在宅酸素療法，中心静脈栄養，在宅成分経管栄養法，人工呼吸管理，気管切開管理，寝たきり患者の処置，ターミナルケア，看取りなどが算定でき，入院から在宅への円滑な移行によって診療報酬が算定できる仕組みになっている．ALSなどの重症の難病で厚生労働省が定める疾患に対する訪問看護は，人工呼吸器装着患者，末期癌患者と同様に医療保険で賄われる．

3 在宅医療における医療保険，介護保険費用の実例[5]

著者らは，NIPPVを終日導入した厚生労働省ALS重症度分類5度（寝たきりで，全面的な生命維持装置操作が必要）のALS患者4例に関し，2週間入院，4〜

| Ⅰ 病型，病態，病因，経過（予後） | Ⅱ 診断，遺伝学的検査 | Ⅲ 検査，機能評価 | Ⅳ 治療，治験，将来的治療 |

表1 神経難病の在宅医療で算定できる診療報酬

医師の診療行為などで算定できる主な診療報酬

退院時共同指導料，緊急往診加算，在宅患者訪問診察料，在宅ターミナルケア加算，
看取り加算，死亡診断加算，在宅時医学総合管理料，施設入居時医学総合管理料，
在宅移行早期加算，在宅自己注射管理指導料，在宅酸素療法管理指導料，
酸素濃縮装置加算，在宅中心静脈栄養法指導管理料，在宅成分栄養経管栄養法指導管理料
在宅人工呼吸指導管理料，人工呼吸器加算，排痰補助装置加算
在宅気管切開患者指導管理料，人工鼻加算，介護職員等喀痰吸引指導料
在宅寝たきり患者処置指導管理料，訪問看護指示書，退院後訪問指導料
在宅患者訪問看護・指導料，在宅患者訪問点滴注射管理指導料
在宅患者訪問リハビリテーション指導管理料，在宅患者訪問薬剤管理指導料
在宅患者連携指導料，在宅患者緊急時等カンファレンス料

訪問看護で算定できる主な診療報酬

訪問看護基本療養費，24時間対応体制加算，特別管理加算，退院支援指導加算
退院時共同指導加算，訪問看護情報提供療養費，訪問看護ターミナルケア療養費

6週間在宅療養した場合の計画的レスパイト入院体制における医療・介護保険の費用を分析した．初診時よりのすべての医療保険および介護保険の請求データを用いて，入院，在宅診療，訪問看護，訪問介護などによる医療保険に関わる費用および介護保険の費用を算出し費用を終末期5カ月に関し比較検討した．内訳は，症例1．75歳男性．全経過2年．在宅療法なし・入院のみでの療養の場合，医療保険料で約88万円，症例2．59歳女性．全経過3年．計画的レスパイト入院を併用した在宅療養の場合，医療保険料約65万円，介護保険料約24万円，総額約89万円，症例3．63歳女性．全経過3年．レスパイト入院を用いた在宅療養の場合，医療保険料約63万円，介護保険料約19万円，総額約82万円，症例4．64歳女性．全経過5年．在宅療養のみの場合，医療保険料約63.5万円，介護保険料約16万円，総額約80万円であった **図3**．

　入院医療費の内訳としては，初診料，入院基本料，薬剤管理指導料，投薬，注射，処置，画像，リハビリテーションがあげられ，在宅医療費の内訳は在宅総合支援管理料，薬代など，在宅介護保険使用料の内訳は，訪問リハビリ，福祉用具，訪問入浴，居宅管理指導料，居宅支援（ケアプラン）料が主にあげられた．医療保険および介護保険の総医療費でみると，長期入院，レスパイト入院と在宅療養を併用した場合，在宅療養のみのいずれのケースも月額80〜89万円程度であり大きな開きはみられなかった．すなわち，医療・介護保険費用に関しては大きな差異はなく，患者QOLは在宅療養の方が高いと想定されるため，医療経済的にも在宅療養は効果的であると考えられる．

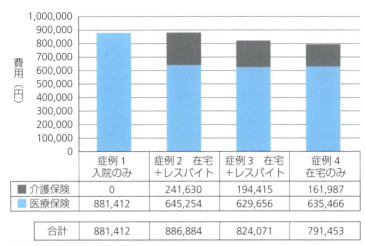

図2 ALS患者終末期における医療・介護保険費用の月額平均比較

Pearls

ALSなどの神経難病患者の在宅医療を支えるためには，病院や介護施設間でのネットワークによる円滑な連携診療が必要である．また，多専門職種でのチーム医療による総合的支援や在宅介護者の救済や患者病状評価のために短期入院，入所であるレスパイトケアを有効に行うことも望ましい．さらに，ALSは難治性進行性であり，延命処置の選択の問題，心理的サポートや緩和ケアという考え方を念頭に置いた診療を行っていくことが必要である．

文献

❶ 菊池仁志．レスパイトケア．In: 西澤正豊，編．すべてがわかる神経難病医療．東京: 中山書店; 2015. p.127-32.
❷ 難波玲子．神経難病在宅療養ハンドブック．In: 成田有吾，編．よりよい緩和ケア提供のために．改訂版．大阪: メディカルレビュー社; 2016. p.159-79.
❸ 内田智久, 相澤勝健, 菊地 豊, 他．筋萎縮性側索硬化症患者における療養形態別の経済的自己負担．神経治療学．2011; 28: 83-7.
❹ 堀川 楊, 竹内亮子．在宅医療．In: 西澤正豊，編．すべてがわかる神経難病医療．東京: 中山書店; 2015. p.116-26.
❺ 菊池仁志．ALS患者のレスパイト入院に関する医療経済分析．難病と在宅ケア．2012; 18: 22-5.

〈菊池仁志〉

| I 病型，病態，病因，経過（予後） | II 診断，遺伝学的検査 | III 検査，機能評価 | IV 治療，治験，将来的治療 |

国内外の治験にどのように参加できますか？（患者として）

1. 人を対象とする医学系研究，臨床試験，治験

　最初に，人を対象とする医学系研究において，治験，臨床試験の関係等について，解説する．

　「人を対象とする医学系研究に関する倫理指針」[1]（以下，倫理指針）において，「人を対象とする医学系研究」は，「人（試料・情報を含む）を対象として，傷病の成因（健康に関する様々な事象の頻度及び分布並びにそれらに影響を与える要因を含む）及び病態の理解並びに傷病の予防方法並びに医療における診断方法及び治療方法の改善又は有効性の検証を通じて，国民の健康の保持増進又は患者の傷病からの回復若しくは生活の質の向上に資する知識を得ることを目的として実施される活動」と定義されている．

　図1 に示すように，「人を対象とする医学系研究」のうち，介入を伴うものを「臨床試験」という．介入とは，倫理指針において，「研究目的で，人の健康に関する様々な事象に影響を与える要因（健康の保持増進につながる行動及び医療における傷病の予防，診断又は治療のための投薬，検査等を含む）の有無又は程度を制御する行為（通常の診療を超える医療行為であって，研究目的で実施するものを含む）をいう」と定義されている．この中の「通常の診療を超える医療行為」には，未承認医薬品・医療機器・再生医療等製品の使用，既承認医薬品・医療機器・再生医療等製品の承認等の範囲（効能・効果，用法・用量等）を超える使用も含まれる．

　未承認又は承認等の範囲（効能・効果，用法・用量など）以外で使用する医薬

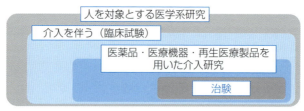

図1　人を対象とする医学系研究，臨床試験，治験

156　　JCOPY 498-22888

品・医療機器・再生医療等製品を用いた臨床試験のうち，「医薬品，医療機器等の品質，有効性及び安全性の確保等に関する法律」[2]（以下，医薬品医療機器等法）の基，臨床試験の実施の基準（Good Clinical Practice: GCP）に従い実施するものを治験という．また，治験は，医薬品医療機器等法において，医薬品，医療機器又は再生医療等製品の製造販売承認申請において提出すべき資料のうち，臨床試験の成績に関する資料の収集を目的とする試験とされている．

2. 治験において，遵守すべき規定

治験は，医薬品医療機器等法の基，GCP に従い実施する必要がある．

医薬品医療機器等法において，「治験の依頼をしようとする者又は自ら治験を実施しようとする者は，あらかじめ，厚生労働大臣に治験の計画を届け出なければならない」と記載されており，治験を実施する場合，開始前に，厚生労働大臣に治験計画届出を提出することが義務づけられている．このことを治験計画届出制度という．

GCP は，治験の計画，実施，記録および報告に関して，その倫理的，科学的な質を確保するための国際的な基準である．本基準を遵守することにより，被験者の権利，安全及び福祉がヘルシンキ宣言に基づく原則に沿った形で保護されること，また，治験データが信頼できることが公に保証される．

日本において，GCP は，医薬品，医療機器，再生医療等製品それぞれについて，省令として[3][4][5]，通知されている．

3. 企業治験と医師主導治験

治験には，治験計画届出の届出者の違いにより，医師主導治験と企業治験に分類される．企業治験は，製薬会社などの企業が，治験計画届出を提出し，実施する治験である．一方，医師主導治験は，医師自ら治験を企画・立案し，治験計画届出を提出して，実施する治験であり，治験の準備から管理を医師自ら行う．日本では，2003 年に法律が改正され，医師主導治験の実施が可能となった．

また，企業治験と医師主導治験では，治験開始までの流れも異なることから，以下に，それぞれの開始までの流れを示す．

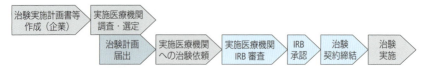

図2 企業治験の開始までの流れ

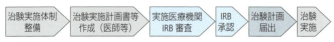

図3 医師主導治験の開始までの流れ

1 企業治験の開始までの流れ

図2 に示したように，治験の依頼をしようとする者（企業）が治験実施の計画を決定し，治験実施計画書等を作成した上で，治験の依頼をする実施医療機関を選定するために，施設の調査を行う．並行して，厚生労働大臣に治験計画届の届出を行う．その後，実施可能性，GCP準拠状況などを基に，選定した実施医療機関に治験の依頼を行う．当該医療機関が治験の依頼を受けることになると，治験審査委員会（IRB）にて審査が行われ，承認されると，企業と実施医療機関において契約を締結し，治験が開始される．

IRBとは，治験の内容が倫理的および科学的に妥当であるか，実施医療機関として実施するのに適切であるか，実施する医師は適切であるか等を審査する委員会である．

2 医師主導治験の開始までの流れ

図3 に示したように，自ら治験を実施しようとする者（医師など）が治験の実施体制を整備し，治験実施の計画を決定し，治験実施計画書などを作成する．その後，IRBに審査を依頼し，承認された後，厚生労働大臣に治験計画届の届出を行い，治験を開始する．

企業治験では，治験計画届出を届出後に，医療機関のIRBにおいて審査が行われるが，医師主導治験の場合は，医療機関のIRBにおいて審査が行われ，承認された後に，治験計画届出の届出を行うという違いがある．

4. 治験等情報

　治験・臨床試験などについて，原則として，開始前に当該情報を適切に公開することにより，その透明性を確保し，被験者保護と治験・臨床試験の質が担保されるように，世界保健機関（WHO）が主導して，治験・臨床試験などの情報公開が世界的に取り組まれている．

　日本では，実施されている治験を含む臨床試験について，以下のサイトで当該情報が公開されている．なお，各サイトは，研究情報公開を目的としており，特定の医薬品や治療法等について，広告することを目的としたものではない．
　　・大学病院医療情報ネットワーク（UMIN）
　　・（財）日本医薬情報センター（JAPIC）
　　・（社）日本医師会治験促進センター（JMACCT）
　また，国立保健医療科学院の「臨床研究（試験）情報検索」ポータルサイトでは，上記3つのサイトに登録されている臨床試験を検索することができる．

　米国においては，医薬食品局（Food and Drug Administration: FDA）が臨床試験の登録を義務付けている．第I相以外の全ての比較臨床試験がClinicalTrials. gov（米国の臨床試験登録システム）に登録されており，試験情報を閲覧することができる[6]．

　EUにおいても，臨床試験の開始前に，情報をポータルサイト内のデータベースに登録・公開すること，臨床研究の結果の要約を試験終了後1年以内に登録・公開すること等が求められている[6]．EUにおける試験登録はEU Clinical Trial Registerによって運用されている[6]．

5. 治験に参加するためには

　患者として，治験に参加したい場合には，まず，主治医に，罹患している疾患について，治験が実施されていないか，問い合わせを行うことが第一であると考える．

　また，上記の「4. 治験等情報」に記載したように，国内外で実施されている治験は，臨床試験登録サイトに登録され，情報が公開されている．それぞれの登録サイトには，疾患名などによる試験の検索が可能となっていることから，罹患している疾患に関する治験が実施されていないか検索した上で，サイト内に記載

されている連絡先に連絡することも可能である．その場合も，主治医と相談した上で問い合せを行うこと，場合によっては，主治医に問い合わせをお願いすることを考慮すべきである．

なお，治験では，対象患者に関して，選択・除外基準（疾患の重症度，臨床検査値など）が設定されていること，症例数が決められていることなどから，罹患している疾患に関する治験が実施されていたとしても，必ずしも治験に参加できるとは限らないことに留意する必要がある．

Pearls

治験には，遵守しなければならない規定（GCP など）がいくつかあり，また，さまざまなプロセスを経て開始されることになる．新しい医薬品，医療機器，再生医療等製品の研究開発を行い，臨床現場で使用できるようにするためには，治験を実施しなければならない．治験を実施する場合，定められた規定を遵守して実施していないと，貴重なデータが使用できなくなることになる．したがって，治験に関する規定にどのようなものがあり，どのような内容であるかを把握しておくことは重要であり，機会があれば，一度，GCP 省令を一読しておくことを勧める．

文献

❶ 人を対象とする医学系研究に関する倫理指針（平成 26 年文部科学省・厚生労働省告示第 3 号）

❷ 医薬品，医療機器等の品質，有効性及び安全性の確保等に関する法律（昭和 35 年 8 月 10 日法律第 145 号，最終改正: 平成 27 年 6 月 26 日法律第 50 号）

❸ 医薬品の臨床試験の実施の基準に関する省令（平成 9 年 3 月 27 日厚生省令第 28 号，最終改正: 平成 26 年 7 月 30 日厚生労働省令第 87 号）

❹ 医療機器の臨床試験の実施の基準に関する省令（平成 17 年 3 月 23 日厚生労働省令第 36 号，最終改正: 平成 26 年 7 月 30 日厚生労働省令第 87 号）

❺ 再生医療等製品の臨床試験の実施の基準に関する省令（平成 26 年 7 月 30 日厚生労働省令第 89 号）

❻ 佐藤　元，藤井　仁，湯川慶子．臨床研究（試験）の登録制度と情報公開: 臨床試験登録の歴史・現状・課題．J Natl Inst Public Health. 2015; 64: 297-305.

〈浅田隆太〉

| Ⅴ リハビリテーション・代替コミュニケーション | Ⅵ 栄養管理，経管栄養 | Ⅶ 呼吸管理，緩和ケア | Ⅷ 告知，その他 |

ロボットスーツHALは運動ニューロン疾患に有効ですか？

1. 運動ニューロン疾患のリハビリテーション

　運動ニューロン疾患は，下位運動ニューロンに主な病変部位がある脊髄性筋萎縮症（spinal muscular atrophy: SMA）や球脊髄性筋萎縮症（spinal and bulbar muscular atrophy: SBMA）と上位・下位運動ニューロンに病変部位があり，さらに認知機能障害を合併しうる筋萎縮性側索硬化症（amyotrophic lateral sclerosis: ALS）に分けることができる．運動ニューロン疾患では近年いくつかの治療薬が研究され一部は承認されたが，進行を遅らせる効果しかなく，根本治療という点では，ほど遠いのが現状である．

　神経・筋疾患/神経難病は根本治療がないため，リハビリテーション介入や環境整備，心理的サポートが薬物治療以上に重要であることが近年強調されている．進行が速く，次から次に医療的・社会的問題に直面するALSは，筋萎縮性側索硬化症診療ガイドライン2013（日本神経学会）において「発症早期から，関節拘縮や筋短縮による苦痛，廃用性筋力低下，日常生活動作低下予防のため，介入部位および時期を見極めてリハビリテーションを行う必要がある」と記載されている[1]．

　根本治療法がなくても，呼吸ケアや栄養管理などの全身管理とリハビリテーションにより，症状進行や疾患の転帰が，どう変わるのかは大変重要なテーマである．補装具の使用，意思伝達装置・環境制御装置の導入，心理・社会的サポートなどは疾患自体の転帰は変えないが，ADLの改善と本人・家族の主観評価であるPRO（patient reported outcome）を改善するため重要な難病医療といえる．

　本稿では，ロボットスーツHAL（Hybrid Assistive Limb）の医療モデルであるHAL医療用下肢タイプ（HAL-ML05）の機能を解説するが，疾患の特異性に対応した機能再生を引き起こすことが可能であればそれは単なるリハビリテーションではなく，新たな治療法と言うことができる．そのような機能再生治療と根本治療法を組み合わせたなら，至適な難病治療となると考えている．

| I 病型，病態，病因，経過（予後） | II 診断，遺伝学的検査 | III 検査，機能評価 | **IV 治療，治験，将来的治療** |

2. HAL医療用下肢タイプを用いたサイバニクス治療とは？

　HAL医療用下肢タイプは，医師主導治験のNCY-3001試験（論文出版準備中）の治験総括報告書に基づき，「新医療機器」として製造販売承認申請され，2015年11月25日に厚生労働省が承認した．2016年4月にロボットを用いた歩行運動処置治療として世界で初めて，公的医療保険での償還が可能となり，同年9月より初めて下記の指定難病8疾患に対して治療が開始された．現在の適応疾患は治験が行われたSMA，SBMA，ALS，シャルコー・マリー・トゥース病，筋ジストロフィー，遠位型ミオパチー，先天性ミオパチー，封入体筋炎である．

　NCY-3001試験は運動単位（脊髄運動ニューロン，運動神経および支配筋の構成体）が傷害される8疾患（神経・筋疾患）を1グループとして行った検証試験である．神経・筋疾患は痙性，固縮，失調という要素を配慮する必要がなくHALからみて同様に扱える疾患群と考えられた．治験の24例のクロスオーバ法の検定（9回—9回）では，HAL治療と通常の歩行運動療法が比較され，2分間歩行テストの距離でHAL治療に10.066％（p＝0.0369）の上乗せ改善効果があった．通常歩行運動療法のみでも9.297％改善したため，対象患者は通常歩行運動療法も十分に行われていない状態であることがわかった．HAL治療単独では24.874％の改善効果（添付文書❷）を認めた．疾患ごとの詳細データは，今後製造販売後の使用成績調査などで収集される予定となっている．

　HAL医療用下肢タイプを使った歩行運動療法により画期的な有効性が生み出される特徴はHALが装着者の運動意図を検出・解析し，運動現象が起きる前に装着者の力と融合させる形で運動補助を行う点にある．筋萎縮性側索硬化症診療ガイドライン2013の「過剰な筋力トレーニングは，筋力低下を悪化」などに対応し，過活動性の副作用を起こさない最適な歩行運動療法が可能である．

　HALの発明者である山海嘉之は，以前からiBF仮説（interactive bio-feedback hypothesis），すなわち，「動作意思を反映した生体電位信号によって動作補助を行うHALを用いると，HALの介在により，HALと人の中枢・末梢系の間で人体内外を経由してインタラクティブ（双方向）なバイオ（生体）フィードバックが促され，脳・神経・筋系の疾患患者で，中枢・末梢系の機能改善が促進される」という仮説を提唱してきた．HAL医療用下肢タイプは，iBF仮説に基づき，サイバニック随意制御（Cybernic Voluntary Control: CVC），サイバニック自律制御（Cybernic Autonomous Control: CAC），サイバニックインピーダ

ンス制御（Cybernic Impedance Control: CIC）が組み合わさり動作する．

CVCは，運動ニューロンの支配筋の活動としての運動単位電位を皮膚表面から検出することで，随意運動意図を推測する．CACは正確な歩行パターンに基づき，複数の異なった関節運動をリアルタイムに同期させ誤りのない歩行を行わせる．CICは装着者が身体感覚情報をリアルタイムに感じ固有感覚に基づき脚を動かすために，HAL装着時の質量中心や慣性モーメントのズレを補正する．装着者はHALの重さを感じず，自分の脚として感じることができ，脱着により運動学習効果を減じない．

HAL医療用下肢タイプは筋肉トレーニング装置ではなく，脳神経・筋の可塑性を促進する医療機器である．運動ニューロン疾患であっても，可塑性を促し，運動ニューロンと筋の機能の再構成を促すことで，筋出力を適正にし，症状の進行を抑制できる可能性がある．Edelmanは神経グループ選択理論（The theory of neural group selection: neural darwinism）を提唱し，活動性の高い神経ネットワークが結果的に神経系に選択されることを述べた．運動学習を試行錯誤により行うと，不適切な異常運動を容易に獲得するので，正しい誤りのない運動学習が必要と考えた．ヘッブ則（hebbian theory）は，シナプス可塑性はシナプス前ニューロンの繰り返し発火によるシナプス後ニューロンの発火でそのシナプスの伝達効率は増強され，長期間発火しないと，そのシナプスの伝達効率は減退するという考えである．これらの考え方に基づいて運動ニューロン疾患におけるHALによる神経機能回復メカニズムを想定した．運動ニューロン疾患は運動単位における変性メカニズムが進行し 図1A ，進行を止めることはできないが，HALによる歩行運動治療を繰り返すことで，上位運動ニューロンからの神経支配が再構成されることで運動単位の病変の進行を遅くできると考えられる 図1B ．今後，神経画像，神経生理的手法を使いメカニズムをさらに解明したい．

山海と中島はHALによる歩行運動治療をサイバニクス治療（cybernic treatment）と呼んでいる．今後，実用化される根本治療法（薬物，抗体医薬，核酸医薬，酵素置換薬，幹細胞など）とサイバニクス治療との複合療法（combined therapy）が期待される．根本治療法自体は機能再生を起こせないため，HALによる機能再生療法の必要性がある．HALは現在，両脚モデルが保険適応となっているが，片麻痺に対する単脚モデルの治験も開始され，肘/膝に対する単関節モデルの臨床評価も進んできており今後が期待される．

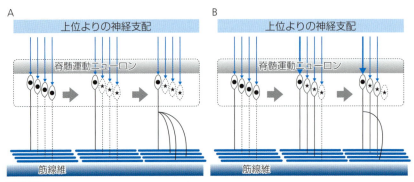

図1 運動ニューロン病における運動単位の再構成メカニズムの想定
A：自然経過．脊髄運動ニューロンの病変が強いものも強くないものも等しく上位運動ニューロンから支配・刺激されると病変の強いものは過活動による神経細胞死が加速する．生き残った脊髄運動ニューロンは除神経された筋線維を再支配しようとする．
B：サイバニクス治療による改善効果．HAL による歩行運動療法を定期的に行うことで，傷害の強い脊髄運動ニューロンへの上位運動ニューロンへの神経支配の強さを減らしより傷害の少ない脊髄運動ニューロンへの神経支配を増やすように再構成が起きると効率が向上し，筋力が改善するだけでなく，脊髄運動ニューロンの細胞死の速度を遅らせる可能性がある．

3. 運動ニューロン疾患でのサイバニクス治療

　HAL 医療用下肢タイプを用いる場合は理学療法士と担当医師が安全使用講習会と研修を受ける必要があり，さらにその手技に十分に熟練していなければ，治療の有効性は得られない．

　サイバニクス治療は，神経可塑性を促す運動プログラム学習であり，患者が実際の運動意図と身体感覚を通して習熟するものである．十分に HAL が調整されている状態で，最低9回，休みを除いて1回20分以上歩行運動療法として行うことで，改善効果を得ることができる．その習熟した身体感覚を「自転車に乗る感覚」，「階段を意識せずに上り下りする感覚」，「HAL 相手に社交ダンスを無心に踊る感覚」だと表現する患者もいる．

　サイバニクス治療は筋肉トレーニングではなく，HAL を用いた運動学習はスポーツ根性もののような「歯を食いしばって行う血と涙の根性リハビリ」ではない．快適な歩行運動に集中しながらリラックスし楽しく行うことで，脳の報酬系も賦活化する脳・神経・筋ネットワークの再学習である．

　そのためには，速やかで安全な HAL 装着を行う必要がある．患者はホイスト

| Ⅴ リハビリテーション・代替コミュニケーション | Ⅵ 栄養管理,経管栄養 | Ⅶ 呼吸管理,緩和ケア | Ⅷ 告知,その他 |

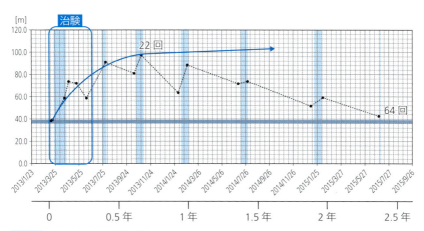

図2 SMA3型の長期使用例
縦軸は2分間歩行テスト距離．横軸は経過年数を示す．水色は約9回のサイバニクス治療セッションを示す．治験ではHAL医療用下肢タイプの治験モデル（HAL-HN01）を使用し，その後は研究モデルのHAL-FL05を使用した．

で転倒しないように立位させ，熟練した担当者により約5分以内（電極スクリーニング時間は除く）にHALを立位装着できるようにする．電極貼付部位の皮膚トラブル，適合する下肢サイズ，その他添付文書・適正使用ガイドを遵守する[2][3]．ホイストで立位姿勢が保てないなどの主治医が歩行運動療法を不適当と判断する場合は使用できない．

　サイバニクス治療は週2日以上が推奨される理由は，治験における平均使用間隔と有効性の相関分析から得られた事実に基づいている．しかし，連日の使用には疲労に注意し，個人個人に合わせた形での休養をいれる必要がある．HALを使用しない日は，マッサージ，HAL装着部位の皮膚の赤みがあるかの確認，通常の歩行運動法なども含める方がよい．改善率がプラトーに達するまでは，週3日から4日などの高頻度で使用することが推奨される．最初から週1日以下の低頻度では効果は得られない．

　当院でSMAやSBMAなど患者への長期使用を開始している．SMAの使用例 図2 では，間欠的にHAL医療用下肢タイプ（前身の機器使用を含む）によるサイバニクス治療を行うことで，2分間歩行距離の改善とその後の悪化予防ができている．SBMAの長期例ではサイバニクス治療後，血清クレアチンキナーゼ値（creatine kinase: CK）が減少する症例が多く，過活動による筋の傷害事例は認められていない．根本治療法がない現在では，疾患としての進行を完全に阻止す

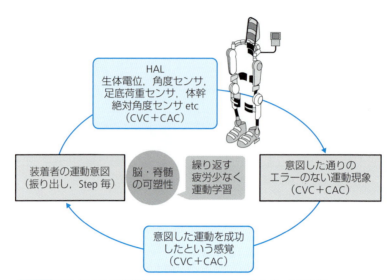

図3 HALによる歩行運動機能再生メカニズム-サイバニクス治療
このサイクルは疲労が少なく，正しい歩行動作を報酬系を賦活化してできるため，繰り返し行う運動学習が可能.

ることは不可能である．数十回後の治療後，改善率は頭打ちになるため，根本治療法との複合療法が待たれる．

治癒できない疾患，運動ニューロン疾患に対して治癒できないとして諦めるのではなく，症状コントロールに成功し，まず，患者・家族の生きる意欲や満足度を高める必要がある．HAL医療用下肢タイプを使ったサイバニクス治療は上記の多専門職種チームによる「難病ケア」の中で行うことで，臨床的有効性は最高レベルに発揮できる．

Pearls

サイバニクス治療（cybernic treatment）とは？

サイバニクス（Cybernics）とは，cybernetics, mechatronics, informatics を中核として，ロボット工学，脳・神経科学，IT技術，感性・人間工学，生理学，社会科学，倫理学など，人・機械・情報系が融合複合した新領域として，山海嘉之が作った用語である．機器と人を電気的，機械的に接続しリアルタイムに情報を交換し人を支援する技術である．この成果物であるHALは装着者の皮膚表面に出現す

| V リハビリテーション・代替コミュニケーション | VI 栄養管理, 経管栄養 | VII 呼吸管理, 緩和ケア | VIII 告知, その他 |

る運動単位電位（生体電位信号）を運動意図情報として検出し，各種センサー情報と運動パターンのデータベースを参照し，随意運動を支援する装置である．HALを用い，脳活動と運動現象を疲労と誤りなく反復し，報酬系も賦活することで，神経可塑性を促進する運動プログラム学習を行うことが可能であり，これを山海と中島は「サイバニクス治療（cybernic treatment）」と命名した[4]．

文献

[1] 日本神経学会. 筋萎縮性側索硬化症診療ガイドライン 2013. 東京: 文光堂; 2013.
https://www.neurology-jp.org/guidelinem/pdf/als2013_00.pdf
[2] HAL 医療用下肢タイプ添付文書. 2016 年 2 月 15 日作成.
https://www.cyberdyne.jp/products/pdf/HT010910A-U01_R1.pdf
[3] HAL 医療用下肢タイプ HAL-ML05 モデル適正使用ガイド. 第二版. 2016 年 5 月 6 日発行.
https://www.cyberdyne.jp/products/pdf/HT010911A-U01_R2.pdf
[4] 中島　孝. ロボットスーツによる神経機能回復メカニズム. Clin Neurosci. 2016; 34: 936-7.

〈中島 孝　池田哲彦〉

4 ロボットスーツ HAL は運動ニューロン疾患に有効ですか？

iPS細胞を用いた研究や細胞移植療法はどのように行われていますか？

はじめに

　筋萎縮性側索硬化症（amyotrophic lateral sclerosis: ALS）は上位および下位の運動ニューロンが障害される神経変性疾患である．ALS全体の10%前後に家族歴があり，これまでに*SOD1*，*TARDBP*，*FUS*，*optineurin*，*VCP*，*C9ORF72*など30種類以上の原因遺伝子が見出されてきている[1]．

　ALS研究手法の問題点として病変の主体である神経組織を生体から採取するのが困難であり，剖検脳・脊髄だけが主たる解析対象であったことがあげられる．剖検脳の解析は病態の終末像をみているのみではないかという批判が残る．またALS患者で認められた遺伝子を導入したマウスやラットの動物モデルも開発されてきたが，免疫応答や代謝，生物種特異的な遺伝子発現などヒトとの種の違いによる影響が問題になる．iPS細胞はALS患者から多能性幹細胞を樹立し運動ニューロンに分化させて研究に用いることができるため，上記の研究上の問題点を克服しうるツールとして期待されている．またiPS細胞はALSの病変の首座である運動ニューロンのみではなくグリア細胞や骨格筋にも分化が可能であるため，多種類の細胞が共存する生体内環境を培養条件下で再現し，細胞の種類に応じた表現型の検討にも用いうる．さらに病態研究のみならず細胞移植の供給源として活用することも検討されている．期待されているiPS細胞の活用法について，図1に概観した．本稿ではiPS細胞の活用の可能性について最新の研究の現状と治療開発の展望について解説する．

1. iPS細胞とは

　多能性幹細胞は自己複製能力と多種類の細胞への分化能力を併せ持つ細胞である．従来はヒトES細胞を用いて幹細胞研究が発展してきたが，胎児由来であるため倫理面の問題があり，また樹立に法律上や技術面での制約があったため研究ツールとしては問題があった．山中らはヒトの成熟した体細胞に4種類の転写因子を導入することで人工的に多能性幹細胞を作成できることを2007年に示し[2]，2012年のノーベル賞を受賞した．iPS細胞と名付けられた人工の多能性幹細胞

5 iPS細胞を用いた研究や細胞移植療法はどのように行われていますか？

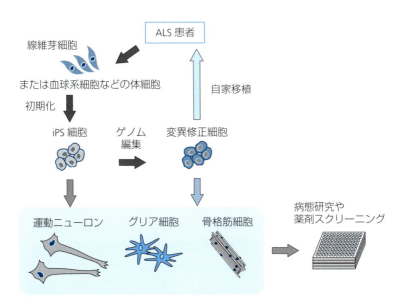

図1 iPS細胞の活用方法

ALS患者皮膚からの線維芽細胞や血液を用いてiPS細胞を樹立することが一般的である．現在までのところ，ヒトiPS細胞から運動ニューロンやグリア系細胞，骨格筋細胞に分化させるプロトコールが確立され，分化時間の短縮などの改良が加えられてきている．これらの細胞を用いた薬剤スクリーニングがより効率的・疾患特異的に行えるようになっている．病態研究の側面ではALSの原因遺伝子変異をゲノム編集により正常化したレスキュー細胞（変異修正細胞）を作成することにより，この2つの細胞を比較することで，変異遺伝子以外の遺伝子多型の影響（個人差）によらない，ALSの遺伝子変異のみに依存する病態を明らかにすることができる．また，細胞移植をする場合の拒絶反応などを考えるとALS患者自身から樹立したiPS細胞を運動ニューロンに分化させて自家移植するという方法は魅力的である．しかしながらどのように骨格筋との神経筋接合部を形成させるか，軸索を伸長させるかなど，課題も多い．

は形態，増殖・分化能力，DNAメチル化などでES細胞と類似した特徴を持っていた．それまでES細胞研究で議論された倫理面の課題もクリアすることができる．多能性幹細胞から運動ニューロンへの分化方法はES細胞で研究されてきたが，iPS細胞でも同様な方法で運動ニューロンが得られることが示され，脊髄前角の運動ニューロンの特徴に，より近い細胞へ，より短期間で分化させるためのプロトコールが工夫された．

| I | 病型，病態，病因，経過（予後） | II 診断，遺伝学的検査 | III 検査，機能評価 | IV 治療，治験，将来的治療 |

2. *SOD1* 変異 iPS 細胞由来運動ニューロンを用いた病態研究

　2008 年には実際の ALS 患者から樹立した iPS 細胞から病態の首座である運動ニューロンへと分化できることがハーバード大学の Eggan らによって示された[3]．この論文は遺伝性疾患の患者細胞から iPS 細胞を樹立し，その標的細胞に分化させたはじめての報告である．*SOD1* 変異 A4V を持つ ALS 患者皮膚からの線維芽細胞から iPS 細胞を作成し，運動ニューロンに分化させて細胞死の割合を評価すると *SOD1* 遺伝子変異を持つ運動ニューロンの生存率が悪いことが明らかになった．神経突起の長さや細胞体の大きさ，ミトコンドリアの形態などの異常といった，ALS の剖検病理などで示唆・予想されていた表現型を培養条件下で再現することができた．これら *SOD1* 変異を持つ iPS 細胞由来の運動ニューロンでは小胞体ストレスやプロテアソーム分解阻害によって神経細胞死が促進されることが明らかになった．

　iPS 細胞を用いた疾病研究が発展してくると適切な比較対象となるコントロール細胞をどのように確保するかが問題となった．健常人由来の iPS 細胞をコントロール細胞とした場合，ALS 原因遺伝子変異以外のいわゆる個体差（正常多型）の影響で細胞の表現型の違いが出てしまう可能性があるからである．近年ではゲノム編集技術を用いて健常細胞に ALS 遺伝子変異を導入する，もしくは患者由来細胞の遺伝子変異部位を修復して正常化することが可能となった．このように変異部位以外の遺伝的背景が一致している細胞ペア（アイソジェニック細胞ペア）を用いた実験においても，*SOD1* 変異による運動ニューロン変性を再現することができており，他の ALS 原因遺伝子における解析にも応用されている．

3. iPS 細胞研究からの橋渡し研究の例

　ALS 患者の電気生理学的な解析により神経細胞の過剰な興奮性が観察されることが知られていたが，*SOD1* 変異 iPS 細胞を用いた研究においても *in vitro* において自発的な神経細胞の過興奮性が確認された．この過興奮性を標的としてカリウムチャネル活性化剤である Retigabine を投与することで運動ニューロン細胞死が抑えられることが明らかになった．さらに *SOD1* 以外の ALS を引き起こす原因遺伝子である *FUS* や *C9ORF72* の変異を持つ iPS 細胞でも *in vitro* での同様な細胞死抑制効果を確認した．多種の変異モデルに対する薬効評価はこれま

での動物モデルの検討では時間的・労力的に困難だったことである．これらのiPS細胞由来運動ニューロンを用いた細胞培養系の病態改善効果を根拠として，これまで欧米の実臨床でてんかん治療薬としても用いられてきたRetigabineのALSに対する臨床試験が北米で計画された．Retigabineは既存薬であり，治験の目的があらたな効能追加による適応拡大を目指すドラッグ・リポジショニング（既存薬再開発）だったことから，従来の前臨床試験で必須と考えられていた変異*SOD1*動物モデルでの検証抜きに臨床試験に進めている．基礎研究から臨床応用への流れを加速する新たな橋渡し研究のモデルケースとして注目されている[4]．

4. グリア系細胞に注目した病態研究

　生体内では運動ニューロンは単独で存在するわけではなく，アストロサイトやオリゴデンドロサイト，ミクログリアなどグリア系細胞が周囲を取り囲んでいる．これらのグリア系細胞が病態に影響することは細胞の種類ごとに*SOD1*変異の影響を観察できる遺伝子改変動物モデルの研究を通じて明らかになっていた．ヒトの細胞培養系においてもES細胞を運動ニューロンに分化させて，*SOD1*変異過剰発現マウスから調整したグリア細胞と共培養させると運動ニューロン変性が観察された．この現象はグリアによる運動ニューロン毒性（非自律性細胞死）とよばれ，*in vivo*および*in vitro*の実験を通してALS病態の一つとして認識されてきた．iPS細胞を用いて動物モデルからヒト細胞培養系にシフトしたことにより数千という数の多種類の化合物を用いた薬剤スクリーニング（ハイスループットスクリーニング）が可能となり，病態改善効果の検討がヒトの細胞を用いて行えるようになった．

　ミクログリアに関してはヒトES細胞由来運動ニューロンとの共培養系を用いたハイスループット薬剤スクリーニング系が開発され，Nrf2が制御する遺伝子群を活性化するヒット化合物が同定されている．またミクログリアによる運動ニューロン細胞死がDP1受容体を介していることが，ヒト運動ニューロン培養系でも示され，さらにはALS動物モデルの遺伝子改変動物でも検証された．ヒトiPS細胞モデルは動物モデルと同様，治療シーズの同定に有用であることが明らかになってきている[5]．

| I 病型, 病態, 病因, 経過（予後） | II 診断, 遺伝学的検査 | III 検査, 機能評価 | IV 治療, 治験, 将来的治療 |

5. *SOD1* 変異以外の ALS 原因遺伝子に対する病態研究

TDP43（TAR DNA-binding protein 43）は *TARDBP* 遺伝子から翻訳される蛋白であり RNA 結合タンパクとして RNA 代謝に関わることが知られている. *SOD1* 変異を持つ iPS 細胞と同様, *TARDBP* 変異を持つ iPS 細胞由来の運動ニューロンでも細胞死が増加し, 神経突起の長さが短くなることが観察されている. さらに arsenite（亜ヒ酸塩）負荷によりストレス顆粒などの TDP-43 陽性の細胞質内凝集物ができることが知られている. また TDP-43 の機能である RNA 代謝の異常としてスプライシング異常や TDP-43 タンパク自身の軸索輸送の障害も観察されている. この *TARDBP* 変異 iPS 細胞に対する治療薬剤スクリーニングが行われ, アナカルジン酸というヒストンアセチルトランスフェラーゼ阻害薬が運動ニューロンの表現型を改善する小分子として同定されている.

FUS も TDP-43 と似たドメイン構造を持つ RNA 結合タンパクとして知られており, iPS 細胞由来運動ニューロンにおいて神経突起伸長障害やスプライシング異常が観察された. 日本人では *SOD1* に次いで二番目に多い家族性 ALS の原因遺伝子として注目されアイソジェニック細胞ペアを用いた研究が行われている. 欧米では北欧からの創始者効果により広まった *C9ORF72* 変異が家族性 ALS の約半数, 孤発性の 10% 前後を占めることが 2011 年に報告され, 研究の主役となってきている. C9ORF72 は 2011 年の報告当時は機能未知のタンパクであったが, 神経系や血球細胞に主な発現がみられることがわかり, *C9ORF72* ノックアウトマウスでは免疫系の異常が観察された. C9ORF72 の機能としてはオートファジー系に関与することが明らかとなり, フレームシフトによる機能喪失と考えられる変異をもつ ALS 患者も 1 例のみであるが報告されている.

一方で ALS 患者にみられる一般的な *C9ORF72* 変異はイントロン領域の 6 塩基リピート配列伸長である. 反復配列の機能獲得変異による RNA 代謝異常, 脊髄小脳変性症などの他のリピート病でも観察されている非 ATG 翻訳タンパクの蓄積が病態として注目されている. この *C9ORF72* 変異を持つ患者由来の iPS 細胞を用いた研究も欧米を中心に数多くなされており, 前述のような *SOD1* 変異でみられた神経細胞の過興奮性も観察されている. さらにアンチセンスオリゴヌクレオチドにより *C9ORF72* 変異運動ニューロンでみられる RNA foci と呼ばれる反復配列を含む RNA の異常構造形成が減少したとされ, 遺伝子発現制御による治療可能性が議論されている. さらに核・細胞質間輸送の障害も見出されており,

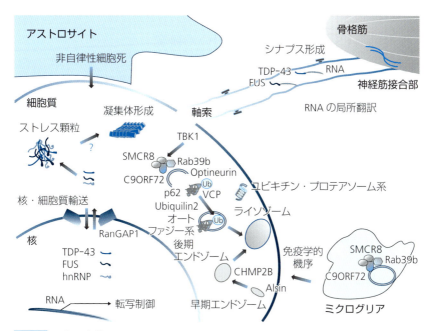

図2 ALSの病態
ALSは運動ニューロンが障害される病態であるが，関わる分子・細胞は多岐にわたっていることが原因遺伝子解析研究を基盤とし，さらにiPS細胞を用いた病態研究を通じて明らかになってきた．*SOD1*変異モデルを用いた解析で運動ニューロン自体の障害のみならず，アストロサイトやミクログリアなどの運動ニューロン以外の細胞からの非自律性細胞死の機序も明らかになっている．FUSやTDP43，hnRNPなどのRNA結合タンパクも注目されており，細胞モデルでのストレス顆粒の形成，核・細胞質の輸送や軸索輸送の障害が病態として明らかとなっている．近年では欧米に多いALSの原因遺伝子産物であるC9ORF72がオートファジーの経路に関わる分子であることがわかり，optineurin, p62, VCPなどの分子と共にタンパク分解機構の異常が病態機序として注目されている．またAlsinによる小胞輸送の異常も解析が進んでいる．本文中に触れたように，iPS細胞を用いることでALS病態の新たな解析手法が得られた．

核膜孔構成タンパクの一つであるRanGAP1の発現増加により神経変性が抑制されることが報告された．家族性iPS細胞を用いた病態研究により新たなALSの治療ターゲットが数多く見出されてきている．

　従来の遺伝子解析研究および患者由来iPS細胞由来運動ニューロンを組み合わせた研究で現在までに明らかになったALS病態の一部を　図2　にまとめた．

| I | 病型，病態，病因，経過（予後） | II | 診断，遺伝学的検査 | III | 検査，機能評価 | IV | 治療，治験，将来的治療 |

6. 孤発性 ALS 由来 iPS 細胞を用いた研究

　これまで述べてきた iPS 細胞の病態モデルとしての研究は遺伝子変異を持つ ALS での検討が多数を占めるが，臨床症例の約 9 割を占める孤発性 ALS に対する研究も行われている．16 例の孤発性 ALS の線維芽細胞から iPS 細胞を樹立し，運動ニューロンへと分化させた実験で，TDP43 の凝集体を 3 例に認めたと報告されている．16 例はいずれも剖検例であり，剖検脳で TDP43 の異常沈着が確認できていた症例であり，その一部で病理学的所見と類似する凝集体が再現できたことになる．別の研究では孤発性 ALS 由来の iPS 細胞を分化させた運動ニューロンにおいてミトコンドリア機能の異常を報告している．これら孤発性 ALS の研究を行う場合には，コントロール細胞をどのように設定するかが問題になる．単一遺伝子変異による病態の解析で行われているゲノム編集技術によるコントロール細胞の作成は難しく，個体差によるノイズを凌駕するだけの多検体の解析が必要となる．

7. 運動ニューロン疾患へのこれまでの細胞移植治療研究の現状

　運動ニューロンは脊髄から手足の先端まで 1 m もの長い軸索を伸ばし，骨格筋と適切な接合部形成を生じる必要があるため移植治療には不向きと考えられてきたが，生着環境の改善や栄養因子の産生を期待した移植研究が進められている．ES 細胞・iPS 細胞以外に，ヒト胎児由来の脊髄神経幹細胞や嗅覚神経鞘細胞，また神経細胞以外では間葉系細胞，その中でも骨髄間葉系間質細胞，骨髄由来 CD133 陽性造血幹細胞，臍帯血由来 CD34 陽性前駆細胞，脂肪由来間葉系幹細胞などが移植細胞源として検討されてきた．2016 年 10 月現在，NIH が管理する臨床試験データベース（ClinicalTrials.gov）に掲載されている現在進行形，もしくは予定されている臨床試験を 表 1 に列記した．

　脊髄由来の神経幹細胞は前臨床試験では成長因子の分泌能において優れていると同時に運動ニューロンやグリア細胞に分化し，効果を発揮することが期待されている．一方で異常なシナプス回路形成などの想定される副作用にも気を配る必要がある．ヒト胎児脊髄由来の神経幹細胞は ALS において変性した運動ニューロンに置き換わる細胞の有力な候補と考えられ，米国の Neuralstem 社が主導している臨床試験（NCT 1730716）では安全性が確認され，幾人かの患者

| V | リハビリテーション・代替コミュニケーション | VI 栄養管理，経管栄養 | VII 呼吸管理，緩和ケア | VIII 告知，その他 |

表 1 ALS に対する幹細胞を用いた臨床試験の現状

NCT（National Clinical Trial）番号	介入方法	治験の段階	デザイン	組み込み予定数	2016 年 10 月の進行状況
1254539	自家骨髄幹細胞の髄腔内投与	I/II 相	ランダム化二重盲検	63	不明
1348451	脊髄由来神経幹細胞の脊髄内投与	I 相	オープン	18	募集締め切り
1494480	臍帯間葉系幹細胞の腰椎穿刺による投与	II 相	オープン	30	限定募集中
1609283	自家間葉系幹細胞の髄腔内投与	I 相	オープン	27	募集締め切り
1730716	脊髄由来神経幹細胞の脊髄内投与のデバイスを含めた検討	II 相	オープン	18	不明
1758510	HLA ハプロタイプマッチの骨髄幹細胞の髄腔内投与	I 相	オープン	18	不明
1777646	神経栄養因子を分泌する間葉系骨髄細胞の髄腔内投与による自家移植	IIa 相	オープン	14	不明
2286011	自家骨髄幹細胞の筋肉内投与	I 相	ランダム化二重盲検	20	募集中
2290886	間葉系幹細胞の静脈内投与	I/II 相	ランダム化二重盲検	40	募集中
2478450	グリア系幹細胞（Q 細胞）の脊髄内投与	I/II 相	オープン	30	募集開始前
2492516	脂肪組織由来間葉系幹細胞の静脈内投与	I 相	オープン	8	募集中
2881476	Wharton's Jelly 由来間葉系幹細胞の髄腔内投与	I 相	オープン	30	限定募集中
2881489	自家骨髄幹細胞の髄腔内投与	I 相	オープン	30	限定募集中
2917681	自家間葉系幹細胞の髄腔内投与	I/II 相	オープン	28	募集中
2943850	グリア系細胞由来神経栄養因子（CNS10-NPC-GDNF）を分泌する神経幹細胞の髄腔内投与	I 相	オープン	18	募集開始前

2016 年 10 月時点で ClinicalTrials.gov に登録されている研究のうち「ALS, stem cell」で検索したものを列記した．移植治療に関しては多くが非盲検試験の段階であり，有効性・安全性は未確立である．

5 iPS 細胞を用いた研究や細胞移植療法はどのように行われていますか？

において治療的効果が認められ第 II 相試験に進んでいる．神経幹細胞と比較して骨髄由来間葉系細胞を用いる利点は精製が比較的容易なことである．外部から注入した骨髄由来間葉系細胞は神経栄養因子を産生する細胞に分化し運動ニューロンの生存を補助し，また制御性 T 細胞の調節を通じて免疫系への調節作用を有することが期待されている．韓国では間葉系細胞移植を用いた ALS に対する第 II

相の臨床試験が 2014 年に終了している．37 名の ALS 患者に対し自家間葉系細胞の髄腔内移植が 1 カ月の間隔で 2 度行われた．この臨床試験では改訂 ALS 機能評価スケール（ALSFRS-R）の数値変化を評価することで治療反応群と非反応群を分類し，治療反応性を予測するバイオマーカーが検討され，VEGF，アンギオゲニン，TGF-β などが移植による治療反応性を予測する因子となる可能性が示唆された．脂肪由来および臍帯血由来の幹細胞に関しては前臨床試験で有効性が示唆されている段階であり，表1 （NCT 1494480 など）のように I/II 相試験が計画されているが，プラセボ対照の二重盲検試験はわずかである．

8. iPS 細胞を用いた細胞移植治療

　骨髄由来間葉系細胞などの体性幹細胞と比較して，iPS 細胞は増殖が可能であり成熟した運動ニューロンに分化する能力が優れていることから，iPS 細胞が ALS 患者に対する自家細胞移植の新たな供給源として期待されている．前臨床試験の段階ではあるがヒト iPS 細胞からグリア系前駆細胞を作り，ALS モデルマウスの脊髄への移植実験を行うと，運動機能は次第に低下するものの，細胞を移植したマウスの方が症状の進み方が遅く，移植したマウスは生存期間が平均で約 8％長くなることが明らかになった．移植した正常遺伝子を持つ細胞がグリア細胞に分化して神経細胞の生存に必要な栄養因子を増やす働きをした結果，症状の改善に結びついたと考えられた．ALS 患者由来の iPS 細胞の遺伝子変異をゲノム編集技術を用いて修復し，移植することにより，自家移植の細胞源として使用する試みも検討されている．脊髄運動ニューロン以外にも大脳皮質ニューロンやグリア系細胞への分化プロトコールが開発・改良されてきており多様な目的に対応できる移植源として期待される．

　ALS の標的臓器である脊髄への細胞移植という観点では，並行して行われている脊髄損傷への治療開発にも触れておきたい．脊髄損傷マウスモデルに iPS 細胞から得られた神経幹細胞を含む細胞塊であるニューロスフェアを移植するとグリア細胞への分化能をもつ移植細胞が軸索伸長や血管形成，再髄鞘化を促し，運動機能の回復に寄与することがわかった．さらにヒト iPS 細胞をサル脊髄損傷モデルに移植し，二次損傷の抑制と軸索の伸長が機能回復につながることも示された．移植細胞のソースとして神経幹細胞を用いるのか，より分化した細胞を移植するのかは検討する必要があるが，ALS でも脊髄損傷と類似のアプローチが可能であると考えられる．脊髄損傷のような急性の病態の場合では自家移植に耐えう

る iPS 細胞数を樹立・増殖させるまでに治療に最適な時期を逃してしまうことが懸念されるため，京都大学では HLA（human leukocyte antigen）を同定し拒絶の起こりにくい iPS 細胞をストックすることで大多数の患者への移植源として活用する計画が進められており，他家移植のための細胞供給源として用いられるようになることが期待される．

9. 問題点と展望

　運動ニューロンの分化プロトコールは確立されてきたものの，多くは転写因子である *HB9* 遺伝子の発現レベルを指標としており，生体内の成熟した運動ニューロンと同一かどうかは疑問が残る．前述のアストロサイトやミクログリア以外では，オリゴデンドロサイトにおいても動物モデルの解析での非自律性細胞死が報告されており，病態を構成するおのおのの細胞をより迅速に作成するためのプロトコール作りとその改善が必要である．また ALS でしばしば合併する前頭側頭型認知症（frontotemporal dementia: FTD）で障害される皮質ニューロンや，多系統タンパク質症（ALS や FTD に加え縁取り空胞を伴うミオパチーや骨 Paget 病を合併）で障害される骨格筋細胞や骨細胞との細胞種類ごとの違いの解析も病態の全容解明には大切である．さらには ALS で障害が乏しい動眼神経など局所の神経細胞種への分化が可能になると，障害が強い運動ニューロンとの比較により新たな知見が得られると期待される．

　高解像度顕微鏡による細胞表現型の改善を指標とすることにより，ヒトの細胞培養系を用いて数千以上の多種類の候補からの薬剤スクリーニング系として活用することも期待されている．その一方で培養条件下では薬剤は簡単に標的となる細胞に到達するものの，生体内で同様の薬効を得るには血管脳関門を通過する必要があり，薬剤をどのように病変の起こっている部位に届けるか（ドラッグデリバリー）の視点を持つことが重要である．また運動ニューロンの場合，長い軸索を脊髄から四肢の骨格筋に伸ばして中枢からの命令を伝えているため，軸索が伸びる機序や軸索の機能維持の機序をマイクロ流体デバイスなどの新規技術を用いて解明することも有用であると考えられる．

　細胞移植の場合は腫瘍形成の制御が安全性の担保に不可欠である．脊髄損傷モデルでは，ヒト iPS 細胞を神経幹細胞へ誘導し免疫不全マウスに移植したところ，一度は回復した運動機能が 1 カ月半で低下し，組織学的にも腫瘍が形成されることもわかっている．導入した *Oct4* 遺伝子の発現上昇と関連していると結論づけ

られたが，免疫抑制薬の使用量の調整も含め慎重な検討が必須である．また移植源として考えるのであれば，iPS 細胞の樹立または分化過程における細胞株の好ましくない遺伝学的変化を取り除く工夫が必要である．具体的には突然変異によるコピー数バリアントや一塩基多型を持つ異常な細胞との混在（モザイク）の発生やリプログラミング制御の異常による腫瘍性細胞の発生などが起こりうるので，移植に適した細胞株の選択を行う必要があると考えられる．まだ新しい技術ゆえ，移植という不可逆的な手技による副作用の可能性は懸念されるところであり，科学的に未検証な"幹細胞治療"については安易に行うべきではない（Pearls 参照）．

　細胞移植治療を想定すると，脳から脊髄，四肢の骨格筋へと運動ニューロンの軸索を長く伸ばす必要があり，神経筋接合部の形成が機能を果たすために必要であると共に，不適切なシナプス形成を抑える必要がある．また病的なグリア細胞などによる神経伸長抑制因子の放出も考えられるので，細胞外マトリックスなどの移植環境の改善が必要になると考えられる．個々の候補物質の効果を検証した上ではあるが，治験が行われている小分子や神経栄養因子との組み合わせ治療も，将来的には可能性がある．また，現在開発中であるブレインマシンインターフェースやロボット技術との組み合わせ，オプトジェネティクスによる局所分化制御など，新規技術の開発と治療への集約も大切である．

おわりに

　これまでの iPS 細胞研究では既報告による病態の再現に成功している．今後はヒト細胞培養系を用いた薬剤スクリーニングや細胞移植による"iPS 細胞ならでは"の治療法の開発が期待される．新規技術により神経変性疾患治療の新たな地平が拓けていくことを願ってこの稿を終える．

謝辞

本稿を執筆するにあたり，助言いただいた青木正志先生に深謝いたします．

Pearls

細胞分化のプロトコール開発は日進月歩

ヒトES細胞の研究の歴史を背景に，神経系細胞への分化は工夫が重ねられてきている．運動ニューロンとひとくちに言っても脊髄のどの細胞，皮質のどの細胞といったようなファインチューニングが可能となってきている[6]．またアストロサイトやオリゴデンドロサイトなど，病態に関連する細胞の確保も容易になってきている．研究方法は常にアップデートする必要があるが，非常にエキサイティングな研究分野である．

科学的に未検証な"幹細胞治療"の危険性

iPS細胞を用いた自家移植など，夢の治療として期待されているが，実際は 表1 に示したような現状である．これから科学的な有効性・安全性の実証のプロセスが待っており，実用化に向けての道のりはいまだ半ばである．海外では未承認の幹細胞移植治療が保険外で行われているが，安易に患者さんに勧めることは控えるべきである．今，苦しんでいる患者さんに行うべきことは，冒険的な"治療"ではなく，科学的なエビデンスを構築していくこと，また医師として病にともに寄り添う姿勢を示すことであると思う．

文献

[1] Renton AE, Chio A, Traynor BJ. State of play in amyotrophic lateral sclerosis genetics. Nat Neurosci. 2014; 17: 17-23.

[2] Takahashi K, Tanabe K, Ohnuki M, et al. Induction of pluripotent stem cells from adult human fibroblasts by defined factors. Cell. 2007; 131: 861-72.

[3] Dimos JT, Rodolfa KT, Niakan KK, et al. Induced pluripotent stem cells generated from patients with ALS can be differentiated into motor neurons. Science. 2008; 321: 1218-21.

[4] McNeish J, Gardner JP, Wainger BJ, et al. From Dish to Bedside: Lessons Learned While Translating Findings from a Stem Cell Model of Disease to a Clinical Trial. Cell Stem Cell. 2015; 17: 8-10.

[5] de Boer AS, Koszka K, Kiskinis E, et al. Genetic validation of a therapeutic target in a mouse model of ALS. Sci Transl Med. 2014; 6: 248ra104.

[6] Tao Y, Zhang SC. Neural Subtype Specification from Human Pluripotent Stem Cells. Cell Stem Cell. 2016; 19: 573-86.

〈鈴木直輝〉

Q6 運動ニューロン疾患に対する核酸医療は将来どうなりますか？

はじめに

　2015 年までに核酸医薬品として上市されているものは 3 製品のみで，残念ながら神経疾患に対する核酸医薬品は存在しなかった．2016 年 12 月 23 日に筋萎縮性側索硬化症（ALS）と同じ運動ニューロン疾患である脊髄性筋萎縮症（SMA）に対する核酸医薬品［Nusinersen（商品名: SPINRAZA）］が第 3 相試験の結果を受けて米国食品医薬品局（FDA）から承認された．これ以外にも臨床試験レベルでは，神経疾患に対する核酸医薬品の開発は非常に盛んに行われている．本稿では，ALS に対する核酸医薬品の開発状況と今後の展望について概説する．

1. 核酸医薬品の種類

　核酸医薬品自体が多様化しつつあり，定義自体は難しいが，化学合成より作られた直鎖状に結合したオリゴヌクレオチドである．天然型核酸または修飾型核酸のいずれかまたは両方から構成される．必要に応じてポリエチレングリコール（polyethylene glycol: PEG）やリガンド分子が結合される．生体内で転写されることなく，直接 DNA や RNA あるいはタンパク質に作用して薬効を発揮する．核酸医薬は遺伝子発現を介さない点や人工的に合成された核酸を使う点で，ウイルスベクターや最近の酵素的に合成した mRNA をドラッグデリバリーシステム（drug delivery system: DDS）にて送り込む技術とは区別される．さらにその中でも塩基配列に非特異的な機序と特異的な機序がある．配列非特異的な機序として，核酸が立体構造を呈して主に膜受容体や細胞外タンパク質を標的として結合して薬効を示すアプタマーなどがある．タンパク質の構造を認識して結合する点で，抗体医薬に類似する．核酸医薬品の中で唯一日本でも承認されている加齢黄斑変性症に対するペガプタニブがその代表例である．それに加え最近では細胞表面の Toll 様受容体や自然免疫受容体に作用して自然免疫系を活性化させる誘導体の開発も行われている．一方で配列特異的として働く核酸医薬品は標的遺伝子に相補的に結合し遺伝子の転写・翻訳やスプライシングの制御または遺伝子自体を切断して機能を発揮する．現時点で，神経・筋変性疾患に対して開発中の核酸

医薬品としては，配列特異的機序で効力を示すアンチセンス核酸と siRNA が中心である．

■1 アンチセンス核酸（antisense oligonucleotides: ASO）

ASO は標的遺伝子に相補的な配列（アンチセンス配列）を持つ人工的に合成された核酸により構成された 1 本鎖核酸で，標的遺伝子とワトソンクリック型の塩基対を形成して，配列特異的に 2 本鎖を形成する．各種疾患で mRNA，pre-mRNA，microRNA や non-coding RNA などが標的として研究や臨床開発が行われている．作用機構は RNase H 非依存性/RNase H 依存性に分類される．

（1）RNase H 非依存性

RNase H 非依存性作用では ASO は標的の遺伝子には結合するが，RNase H を介した標的遺伝子の分解は行われない．主に以下の 2 つの機序があげられる[1]．標的 RNA の翻訳開始部位（TSS）に結合して転写因子の結合を阻害し，タンパク翻訳を阻害する方法（steric blocking）．代表例として，世界で初めて上市されたサイトメガロウイルス性網膜炎に対するホミビルセンがある[2]．エクソン性スプライシングサイレンサ（ESS）やエクソン性スプライシングエンハンサー（ESE）などのスプライシング調節部位に結合をすることでスプライシング関連タンパク（スプライソソーム）の結合を阻害し，エクソンの新たなる導入（exon inclusion）やエクソンの除去（exon skipping）を誘導させる．Exon inclusion では代表的なものは IONIS Pharmaceuticals（以下 IONIS）社と Biogen 社が共同開発している SMA に対する Nusinersen があげられる．Exon skipping の代表的なものとしては 2016 年に迅速承認（市販後，有効性検証のための試験が必要）されたジストロフィン遺伝子を標的とした Duchenne 型筋ジストロフィー（DMD）に対する Eteplirsen があげられる．これらの場合，すべてオリゴヌクレオチドを修飾型核酸で構成するか，Mixmer と呼ばれる修飾型核酸と天然型核酸を組み合わせることにより標的遺伝子と結合しても RNase H により認識されにくくなる．

（2）RNase H 依存性

現在，開発中の核酸医薬品では SMA・DMD 以外の神経・筋疾患に対しては RNase H 依存性作用を利用している　表1．RNase H は DNA/RNA 2 本鎖のうち RNA のみを切断するエンドヌクレアーゼで 1979 年にその知見が発表されている．ASO を導入すると塩基配特異的に標的 RNA と結合し，形成した ASO/RNA の 2 本鎖を RNase H が認識して標的 RNA のみを分解する[1]．ASO を修飾

6
運動ニューロン疾患に対する核酸医療は将来どうなりますか？

表1 神経・筋疾患に対する主な核酸医薬品の開発状況

薬剤名	標的	作用	対象疾患	投与経路	Phase	Trial ID
Eteplirsen	Dmd	Splicing modulation	Duchenne型筋ジストロフィー (エクソン51)	静脈内投与	Accelerated Approval	NCT02255552
SPINRAZA	SMN2	Splicing modulation	脊髄性筋萎縮症 (Type 1に相当)	髄腔内投与	Approval	NCT02193074
SPINRAZA	SMN2	Splicing modulation	脊髄性筋萎縮症 (Type 2 or 3に相当)	髄腔内投与	3	NCT02292537
IONIS-TTR_{Rx}	TTR	RNase H	家族性アミロイドポリニューロパチー	皮下投与	3	NCT01737398
Patisiran	TTR	SiRNA	家族性アミロイドポリニューロパチー	皮下投与	3	NCT01960348
IONIS-DMPK_{Rx}	DMPK	RNase H	筋強直性ジストロフィー	皮下投与	1/2	NCT02312011
IONIS-HTT_{Rx}	HTT	RNase H	Huntington病	髄腔内投与	1/2	NCT02519036
IONIS-SOD_{Rx}	SOD1	RNase H	筋萎縮性側索硬化症	髄腔内投与	1	NCT02623699
ATL1102	VLA-4	RNase H	多発性硬化症	皮下投与	2	ACTRN12608000226303
NS-065/NCNP-01	Dmd	Splicing modulation	Duchenne型筋ジストロフィー (エクソン53)	静脈内投与	1/2	NCT02081625/NCT02740972
DS-5141b	Dmd	Splicing modulation	Duchenne型筋ジストロフィー (エクソン45)	皮下投与	1/2	NCT02667483

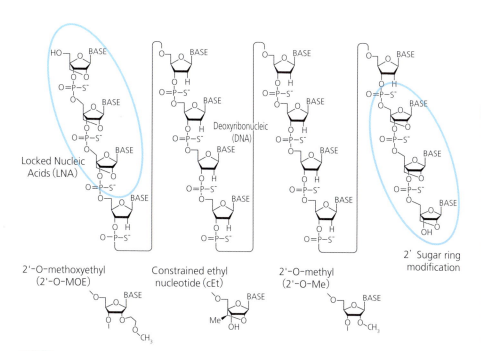

図 1　Gapmer 構造
図は全長が 16 塩基で　LNA が両端に 3 塩基（楕円部分）ずつ，中心に DNA が 10 塩基並んだ Gapmer 構造である．すべての核酸間結合は phosphorothioate (PS) 化されている．下段は臨床開発で用いられている主な修飾型核酸である．

型核酸のみで構成すると安定性や薬物動態の改善に役立つが，標的遺伝子と結合しても RNase H には認識されにくくなる[2]．その為に開発されたのが Gapmer 構造である　図 1．Gapmer 構造は中央に DNA 構造を持つことにより，RNase H に認識されるが，DNA 構造のみでは血中などのエキソヌクレアーゼに分解される．エキソヌクレアーゼ耐性の為に両端に 2〜5 塩基の修飾核酸を導入する．またそれ以外に核酸間結合を phosphorothioate (PS) 化しておりヌクレアーゼ抵抗性と血漿タンパクとの親和性をさらに増強させている．

2 siRNA

　　siRNA は 3' 側が 2 塩基突出した構造を持つ 21 塩基前後の短い 2 本鎖 RNA で，配列特異的に mRNA の切断・分解を誘導しタンパク翻訳を阻害する RNA 干渉 (RNA interference) という遺伝子抑制機構を利用している（2006 年アンド

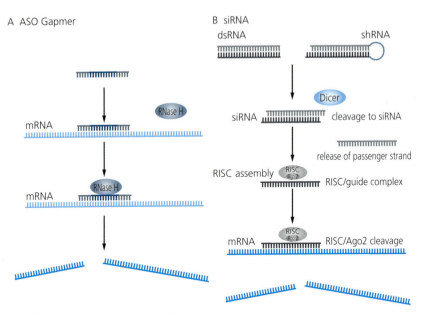

図2 Gapmer/siRNA のメカニズム
A: Gapmer 構造をした ASO が相補的な mRNA に結合し，ASO/RNA 2 本鎖を形成する．RNaseH が ASO/RNA 2 本鎖の RNA を切断する．
B: dsRNA や shRNA は Dicer により，siRNA となる．二本鎖である siRNA は RISC に取り込まれて 1 本鎖（ガイド鎖）になり，それによって活性化された RISC/ガイド鎖は配列特異的に細胞質で mRNA を切断する．

リュー・ファイアーとクレイグ・メローはノーベル賞受賞)[3]．Dicer によるプロセシングを経て 2 本鎖の siRNA は細胞内で Ago2 タンパクなどと複合体（RNA-induced silencing complex: RISC）を形成し，この複合体の中でパッセンジャー鎖は分離され，ガイド鎖が 1 本鎖となる．RISC 内に残ったガイド鎖が標的 mRNA を誘導してエンドヌクレアーゼ活性を持つ Ago2 が標的 mRNA を切断する．siRNA 自体が分解されやすい RNA の為に ASO と同様，安定性の改善のために 2'-OMe，2'-F など化学修飾や核酸間結合に phosphorothioate（PS）化を施す．siRNA は血中滞留性が悪く，肝臓や癌組織以外へのデリバリーが困難であるためリガンドを結合するなど血中滞留性や組織移行性を高める工夫がされている．

2. 筋萎縮性側索硬化症（ALS）への応用

1 スーパーオキシドディスムターゼ 1（superoxide dismutase: SOD1）変異型家族性筋萎縮性側索硬化症（fALS）

SOD1 変異由来 fALS は fALS の 20%，孤発性 ALS（sALS）の 2%を占めると考えられている[4]．ご存知の通り，fALS では初めてみつかった原因遺伝子である．変異 SOD1 自体の loss of function ではなく，gain of toxic function が原因と考えられているため，変異 SOD1 タンパクの発現抑制により，ALS の進行が抑制されると考えられる．また SOD1 ノックアウトマウスでも運動ニューロン死を起こさないことが gain of toxic function の根拠となっている．G93A 変異 SOD1 トランスジェニックマウス・ラットは変異型 SOD1 を過剰に発現しており，進行性の ALS 用症状を呈する．同モデルにさまざまなウイルスベクターで SOD1 に対する shRNA を導入し変異 *SOD1* 遺伝子を抑制した結果，発症の遅延や進行抑制することが知られている[5]．一方で SOD1 変異に対する ASO の研究は Smith らが発表している[6][7]．G93A 変異 SOD1-ALS モデルラットや正常の霊長類に対して，SOD1 に対する ASO を脳室内投与する実験を行った．その結果，ラットおよび霊長類で ASO は脳・脊髄で広く分布していた．かつ ALS モデルラットでは SOD1 タンパク質の発現抑制し，生存期間の延長を確認している．さらに IONIS 社は他の研究では脳室内投与ではなく，霊長類の髄腔内投与でも，脳内に ASO が広がることを確認している．これに基づき IONIS 社は SOD1 変異型 fALS で ASO の髄腔内投与で，安全性と忍容性を検証する臨床試験を行った[8]．薬剤名 ISIS 333611 は 11.5 時間をかけて投与され，0.15 mg/0.5 mg/1.5 mg/3 mg の 4 群で実施された．髄腔内投与に伴う副作用以外は認められず，非臨床試験で予想された通り，髄液と血中の ASO 濃度は投与量依存的であった．この臨床試験は髄液での ASO の動態をみたという点でも非常に重要な試験であった．また臨床試験後，亡くなられた患者さんで ASO を評価したところ，腰部から頸部にかけて広がっており，投与部位から遠ざかるほど濃度が低く霊長類で予想された結果に近かった．また脳脊髄液中の SOD1 蛋白の測定を同時に行っていて，治療マーカーとして有用と考えられている．さらに新たな試験として，SOD1 変異型 fALS に対する BIIB067 の単回投与および複数回投与，また sALS の単回投与を北米および欧州で計画し，患者募集を開始している[9]．特筆すべきことは sALS でも開始したことである．misfolded SOD1 の sALS の関与については，いまだ結

論が出ていない．しかし misfolded SOD1 や翻訳語修飾で構造変化した SOD1 蛋白のみを特異的に認識する抗体が，sALS の脊髄で染色されることや，いくつかの細胞実験からその関与について疑われている．今回の臨床試験はその知見に基づいて計画されたと考えられ，非常に興味深い．今後の経過を見守りたい．

2 C9*ORF*72 変異型家族性筋萎縮性側索硬化症

2011 年，*C9ORF*72 は前頭側頭型認知症（FTD）を合併する筋萎縮性側索硬化症（ALS）の原因遺伝子として同定された．イントロン 1 の非翻訳領域における GGGGCC 反復配列の異常伸長が報告されている．sALS の 10％以上，fALS の 25％以上に認められると報告されている[4]．欧米で特に多いこともあり，欧米での関心が非常に高い．C9ORF72 タンパク質の生体内での役割は不明であるが，この変異を有する患者の大脳や脊髄のニューロンの核内には，反復配列を含む RNA の異常凝集体（RNA foci）や GGGGCC 反復配列からの non ATG 翻訳（RAN translation）による dipeptide repeat protein（DRP）が蓄積しており，それらが関与している可能性が示唆される．病態としては①異常伸長した GGGGCC 反復配列を含む RNA の異常な凝集体（RNA foci），②異常伸長した GGGGCC 反復配列からの RAN translation による DRP の蓄積，また③異常伸長による C9ORF72 の機能低下（haploinsufficiency）も否定されていない．①，②が原因であれば GGGGCC 反復配列を含む RNA を ASO で低下させることが RNA の異常凝集体または異常 DRP を減少させ，治療戦略となりうる．Lagier-Tourenne らは 6 種類の *C9ORF*72 を標的とする ASO を作製して，患者由来線維芽細胞でその効果を検討している[10]．すべての ASO で GGGGCC 反復配列は抑制され，RNA foci も減少した．また GGGGCC 反復配列の上流を標的とした 2 つの ASO は GGGGCC 反復配列以外のすべての *C9ORF*72 の isoform には影響を与えなかった．患者由来の iPS 細胞でも検討されている．また正常マウスの脳に ASO を投与して動物での忍容性を確認しているが RNA の発現を低下させても，*C9ORF*72 変異を持つ患者でみられるような TDP-43 の局在異常や行動異常などは認められなかった．Jiang らは GGGGCC の 450 リピートの反復配列を有するマウスモデルを作製した[11]．このマウスモデルは RNA 凝集体の蓄積と，異常 DRP の蓄積がみられ，海馬での神経細胞の脱落と認知機能障害などを生じている．このモデルマウスに対してイントロン 1 の反復配列上流を標的とした ASO の単回投与により，センス鎖の RNA foci のみ減少させた．*C9ORF*72 の 3 つの mRNA isoform の発現は変化せず，反復配列の RNA のみ減少させた．また DPR

のうち polyGP と polyGA を減少させ，かつ行動障害の改善も認めた．また著者たちは haploinsufficiency の可能性の検討の為に *C9ORF72* のノックアウトマウスを作製している．*C9ORF72* 遺伝子を50％ノックダウンした場合，明らかな運動症状は認めず，脾腫やリンパ節腫脹などの免疫異常などの特徴がみられた．しかし実際の患者ではみられないこともあり，*C9ORF72* の異常伸長による gain of toxic function の可能性が高いと考えられている．すでに，IONIS 社は臨床試験の準備を開始しており，2017年第一四半期に開始されることが予想されている．遺伝子の発見からわずか6年であり，ここからも本疾患への関心の高さが覗われる．このように ASO の治療の場合は対象疾患において gain of toxic function が原因であり，かつ正常も含め強く遺伝子抑制した場合も表現型が出ないことが望まれる．例えば TDP-43 は変異型 TDP-43 を導入したマウスモデルでは，細胞質内に TDP-43 陽性の封入体が形成されるが核内 TDP-43 の消失を伴わず運動ニューロンが変性脱落する．一方，TDP-43 欠損マウスのホモ接合体は胎生致死である．また患者の前角細胞では TDP-43 が核内で消失しており，細胞質内でユビキチン陽性，TDP-43 陽性の封入体が形成されることから，核内 TDP-43 は正常な機能を喪失していると考えられている．神経細胞特異的に TDP-43 をコンディショナルノックアウトマウスでは，進行性の運動障害，筋萎縮などがみられ，また，病理学的には運動ニューロンの脱落，脳神経核の変性などが，sALS でみられる臨床および病理所見がみられている．このような場合，単純に ASO で TDP-43 を落とすだけでは病態が改善する可能性は低いと考えられる．

Pearls

核酸医薬としての ALS に対する臨床試験では第2相試験が進行していることは大きな進捗である．Hantington 舞踏病や筋強直性ジストロフィーでもすでに核酸医薬品の臨床試験が始まり，研究レベルでも多くの神経疾患で応用研究が進んでいる．ただ，いずれも遺伝性疾患で，異常な遺伝子またはその転写物の発現が原因になっている疾患である．しかし核酸医薬品は任意の遺伝子を標的にできて，かつその顕著な遺伝子抑制効果や最近では標的遺伝子の発現上昇が可能になりつつあるなど高い潜在能力がある．家族性および孤発性 ALS でも病態解明が進めば新たな標的がみつかり，ASO を用いた新しい治療法が突破口になることが期待される．

文献

1. Bennett CF, Swayze EE. RNA targeting therapeutics: molecular mechanisms of antisense oligonucleotides as a therapeutic platform. Annu Rev Pharmacol Toxicol. 2010; 50: 259-93.
2. Monia BP, Lesnik EA, Gonzalez C, et al. Evaluation of 2'-modified oligonucleotides containing 2'-deoxy gaps as antisense inhibitors of gene expression. J Biol Chem. 1993; 268: 14514-22.
3. Elbashir SM, Harborth J, Lendeckel W, et al. Duplexes of 21-nucleotide RNAs mediate RNA interference in cultured mammalian cells. Nature. 2001; 411: 494-8.
4. Taylor JP, Brown RH Jr, Cleveland DW. Decoding ALS: from genes to mechanism. Nature. 2016; 539: 197-206.
5. Saito Y, Yokota T, Mitani T, et al. Transgenic small interfering RNA halts amyotrophic lateral sclerosis in a mouse model. J Biol Chem. 2005; 280: 42826-30.
6. Smith RA, Miller TM, Yamanaka K, et al. Antisense oligonucleotide therapy for neurodegenerative disease. J Clin Invest. 2006; 116: 2290-6.
7. Reddy LV, Miller TM. RNA-targeted Therapeutics for ALS. Neurotherapeutics. 2015; 12: 424-7.
8. Miller TM, Pestronk A, Darid W, et al. An antisense oligonucleotide against SOD1 delivered intrathecally for patients with SOD1 familial amyotrophic lateral sclerosis: a phase 1, randomised, first-in-man study. Lancet Neurol. 2013; 12: 435-42.
9. Single and Multiple Dose Study of BIIB067 (Isis-SOD1Rx) in adults with amyotrophic lateral sclerosis (ALS). Available from: https://clinicaltrials.gov/ct2/show/NCT02623699
10. Lagier-Tourenne C, Baughn M, Rigo F, et al. Targeted degradation of sense and antisense C9orf72 RNA foci as therapy for ALS and frontotemporal degeneration. Proc Natl Acad Sci U S A. 2013; 110: E4530-9.
11. Jiang J, Zhu Q, Gendron TF, et al. Gain of toxicity from ALS/FTD-Linked repeat expansions in C9ORF72 is alleviated by antisense oligonucleotides targeting GGGGCC-containing RNAs. Neuron. 2016; 90: 535-50.

〈永田哲也　吉岡耕太郎　横田隆徳〉

治療，治験，将来的治療 IV

リハビリテーション・代替コミュニケーション V

栄養管理，経管栄養 VI

呼吸管理，緩和ケア VII

告知，その他 VIII

病型，病態，病因，経過（予後） I

診断，遺伝学的検査 II

検査，機能評価 III

| Ⅰ 病型，病態，病因，経過（予後） | Ⅱ 診断，遺伝学的検査 | Ⅲ 検査，機能評価 | Ⅳ 治療，治験，将来的治療 |

ALSに対してどのようなリハビリテーションがあり，どの程度が適切ですか？

1. 概要

　リハビリテーション（rehabilitation）は，「身体的，精神的，かつまた社会的に最も適した機能水準の達成を可能とすることによって，各個人が自らの人生を変革していくための手段を提供していくことを目指し，かつ時間を限定したプロセスである」と定義される（1982年，国連・障害者世界行動計画）．一般的には身体機能の回復を目標としたトレーニングがイメージされることが多い．しかしながら，筋萎縮性側索硬化症（amyotrophic lateral sclerosis: ALS）は進行性・致死性の神経変性疾患であり，いまだ有効な治療法がない．さらに，ALSの症状は四肢の筋力低下，痙性（spasticity）による疼痛，疲労，構音障害，嚥下障害，呼吸障害と多岐にわたる．ALS患者に対するリハビリテーションは，単なる身体機能回復を目標とするのではなく，患者の自立期間の延長や個々の症状の軽減，ひいては充実した生活を実現できるようサポートすることに重点を置いて行うべきである．

2. 四肢の筋力低下に対するリハビリテーション

1 運動療法の有用性

　ALSに対する運動療法は，適切に行われるべきである．ALSに対して行われる運動療法を 表1 に示す[1]．ストレッチや可動域訓練は一般的に病初期から行われ，疼痛や機能制限を引き起こし得る関節拘縮を防ぐのに有用である．また，中等度の抵抗運動や有酸素運動は患者の身体機能低下を抑制する効果があることが証明されている[2,3,4]．25名のALS患者を対象とした研究では，日に30分程度のウォーキングやサイクリング，水泳などの有酸素運動を行った患者群は，運動を行わなかった患者群に比して，3カ月後のALS機能評価スケール（ALS functional rating scale: ALSFRS）と筋緊張評価スケール（Ashworth spasticity scale）の増悪が有意に抑制された[2]．また，別のランダム化比較試験では，四肢の中等度の抵抗運動を行った患者群では，6カ月でALSFRSの増悪が有意に抑制された[3]．さらに本邦においては，機能障害が軽度のALS患者に対して，日常

表1	ALS 患者に対する運動療法		

運動	目的	注意点
柔軟運動	拘縮の予防，痙性に伴う疼痛の軽減	病初期から開始する．患者が自力で行えなくなった場合には介助者が行う．
強化運動	筋力の維持，機能維持期間の延長	過度の抵抗運動は避ける．患者が苦痛なく20回連続して行える程度の負荷が適切．1クール10回を2〜3クール行う．MMT＝3未満の筋に対しては施行しない．
有酸素運動	機能的自立期間の延長，気分・睡眠・QOL の改善	中等度の負荷（運動中会話できる程度）がかかる程度の運動を週2〜3回，10分程度行う．転落のリスクがある運動は避ける．
バランス運動	転倒リスクの軽減	PT の監視下で行う．

MMT: 徒手筋力検査（Manual Muscle Testing），PT: physical therapist,
QOL: quality of life.

(Majmudar S, et al. Muscle Nerve. 2014; 50: 4-13[1]より一部改変)

生活動作の練習や歩行などの全身運動を行うことにより機能低下が軽減されることが，Kamide らにより明らかにされている[5]．しかしながら，運動後30分以上持続する疲労や筋の疼痛をもたらすような高強度の抵抗運動は，運動機能を悪化させることが動物モデルで示されており，注意が必要である[4][6]．

2 補助具の使用

四肢の筋力低下に従い，日常生活動作を行うことが困難となるが，補助具を使用することによって患者の自立期間を延長させることが可能である．　表2　に補助具の例を示す．その他にも，杖や歩行器，車椅子などが用いられる．個々の患者の状態に応じ，適切な補助具を使用することが重要である．

表2	ALS 患者に対して用いられる主な補助具	

	装具	目的
上肢	Resting hand splint	手首および手指の拘縮を予防する．
	Anti-claw	中手関節の伸展を予防し，鷲手変形を防ぐ．
	Volar cock-up	手関節を20〜30°伸展させ，手関節伸筋の筋力低下をサポートする．
	Short opponens	母指対立筋・母指伸筋の筋力低下をサポートする．
下肢	Ankle-foot orthoses（AFOs）	軽度から中等度の下垂足をサポートする．

(Majmudar S, et al. Muscle Nerve. 2014; 50: 4-13[1]より一部改変)

3. 嚥下障害に対するリハビリテーション

ALS の嚥下障害に対して，有効性が報告されている運動療法はない[1]．しかしながら，食物形態や食事方法を工夫することにより，より長期間の経口摂取が実現可能となる．食物形態としては，一口分を小さくする，固形物と水分を交互に摂取させる，とろみを付けた食物を摂取させることなどが例としてあげられる．食事方法としては，咀嚼時間を延長させる，頭部を前屈して嚥下させる，食事中に会話をしないようにする，食事に集中させることなどがあげられる．個々の患者の性質に応じて適切な対処を行うことが必要であり，ベッドサイドにおける観察も重要となる．これらの対処を行っても十分な栄養を経口摂取できない場合や，誤嚥性肺炎が生じるリスクが高い場合，栄養確保のために経皮的胃瘻造設術 (percutaneous endoscopic gastrostomy: PEG) などの代替療法を考慮すべきである．

4. 構音障害に対するリハビリテーション

ALS の構音障害に対して，有効性が報告されている運動療法はない[1]．しかしながら，環境調整や会話訓練により，コミュニケーション能力の向上が期待できる．騒音のない部屋で，患者と会話者の距離を縮め，面と向かってゆっくりと発音し，身振り手振りを大きくすることで，コミュニケーションをより良く行うことができる．長時間の会話の前には休憩をとることで，持久性を保つことができる．患者と介護者の間で理解し合えるようなコミュニケーションツールを構築しておくことも重要である．

構音障害が進行し，言語によるコミュニケーションが困難となった場合には，代替コミュニケーション (augmentative and alternative communication) デバイスが有用となる．

5. 呼吸機能低下に対するリハビリテーション

■ 運動療法の有用性

ALS の呼吸機能低下に対して，呼吸筋トレーニング (respiratory muscle training: RMT) が有用であるという報告がある[7]．26 名の ALS 患者を対象とし，

最大吸気圧（maximum inspiratory pressure: MIP）の30〜40％にあたる圧をかけた吸気筋トレーニング（inspiratory muscle training: IMT）を10分間，1日おきに8週間行った患者群では，トレーニングを行わなかった群に比して最大呼気圧（maximum expiratory pressure: MEP），MIPおよび最大換気量（maximum voluntary ventilation: MMV）が有意に改善した[7]．さらに，同様のトレーニングを施行した患者群では生存期間が延長したという報告もある．しかしながら，呼吸筋トレーニングを行っても呼吸機能が改善しなかったという報告もあり，一定の見解はない．

6. 他の症状に対するリハビリテーション

1 疼痛に対するリハビリテーション

ALSでは感覚異常を認めないのが一般的であるが，筋力低下や痙性のために疼痛を訴える患者が多い．疼痛は病初期から認められることもあり，部位としては背部，頸部および肩関節周囲が多い．これらの疼痛に対しては，病初期から関節可動域訓練やストレッチなどの運動療法を行うこと，就寝時や座位をとる際に適切な体位をとらせることなどが有用である．薬物療法としては，非ステロイド性抗炎症薬（non-steroidal anti-inflammatory drugs: NSAIDs）や他の神経傷害性疼痛に対する薬剤（ガバペンチン，プレガバリン，デュロキセチン，三環系抗うつ薬）の投与も行われるが，エビデンスはない．痙性に対する疼痛にはバクロフェン，チザニジン，ベンゾジアゼピンやカンナビノイドなどの投与が試みられている．非薬物療法としてはマッサージや温冷療法，経皮的末梢神経電気刺激（transcutaneous electrical nerve stimulation: TENS），鍼，超音波，イオン導入療法などが行われている[1]．

2 うつ状態に対するリハビリテーション

ALSでは病名の告知，病状の進行に伴い喪失する機能，PEGや気管切開・人工呼吸器装着といった医療処置の選択など，さまざまな問題に直面するため，反応性の抑うつを生じやすい．アメリカの大規模観察研究によると，ALS患者の50％以上が中等症以上のうつ状態となっている[8]．また，中等症以上の抑うつの合併群は非合併群に比して生命予後が不良であり，うつ状態がALS患者の生命予後や生活の質（quality of life: QOL）に有害な影響を及ぼす[8]．したがって，ALSにおいてはうつ状態を治療・改善することが推奨される．うつ状態に対して

有効なリハビリテーションとしては，有酸素運動，音楽療法，認知行動療法など
が有効であるという報告がある．

③ 疲労に対するリハビリテーション

ALS では上位運動ニューロンの機能障害による自発運動の低下，下位運動
ニューロンの機能障害による筋緊張維持力の低下，呼吸機能低下に伴う低酸素血
症などの様々な原因により，しばしば疲労（fatigue）の症状が現れる．ALS 患
者の80％以上が易疲労性を自覚しているという報告がある[9]．疲労に対する確立
された治療法はないが，リルゾール（riluzole）内服開始後に疲労が出現した場
合は副作用の可能性を考えて内服を差し控えること，呼吸筋疲労からくる不眠に
対しては非侵襲的人工呼吸器（non-invasive mechanical ventilation）の導入
を考慮することなどが具体的な対処法として実施されている．また，ナルコレプ
シーや閉塞性睡眠時無呼吸症候群の治療薬であるモダフィニル（modafinil）が
ALS 患者における疲労重症度スケール（fatigue severity scale: FSS）を改善し
たという臨床試験データもある[10]．

7. チーム医療

米国神経学会（American Academy of Neurology: AAN）によれば，ALS 患
者に対して，ALS ケアを専門とするチーム医療クリニックで集学的ケアを行った
群は，そうでなかった群に対して QOL の改善および生存期間の延長が認められ
た[1]．この医療チームには，医師，理学療法士（physical therapist: PT），作業
療法士（occupational therapist: OT），言語療法士（speech therapist: ST），呼
吸療法士（respiratory therapist: RT）および看護師，医療ソーシャルワーカー
などが含まれる．チームの全員は ALS に対して経験と知識のあるプロフェッ
ショナルであり，ALS の多彩な症状や疾患の進行に対する理解があり，患者の訴
えに対して適切な対処や助言を行うことが求められる．ALS 患者に対して病初期
より　図1　のような医療チームを組み，治療にあたることによって，個々の
ニーズに合わせたきめ細やかなケアを行うことが可能となる．

| V リハビリテーション・代替コミュニケーション | VI 栄養管理，経管栄養 | VII 呼吸管理，緩和ケア | VIII 告知，その他 |

1 ALSに対してどのようなリハビリテーションがあり，どの程度が適切ですか？

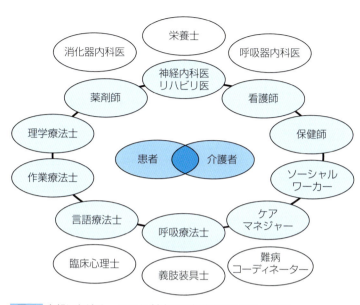

図1 本邦における，ALSに対する理想的な集学的ケアの例

Pearls

ALSに対するリハビリテーションでは，過度の運動は筋力低下を進行させるという報告もあり，どの程度の運動が患者にとって有用であるかが議論となる．2016年12月現在，運動療法に対する一つの無作為化臨床比較試験が完了している（NCT01521728）．この試験は，患者が耐久運動，抵抗運動および関節可動域訓練の3群に割り振られ，6カ月間これらの運動療法を継続するデザインであり，ALSにおける適切な運動量が明らかとなるか，注目されている．

文献

1. Majmudar S, Wu J, Paganoni S. Rehabilitation in amyotrophic lateral sclerosis: Why it matters. Muscle Nerve. 2014; 50: 4-13.
2. Drory VE, Goltsman E, Reznik JG, et al. The value of muscle exercise in patients with amyotrophic lateral sclerosis. J Neurol Sci. 2001; 191: 133-7.
3. Bello-Haas VD, Florence JM, Kloos AD, et al. A randomized controlled trial of resistance exercise in individuals with ALS. Neurology. 2007; 68: 2003-7.
4. Carreras I, Yuruker S, Aytan N, et al. Moderate exercise delays the motor performance decline in a transgenic model of ALS. Brain Res. 2010; 1313: 192-201.

❺ Kamide N, Asakawa T, Shibasaki N, et al. Identification of the type of exercise therapy that affects functioning in patients with early-stage amyotrophic lateral sclerosis: A multicenter, collaborative study. Neuro Clin Neurosci. 2014; 2: 135-9.

❻ Mahoney DJ, Rodriguez C, Devries M, et al. Effects of high-intensity endurance exercise training in the G93A mouse model of amyotrophic lateral sclerosis. Muscle Nerve. 2004; 29: 656-62.

❼ Pinto S, Swash M, de Carvalho M. Respiratory exercise in amyotrophic lateral sclerosis. Amyotroph Lateral Scler. 2012; 13: 33-43.

❽ Thakore NJ, Pioro EP. Depression in ALS in a large self-reporting cohort. Neurology. 2016; 86: 1031-8.

❾ Abraham A, Drory VE. Fatigue in motor neuron diseases. Neuromuscul Disord. 2012; 22 Suppl 3: S198-202.

❿ Rabkin JG, Gordon PH, McElhiney M, et al. Modafinil treatment of fatigue in patients with ALS: a placebo-controlled study. Muscle Nerve. 2009; 39: 297-303.

〈四條友望〉

| V リハビリテーション・代替コミュニケーション | VI 栄養管理，経管栄養 | VII 呼吸管理，緩和ケア | VIII 告知，その他 |

ALS患者の排痰補助として，どのような方法が有用ですか？

1. カフマシーンと自動吸引システム

　ALS患者は，呼吸筋力の低下による換気障害が進行性に増悪するが，問題となるのは換気量の減少だけではない．気管内の痰を，声門を越えて喀出できない状態がある段階から生じ，これが患者を悩ませ，苦しませる．また，気管切開後のALS患者に痰の吸引の問題が存在するが，この痰は，下気道奥からの真の痰よりも，上気道分泌物（唾液，鼻汁など）が声門を越えて気道内に落ち込むことに主要因があり，これが一般的な気管切開管理を行っている患者との違いといえる．球麻痺が生じた場合では，声門が開き放しとなるとともに嚥下が不能となるため，上気道分泌物が容易に気管内に流入する．この問題のために，換気量は保たれていても気管切開を早めねば危険になりうる．気管切開を行う前の排痰管理と，気管切開後の排痰管理はともに重要であるため，本稿ではこれら双方について論じたい．ALS患者の排痰において，気管切開前の主要なデバイスは，カフマシーンであり，気管切開後は自動吸引システムである．これらは，近年の難病関連学会の診療ガイドラインにも掲載されている[1,2]．カフマシーンは，すでにリハビリテーション学会のガイドライン[3]に使用法などが詳述されているため，本項では概要を示すにとどめたい．自動吸引システムは著者らの考案したシステム[4]でもあり，本項で詳述したい．

2. 気管切開前の喀痰管理—カフマシーンについて

　ALSでは，換気能力が落ちても，球麻痺がない場合はNIV（non invasive ventilation：非侵襲的呼吸管理）により換気量を補いQOLの高い生活を維持することが可能である．しかし，NIVは，換気は保たれても，痰を喀出する能力は不十分である．現在はこのような状態に対し，カフマシーンを用いて痰を喀出させることが可能である．カフマシーンとは，機械的に擬似的な咳をさせるという意味の用語である．このシステムについては，MI-E（mechanical insufflation-exsufflation）やMAC（mechanically assisted coughing）と表現されることもあるが，本稿ではカフマシーンと呼ぶことにする．これは30〜40 hPaの陽圧

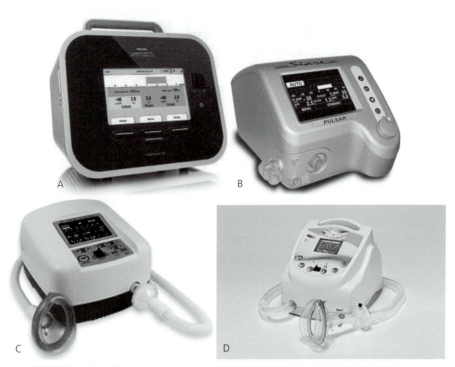

図1 現在使用可能なカフマシーン（写真は販売会社のホームページより収録）
A: カフアシスト E70（フィリップス・レスピロニクス）
B: パルサー（チェスト）
C: コンフォートカフプラス（パシフィックメディコ）
D: ミニペガソⅡ（エア・ウォーター）

を1〜2秒患者にかけたあと，−30〜−40 hPaの陰圧をかけて，下気道内の痰を声門を越えさせるという方法である．昔からある蘇生バッグでの強制換気に似ている部分もあるが，陽圧の後に陰圧をかけるという点が効果的な排痰につながっていると考えられる．気管切開造設前は，マスク型のデバイスを鼻，口を含めた顔にあて排痰を促す． 図1 に，各社から提供されているカフマシーンを示す．カフマシーンの患者回路は，パルサーを除いて1本回路であり，これらは呼気の再呼吸が発生する．そのため動作は陰陽圧単回か，連続的に行う場合も5回以内で実施しなければならない．病院内でカフマシーンを用いることの点数上の評価はないが，在宅医療では，2010年より排痰補助装置加算としてレンタル料金をカバーできるようにになっているため，最近はレンタルによる医療機関へ

の供給が主流となった．実際きわめて有用な機械であり，NIV とカフマシーンが
あれば，球麻痺がなければ，呼吸筋力の低下が相当に進んでも QOL の高い状態
を維持しえる．しかし，球麻痺が進行した場合は，唾液の気管内への流れ込みを
抑制することは困難となる．したがって患者の同意を得て気管切開管理に切り替
えるか，喉頭閉鎖などの咽頭，気道の分離を考慮する必要がある．なお，カフマ
シーンは，気切後も気管カニューレに接続することにより，有効な排痰デバイス
となる．突然の SpO_2 の低下や換気量の低下が生じたときは使いたいデバイスで
ある．

3. 気管切開後の喀痰管理—自動吸引システム

1 ALS 患者の吸引問題

　難病患者の在宅人工呼吸管理が一般化することにより，痰の吸引が在宅介護で
の大きな負担となっていることが明らかとなった．夜間においても 1〜2 時間お
きに吸引をしなければならないことが，介護負担の増大と睡眠不足をもたらし，
過労を深めていた．国もこの問題を認識し，ヘルパーなどの介護職への痰の吸引
を一定の条件のもとに許可するなどの対策[5]がとられたが，夜間就寝時での痰の
吸引は，そのほとんどが家族介護に託されたことは変わらなかった．この実態に
対し，主に夜間の痰の吸引を自動化する目的で，山本らにより構築されたものが，
気管内の低定量持続吸引を行うことによる自動痰吸引システムである[4][5]．当初
は換気損失を微小に抑えるため，ローラーポンプを用いたシステムが考案され，
有効性は高かったが，ポンプ部のチューブに耐久性の問題があり，ピストンポン
プによる低定量持続吸引方式として実用化した．2010 年に，低定量吸引器を徳
永装器研究所（現トクソー技研）からアモレ SU-1 　図2　を，カニューレ内吸引
孔を有する専用気管カニューレとして高研からネオブレスダブルサクションカ
ニューレが，それぞれ薬事承認を取得し，両者を接続することにより自動吸引を
臨床で使用することが可能となった．専用気管カニューレは，カフの大きさや
シャフトがより汎用性の高いダブルサクションカニューレ　図3　が 2013 年に
高研より市販されて現在に至っている．ネオブレスダブルサクションカニューレ，
ダブルサクションカニューレともに，保険医療上は「カフつき吸引機能つき単管」
として請求できるため，運用において患者や診療側に負担が生じない．

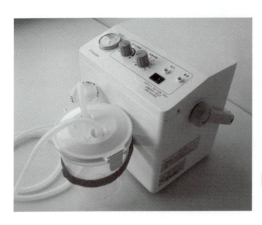

図2 低定量吸引器　アモレ SU-1
　　　（トクソー技研）
1 L/分での持続吸引が可能.

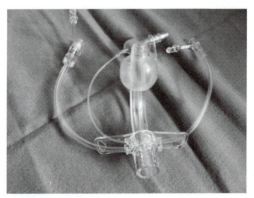

図3 ダブルサクションカニューレ（高研）
カニューレ内部とカニューレ外部（カフ上部）にそれぞれ吸引孔が存在する.

2 自動吸引システム

　人工呼吸管理が行われていることを前提に開発された吸引システムである．持続的に低定量吸引を気管カニューレ内部の吸引孔から行う　図4　．そのため吸引孔が気管粘膜に接触する危険はなく　図5　，持続吸引を行っても粘膜損傷の畏れはない．人工呼吸管理中の患者への吸引システムであるので，換気への影響は小さくなるように設計されている．ただし，小さいといっても 1 L～3 L/分の持続吸引量があるため，換気量や吸気時間を考慮して吸引量を定めねばならない．患者の換気モードが圧管理（PCV や PSV）であれば，自動吸引を 3 L/分で実施

| V リハビリテーション・代替コミュニケーション | VI 栄養管理，経管栄養 | VII 呼吸管理，緩和ケア | VIII 告知，その他 |

2 ALS患者の排痰補助として，どのような方法が有用ですか？

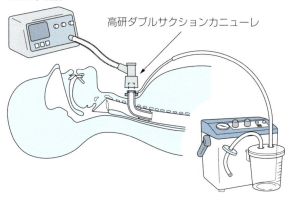

図4 自動吸引システム模式図
気管カニューレ内部の吸引孔より低定量持続吸引を実施する．人工呼吸器を外す必要はない．

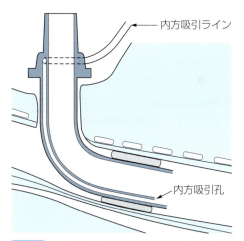

図5 ダブルサクションカニューレの模式図
吸引孔はカニューレ筒内部に開存し，持続吸引しても気管粘膜を損傷しない．

しても，患者の換気量には影響はない．しかし量管理（VCVなど）の場合は，原則1L/分の吸引量までとする．1L/分の吸引量というと多いように感じられるが，実際の換気損失は，吸気時のみに影響するためIE比が1：2であれば，分時換気

量への影響は333 mL/分にとどまる．これを呼吸回数で除したものが，一回換気量での換気損失である．吸引方式は，低圧ではなく低定量である．その理由は，低圧吸引では，陽圧呼吸により換気が吸引ラインからリークするため患者の低換気が発生するおそれがあることと，粘性の高い痰をカニューレ内の狭い流路から抜き出すことが困難であるからである．低定量であるため，換気損失は少量発生するが，予想できない量のエアリークが発生することはない．アモレSU-1は，最大70 kPaの陰圧が可能であり，粘性の高い痰も排除することが可能となる．これらの特長により，人工呼吸を継続したまま効率的で安全な持続吸引が世界で初めて実用化した．

3 臨床使用

　アモレSU-1は2010年の販売開始以来2016年現在で1,000台を越す製品が臨床現場に供給された．その半分は慢性期療養病床での病院内使用であり，残る半数が在宅現場での使用である．これまでに重大な副障害の報告はなく，専用気管カニューレの売り上げも順調に推移しており，使用現場での評価は高い．当院での経験では，ALSでは50 g/日以上の吸引量が見込まれており，用手吸引の頻度は大幅に軽減した．患者がこのシステムに慣れると，用手吸引回数はさらに減少することがある．これは，いずれ気管カニューレの吸引孔で痰をキャッチしてくれると安心して，患者が用手吸引を要求しなくなることが原因と考えられる．当初30〜40 g/日だった吸引量が，70 g/日以上に増加し，用手吸引回数が大幅に減少した症例が存在するし，1日20回程度は必要であった用手吸引が，1週間に1回程度しか必要がなくなったという症例も存在する．患者の信頼度が高まるほど，介護負担も減少させてくれるシステムといえる．なお，用手吸引回数が減少したことをもって肺炎などの頻度は増大せず，むしろ減少していることが報告されている[6]．

4 成果と問題点

　この自動吸引システムは，患者が慣れると効果を高めるシステムである．少なくとも夜間の吸引回数は大幅に減少するため，介護負担の軽減効果は高いといえる．主にALSを想定して開発されたシステムであるが，気管カニューレを装着していれば使用可能であり，多量の痰を有する呼吸器疾患や，脳血管障害後遺症，脊髄損傷患者などで用いることができる．問題点としては，流路の狭い気管カニューレ内の吸引ラインを通して痰を吸引するため，吸引路の閉塞が頻繁に起こ

る症例が存在することである．また，定量とはいえ常時吸引を実施しているため，人工呼吸器が自発呼吸と誤認し，吸気のトリガーを作動させることがありうるし，呼気量（VTe）を測定する人工呼吸器では換気量を過少表示する．これらはトリガーの設定変更や，吸気量（VTi）の表示に替えるなどをして対応可能である．吸引量が過大であると，とくに人工鼻回路の場合，カニューレ内吸引ラインの閉塞が多くなることがある．これは持続吸引量が多い場合，人工鼻が乾燥して吸引回路内を乾燥させやすく，そのため痰を吸引路に固着させやすくすることに原因がある．圧管理の場合3 L/分まで可能としているが，むしろ吸引量を1 L/分に減じた方が詰まりにくくなることをよく経験する．このシステムの問題点は，自動吸引という薬事承認が存在しないことである．世界で初めてのシステムであるためであるが，薬事に承認項目が存在しない．そのため，用いる器具の一般的な薬事承認は取得されているが，自動吸引として使う場合は，医師の裁量による医療行為となる．患者の主治医がシステムを理解したうえで，患者の使用に責任を持つということになる．手術に例えると，自動吸引という手術器具が存在するのではなく，自動吸引という手術法が存在するということである．なお，難病看護分野から，導入と評価の手引き[7]が公開されている．

5 導入の実際

まず，専用気管カニューレが患者に適合するかどうかを判断する．高研製ダブルサクションカニューレは，現在用いている気管カニューレの外径と等しいサイズを選択する．患者の違和感や痛みなどが強い場合は適応外である．以前のネオブレスダブルサクションカニューレの場合は，シャフト長やカーブ，カフ形状が独特であったため，適合率が低いといわれたが，現在のダブルサクションカニューレは，シャフトの形状やカフのサイズは標準的なものであり，ほとんどの患者に違和感なく適合しうる．専用カニューレを装着しえたら，痰が上がってきた状態で，内方吸引ラインに50〜100 mLの大型注射器を接続し，ゆっくり手動で吸引をしてみる．これで痰が吸引排除できれば自動吸引の有効可能性は高い．トクソー技研に連絡をして，アモレSU-1のデモ機を借りて2〜4週間試用する．効果があれば吸引器を購入すればよい．著者によりインターネット上にマニュアル[8]が公開されているので，参考にしていただきたい．なお，システム使用上での問題点や疑問点が生じた場合は，薬事法上の規制のため，メーカーが直接返答できない場合がある．そのような場合は，開発者代表である著者に直接質問していただきたい．アドレスは上記マニュアルに記載されている．

Pearls

　　自動吸引に用いるダブルサクションカニューレは，筒の内側に吸引孔が開けられているため，吸引孔に気管粘膜を吸着することはない．しかし自動吸引を実施すると，まれに血液を吸引することがある．気管カニューレ交換時であれば，交換手技による出血であるが，持続的に血液が吸引される場合は，気管カニューレの不適合の可能性がある．患者の主気管に偏位があると，カニューレ先端が気管粘膜に接触して肉芽形成や出血がありうる．かかる場合は，すみやかに気管支鏡などで原因を調査していただきたい．

文献

❶ 日本神経学会 筋萎縮性側索硬化症診療ガイドライン作成委員会. 筋萎縮性側索硬化症診療ガイドライン 2013. 東京: 南江堂; 2013. p.122-3.

❷ 日本神経治療学会治療指針作成委員会. 標準的神経治療: 重症難病の呼吸ケア・呼吸管理とリハビリテーション. 神経治療. 2013; 30: 193-212.

❸ 日本リハビリテーション医学会, 監修. 神経筋疾患・脊髄損傷の呼吸リハビリテーションガイドライン. 東京: 金原出版; 2014. p.35-8.

❹ 山本　真. たん自動持続吸引システムの開発. 脳 21. 2012; 15: 74-5.

❺ 前田雅英, 他. 看護師等による ALS 患者の在宅療養支援に関する分科会報告書. 厚生労働省. 2003.

❻ 脇坂晃子, 中村奈美, 辻　隆範, 他. 低定量自動吸引器を導入した重症心身障害者および神経筋疾患者 7 例の検討. 脳と発達. 2016; 48: 288-90.

❼ 低定量持続吸引可能な「自動吸引システム」の看護支援の手引き. https://nambyocare.jp/results/jidokyuinshisutemu2015.pdf

❽ 山本　真. 自動吸引マニュアル. http://www3.coara.or.jp/~makoty/als/autosuc_manual_2010/autosuc_manual_01.htm

〈山本　真〉

| V リハビリテーション・代替コミュニケーション | VI 栄養管理,経管栄養 | VII 呼吸管理,緩和ケア | VIII 告知,その他 |

代替コミュニケーション機器はいつ,どのように導入しますか?

　本稿では,運動ニューロン疾患(MND)で,コミュニケーションが取りづらくなってきた患者に代替コミュニケーション(augmentative and alternative communication: AAC)機器を使用してもらうことがテーマである.では,なぜ使用してもらうのか? 言語による意思疎通がしにくくなってきたことを代替する手段を模索するところから始まる.とくに文字化して,意思や意向を確実に表明してもらうことで,療養支援の微調整や判断が可能になる.文字化できなくても困らない状況では,非言語性コミュニケーションでも対応できる.文字化することによって,患者・支援者関係が改善したり,良い状態が維持されることも経験する.

　このテーマは,AAC機器を,いつ,どのように導入するか,についての臨床疑問である.結論から言うと,一定の手順はない.①個別に,その人に合った対応を多職種で連携して試みる.②できるうちに複数の方法を試しておく,の2点に尽きる❶.以下に要点をまとめてみたい.

1. コミュニケーション障害が生じることを伝えておく

　MNDと診断され,病名を伝えられるまでに発症から1年以上かかることも少なくない*1.症状を改善させる治療法はなく,進行していく特性から,医療者も診断名,予後,療養方法を伝えることは容易ではない.しかし,不十分な説明では,療養者(患者および支援者)の理解は得られない.早い段階で,かつ患者の感情に配慮しつつ,進行すると移動や手指の能力ばかりでなく,呼吸,嚥下,コミュニケーション能力が障害され,機能喪失に至ることを伝えておく.多職種で,説明の場の設定,伝達する対象者,内容および方法を事前に打ち合わせる.医師からの説明を行ったあと,看護師などによる対象(患者および支援者)の理解を確認し,医師を含む支援チームでの情報共有を行う.AAC導入が進まない理由のひとつに,療養者側のMND受容が不十分である場合がある.疾患受容を促すためにも,疾患の説明(告知)は重要である.とくに呼吸,嚥下については注目されているものの,コミュニケーション能力に関する説明が置き忘れられることがある.呼吸,嚥下,コミュニケーション,いずれも重要であり,説明時には3点

205

セットとして，適切なタイミングと方法で伝えなければならない[*2,*3]．

2. 患者の多様性と高次脳機能

　AAC 機器の導入には，患者と支援者の双方にコミュニケーションを行う意思と能力が保たれていることが前提である．もともと筋萎縮性側索硬化症（amyotrophic lateral sclerosis: ALS）と前頭側頭型認知症（frontotemporal dementia: FTD）の特徴を併せ持つ患者の存在が知られていた．加えて，両者の共通する病理的特徴として TDP-43 の存在が明らかになったころより，ALS に一定の割合で FTD のような症状が生じてくることを専門家以外の医師も理解するようになってきた．ALS では，コミュニケーション障害や高次脳機能の低下が明らかになる前から，仮名文字の脱字，助詞の脱落，仮名・漢字の錯書，感情の表情認識障害が生じうる[❷❸]．ALS の半数近くに何らかの前頭葉側頭葉の機能低下が，また 10〜15% 近くに FTD の範疇に入る患者がいるとの報告もある[❸]．MND の多くは ALS であるが，ALS は非常に多様な症状を呈する症候群と理解される．コミュニケーションが成立しない場合には，意識レベル，中耳炎など耳科疾患の併存に加えて高次脳機能障害についても念頭におく必要がある．また，認知機能障害のある場合の方が MND の進行も速いことが知られている[*4,*5,*6]．

3. AAC の提示は身近なところから

　各種 IT 機器の進歩は著しい．パソコン（PC）だけではなく，タブレットやスマートフォンなど，利用者は多い．しかし，高齢者や生活弱者では，これらの機器になじみのない方も少なくない．これら IT 機器未経験者では，先ずは手近にある IT 機器に触れてみることから始まる．家族の写真の共有，ゲームなど，機器に触れることを促す．この段階は，家族やインフォーマルな支援者でも十分に対応できる．何らかの電気的シグナルを随意的に発生できれば，信号変換により，さまざまな AAC 機器に接続できる[❹]．随意的なシグナル源として，四肢，下顎，眼瞼，眼球運動等の運動，筋電図，視線，脳波，眼電図，前頭葉脳血流量変動（近赤外光）などが用いられている[❹]．IT 機器は，コミュニケーション手段に特化したものばかりでない．現在ある機器を用いて工夫することも考慮する．タブレットなどに，さまざまなソフトが開発されている．支援チームが，その全てを把握することは困難であるが，患者会や支援 NPO 組織などへ情報提供や支援を依頼

する．もし，患者が過去に PC など IT 機器に触れたことがあっても AAC 導入を受け入れられない場合には，疾患受容など心理的な側面や認知機能などを検討する必要がある．

4. AAC はいつまで使用できるか？

ひとつの機器で最後まで，という機器はない．必ず先を見越しての対応が必要である．綿密に意思疎通ができる間にさまざまな方法を試みることが推奨される．一方，まだある機能が残っているうちに次の段階の方法を先行的に導入することは，疾患の進行・増悪を予見することであり，療養者に受け容れられないことが多い．急速に進行する例では，説明および対応が間に合わないことも生じる．病初期から個別の支援チームを構成し，進行と受容の程度を評価しながら，時間的にも心理的にも余裕をもって IT 機器の導入をはかる．

5. 入力機器固定用の補装具

AAC（IT 機器）の利用にあたっては，病状，体型，使用する姿勢や，設置場所，入力方法に合わせて装置の固定を工夫する．うまく導入できない原因が，入力装置との位置関係の保持が困難になっている場合がある．入力装置固定用の補装具として，前腕懸垂装具，手関節装具，手指装具などを適宜，考慮する．ただし，公費負担が確立していないものも少なくない．諸手続に必要な書類作成や患者会からのレンタルなど，各種ネットワークにより療養者支援に繋げる．

6. 運動機能によるスイッチ操作が困難な場合には

重度障害者用意思伝達装置（生体現象方式）と呼ばれる方式がある．これは，脳波や脳の血流量などの変化を利用して「はい・いいえ」を判定する．対象者は，筋活動: まばたきや呼気など，運動機能によるスイッチ操作が困難な場合，つまり完全閉じ込め状態が念頭に置かれている．相手の呼びかけに対して反応するため，聴覚や認知に問題がある場合にも，反応できなくなる．本邦では下記 2 点が知られている[4]．ただし，いずれの機器も，実際に有効活用できている例はきわめて少ない．

| Ⅰ 病型，病態，病因，経過（予後） | Ⅱ 診断，遺伝学的検査 | Ⅲ 検査，機能評価 | Ⅳ 治療，治験，将来的治療 |

(1) 脳波利用「マクトス Model WX（マクトス）」シリーズ（テクノスジャパン社）

「はい・いいえ」の判定結果が電気的に出力される．理論的には，スキャン入力方式の文字等走査入力方式の機器操作スイッチと組み合わせて利用することも可能である．

(2) 脳血流利用「新 心語り（しん こころがたり）」（ダブル技研株式会社）

ひとつの質問に対する「はい・いいえ」の判定結果が画面で表示される．周囲の人的対応についての可否の検討が必要である．

生態現象方式の導入可否の見極めとして，相反する既知の課題を順に提示して，それぞれの結果がどう出るかの記録をすることが一助となる．生態現象では，必ずしも本人の「はい・いいえ」の意思が100%反映された回答が得られるものではなく，同一の質問を繰り返し，答えてもらうことで正答率を上げる．当初に設定する「はい・いいえ」のデータが，以後のコミュニケーション結果に大きく影響する．初回の設定時には，納入業者に十分な問い合わせを行う．質問の方法など，周囲の人的対応も含めて，身体障害者更生相談所として導入可能と判断されると支給（公費負担）可能となる．該当する機器では，主治医の意見書に大脳の活動についての説明が求められる．脳波の出現が不確実な場合や，前頭葉障害がある場合などでは導入が困難となる．

7. 完全閉じ込め状態

完全閉じ込め状態（totally locked-in state: TLS）は究極のコミュニケーション障害である．都立神経病院のTPPV 70例の後方視的検討で，TLSが11.4%（5年以上TPPV継続例では18.2%），最小コミュニケーション状態（minimal communication state: MCS）は33.3%など，また，その後，全国の神経内科医への調査票によるTPPV 709例の検討でTLSは13%，熊本再春荘病院のTPPV導入患者38名中，TLS移行は10名（26.3%），さらに都立神経病院での76例の後方視的検討では17.3%がTLSに至っていた[5]．TLS例について，発症からTPPVまでの期間が短いことが知られている[5]．

完全閉じ込め状態の背景では，個々の事例において，TLSは，本来その患者が有しているコミュニケーション能力を引き出すための手段が不十分，つまり機器が未開発なのか，それとも神経変性により患者の意思能力そのものが喪失しているのか，が問題となる．期待されるブレイン・マシン・インターフェース（BMI）については別項を参照されたい[*7]．

8. AAC 選択と利用の現状と問題点

1 支援人材

　随意的な生体シグナルが電気信号に変換されれば，さまざまな意思伝達装置に接続できることは述べた．しかし，シグナルを変換する装置（スイッチ）を適合させ，意思伝達装置を調整する上で，IT 機器と疾患の双方に理解と経験のある人材は少ない．患者会，難病相談支援センター，難病医療専門員などへの相談から地域の人材に繋げる．

2 視線入力装置

　視線入力装置は ALS では眼球運動機能が長く残ること，適合をとりやすいことから，非常に有力なコミュニケーション支援機器とされている．廉価な装置が種々開発されてきている．しかし，製品化されたものを入手しようとすると，現状では，購入費用が高い．特例補装具の判定を受けて公費補助も期待されるが，認定基準は自治体ごとに異なり，必ずしも容易ではない．今ある補装具では患者の必要とする機能として使えないことをデータなどで明示する必要がある．

3 その他の機器

　生体電位スイッチ（サイバニック・スイッチ）を利用する機器の研究が進められているが，現時点ではまだ商品化されていない．

4 制度への対応

　障害者総合支援法が 2013 年 4 月に施行された．これまでの支援対象者の定義「重度の両上下肢および音声・言語機能障害者であって，重度障害者用意思伝達装置によらなければ意思の伝達が困難な者」が，「難病患者等については音声・言語機能障害および神経・筋疾患である者」に変更された．つまり，重度の両上下肢障害は必須ではないことになった．さらに，「筋萎縮性側索硬化症等の進行性疾患においては，判定時の身体状況が必ずしも支給要件に達していない場合であっても，急速な進行により支給要件を満たすことが確実と診断された場合には，早期支給を行うように配慮する」との記載が追記された．完全に音声・言語機能を失ってからでは，操作がわからないのか，何ができないのかという確認ができない．確認ができる手段があるうちに確認できるよう，早期の支給を認めている．

この点の認識は MND を診療する医師のあいだでも，まだ十分とはいえない．
＊本巻の他項部分参照について
　＊1　診断までの期間: p.70 を参照
　＊2　告知: p.310 を参照
　＊3　多職種連携チーム: p.333 を参照
　＊4　FTD 認知機能: p.124 を参照
　＊5　FTD の告知: p.316 を参照
　＊6　亜型: p.38 を参照
　＊7　BMI: p.212 を参照

Pearls

それでも大切な「文字盤」

文字盤は電源不要で，コミュニケーション支援に欠かせない．文字盤でのコミュニケーションが十分とれているうちに，IT 機器を使う AAC で細かな内容を伝える技術を習得していきたい．透明アクリル文字盤（対面式）は，大きさ，配置など個別に作成できる．母音式（口文字）は，文字盤がなくともコミュニケーションが可能で，慣れると速く，負担感も少ない．まばたきのみを可動域とした一定条件下の健常対象の検討では，1 回 5 分の試行で 3 日目には速さ，負担感とも良好な結果が得られた　図1　．

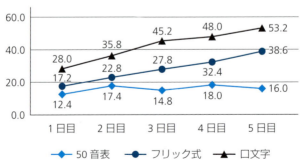

図1　5 分間文字数　平均

文献

1. 日本神経学会, 監修.「筋萎縮性側索硬化症診療ガイドライン」作成委員会, 編集. Clinical Question 9-1〜7, コミュニケーション. In: 筋萎縮性側索硬化症診療ガイドライン 2013. 東京: 南江堂; 2013. p.161-77.
2. Oh SI, Oh KW, Kim HJ, et al. Impaired Perception of Emotional Expression in Amyotrophic Lateral Sclerosis. J Clin Neurol. 2016; 12: 295-300.
3. Phukan J, Elamin M, Bede P, et al. The syndrome of cognitive impairment in amyotrophic lateral sclerosis: a population-based study. J Neurol Neurosurg Psychiatry. 2012; 83: 102-8.
4. 日本リハビリテーション工学協会.「重度障害者用意思伝達装置」導入ガイドライン 2012-2013. http://www.resja.or.jp/com-gl/gl/index.html (accessed 31st Dec, 2016)
5. Nakayama Y, Shimizu T, Mochizuki Y, et al. Predictors of impaired communication in amyotrophic lateral sclerosis patients with tracheostomy-invasive ventilation. Amyotroph Lateral Scler Frontotemporal Degener. 2015; 17: 38-46.

〈成田有吾〉

ブレイン・マシン・インターフェース（BMI）開発はどこまで進んでいますか？

1. BMIの分類

ブレイン・マシン・インターフェース（Brain-Machine Interface: BMI）は，侵襲性の観点からは侵襲型と非侵襲型に大きく二つに分けられる．非侵襲型は頭皮電極や近赤外分光法など非侵襲計測法を用いたもので，その名の通り侵襲性がないのが最大の利点である．一方侵襲型は手術を必要とするが高い性能が得られやすいのが特徴である．侵襲型はさらに高侵襲型と低侵襲型に分けられる．高侵襲型が微小多極針電極を脳実質に刺入するのに対して，低侵襲型は脳表電極（硬膜下電極）を脳表面に置くだけなので，脳実質に対する侵襲が少ない．

2. 非侵襲型BMI

非侵襲型は最初に発案されたBMIであり，1988年にDonchinらは頭皮脳波を用いて注目している文字が点灯したときに出現するP300誘発電位をコンピュータに認識させて意図した文字を表示する装置を開発したと発表している．これは現在P300スペラーとしてよく知られている方法であり，彼らは1分間に26のアルファベットからおおよそ2，3文字を表示することができたと報告した．P300誘発電位は通常と異なる刺激を認知したときに頭頂部に発生する振幅の大きな誘発脳波であり，多少ノイズの多い環境下でも頭皮脳波で容易に計測できるため，現在に至るまで非侵襲型BMIの主流となっている．しかし，点滅する画面に注意を集中する必要があるため疲労しやすく，長時間にわたって常用することは容易でなく，現在まで一般的に利用されるには至っていない．

機能障害の回復が期待できる場合にも，機能回復促進の手段として一時的に利用するため，絶対的な性能よりも非侵襲性が重視されるため，非侵襲型を用いた研究が多い．脳卒中慢性期の運動麻痺の患者を対象とした研究では，麻痺側手の運動想起時の脳律動の変化がうまくでるよう視覚フィードバック効果を利用して訓練したのちに，その脳律動変化にもとづいてBMIにより手指電動装具を用いてリハビリを行ったところ，半数の患者で麻痺側手指進展筋活動がみられるようなったとの報告がある[1]．視覚フィードバックより体性感覚フィードバックの

ほうがより効果的であるとの報告もある．今後リハビリ効果促進技術としての臨床応用が期待される．

3. 侵襲型BMI

　機能障害の程度が大きく，回復が困難で，大幅な機能改善を要する場合には，長期間にわたって，高性能の機能代替が要求される．このような場合には体内埋込装置を用いた侵襲型BMIが適していると考えられる．後述するように，侵襲型機能代替BMIに用いられる主な脳信号としては，針電極から計測される神経細胞の発火活動や集合電位と，脳表電極から計測される皮質脳波がある．

　機能代替型BMIは，筋萎縮性側索硬化症（amyotrophic lateral sclerosis: ALS）をはじめとする神経難病，脊髄損傷，切断肢，脳卒中による身体障害に対する機能代替技術として期待されている．神経難病の多くは稀少疾患であるが，一般的に重症度が高いため，個々の患者の障害機能に対する機能補助の必要度は高い．一方，脳卒中後遺症による機能障害の程度はごく軽度の半身の麻痺から完全な四肢の麻痺までさまざまであるが，国内だけで約200万人と患者数が多い．

　侵襲型BMIは用いられる電極により，刺入針電極型と脳表電極型に分けられる．刺入針電極型では微小な針電極のアレイを刺入する．刺入針電極からは個々の神経細胞のスパイク活動や複数個の神経細胞の集合電位である局所集合電位が計測される．上肢の運動野の神経細胞は，特定の運動方向で特異的に発火頻度が高まるdirectional tuningという特性があり，これを利用すると比較的少数のスパイク活動を計測するだけで，運動方向を推定できる．刺入針電極を利用してピッツバーグ大やブラウン大のグループでは，ロボットアームの3次元制御，カーソル制御を用いた文章作成ができることが発表されている[2]．しかし，刺入針電極は脳実質に対して侵襲性があり，電極の刺入により惹起される炎症反応により年単位で計測効率が低下するため，臨床応用では問題となる．

　脳表電極型では脳表面にグリッド状の皿状電極を留置する．脳表電極から計測される脳波は皮質脳波と呼ばれ，頭皮脳波に比較してノイズが少なく，高周波帯域まで計測できるという特徴がある．皮質脳波を用いた研究により，high γ活動と呼ばれる60〜200 Hzの高周波帯域の脳波が脳機能局在を正確に反映することが明らかになってきた．また脳実質への侵襲が比較的少なく，年単位の長期間にわたる信号安定性に優れていることがサルの実験で示されている．これは臨床応用する上では最も重要な要素の一つであり，手術が必要な点を除けばバラン

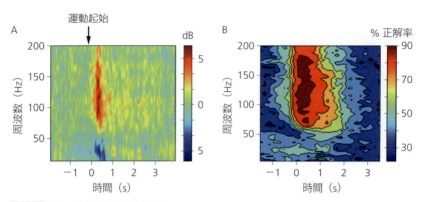

図1 脳律動と解読正解率の関係
A: 手把握時の脳律動変化,把握時にhigh γ帯域(60〜200 Hz)にて信号強度の増加を認める.
B: high γ活動が出ている時間帯で,high γ帯域で解読正解率が高くなる.

スのとれた計測方法である.

4. 脳信号解読と機器制御

　脳表電極型BMIの研究は,難治性てんかんのてんかん焦点同定目的で留置された硬膜下電極を利用できるため,動物実験よりもむしろヒトでの臨床研究が進み,カーソル制御ができることが示された.

　われわれも難治性疼痛,難治性てんかん患者で臨床研究を進めてきた.まず,運動内容解読に有用な皮質脳波の生理学的特徴量を調べた.その結果,場所としては一次運動野,特に中心溝内の一次運動野の脳信号が有用であること,また脳信号の周波数帯域としてはhigh γ帯域の皮質脳波が運動内容推定に有用であることを明らかにした 図1 .さらにこれらを応用して,γ帯域活動を用いたロボットハンドのリアルタイム制御[3],上肢の3次元位置推定,指のレベルでの判別ができること,を報告した.

　われわれが開発した解読・制御システムを 図2 に示す.最初に,運動時の皮質脳波を計測し,大脳の一次運動野に留置した脳表電極から皮質脳波を計測し,0.2秒ごとに解読・制御をリアルタイムに繰り返す.まずガウス過程回帰という方法により,新たに計測した脳信号があらかじめ学習しておいた脳信号のパターンとどれくらい似通っているかを相互情報量という指標で評価する.ガウス過程回帰の相互情報量が閾値を超えた場合にのみ,その脳信号は運動時の脳信号であ

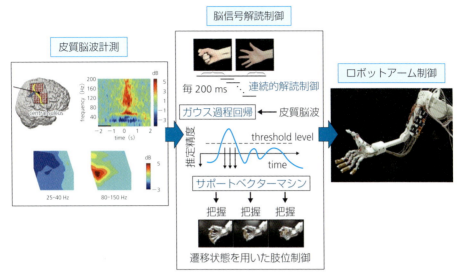

図2 BMIの解読制御アルゴリズム

ると判定して，サポートベクターマシンというパターン認識の方法を用いて，運動内容を推定する．ガウス過程回帰を用いることにより，運動時以外の脳活動や外乱ノイズを排除することができ，サポートベクターマシンに運動時の脳信号のみを入力することにより，全体として運動内容推定精度を高めることができる．最後に，推定した運動内容にもとづいてロボットアームを動かすが，遷移状態という概念を用いる．つまり，「握る」という動きであれば，「握る」という解読結果が何度も連続して続いた時にのみ，ロボットアームに「開く」の姿勢から，「握る」の姿勢に段階的に徐々に姿勢を変えるように設定されている．

　今後の研究課題としては，ロボットアーム操作に関しては現在，手関節に関して握る・開く・つまむの3種の動き，肘関節に関して曲げる・伸ばすの2種の動きを同時独立に解読・制御できるが，今後は肩関節の動きも加えて，腕を伸ばして物体を掴み，口元まで持って行く動作の実現など，より解読・制御の実用性を向上させる必要がある．また深層学習など最新の機械学習法を用いた解読手法の活用も望まれる．

| I 病型，病態，病因，経過（予後） | II 診断，遺伝学的検査 | III 検査，機能評価 | IV 治療，治験，将来的治療 |

5. 重症 ALS 患者に対する皮質脳波を用いた BMI の臨床研究

　われわれは，施設内倫理委員会の承認を得て，重症 ALS 患者を対象として，独自に開発した患者個々人の脳の表面形状にフィットする3次元高密度電極シートを3週間留置し，脳表電極型 BMI の臨床研究を行い，ロボットハンド制御，脳信号スイッチによる文章作成に成功した（http://www.nhk.or.jp/ohayou/marugoto/2013/04/0411.html）．

　患者は 61 歳の男性で6年前に ALS を発症し，1年後には完全四肢麻痺となった．その後，気管切開，人工呼吸管理となった．臨床研究参加時点では僅かな口の動きでスイッチを動作させ市販の意思伝達装置を操作していた．ALSFRS-R は0点と最重症だった．この患者に対して，書面，口頭およびビデオを用いて臨床研究の説明を行い，インフォームドコンセントを得た．臨床研究で定められた適応基準をすべて満たし，除外基準に該当しなかったため，患者に臨床研究に参加いただいた．スクリーニング入院時に大脳皮質運動野の残存機能を評価するため脳磁図検査を行った．手，肘の運動想起により，中心溝付近に明瞭な脳活動（α，β 帯域の信号強度減弱）を認め，完全四肢麻痺ではあるが，大脳運動野の機能は比較的良好に残存しているものと考えられた．

　そこで，患者の脳の表面形状にフィットする3次元高密度電極シートを作成した[4]．まず患者の MRI thin slice 画像から3次元 CAD を用いて，電極留置部位の脳表面形状データを抽出，それをもとに電極シートを成形する型を設計，3次元プリンタを用いて型を作成した．型を用いて電極シートを成形し，手の運動野付近に電極を特に高密度に配置した．

　この電極を開頭手術にて3週間留置し，有線にて体外の脳波計に接続して BMI の評価を行った．その結果，上肢の運動想起にて中心前回の上肢の領域に明瞭な highγ 活動が計測され，手を握る/開く，肘を曲げる/伸ばすという2択の運動想起課題に対して，78.8％と有意に偶然の一致より高い運動内容推定正解率を得た．またロボットアームの操作では，ボールを握ったり，離したりする動作を指示に応じて行うことに成功した　図3　．さらに患者が日頃利用している意思伝達装置を BMI で操作して，「こんにちは」，「さようなら」といった5文字の言葉を1分程度と，患者が普段口の動きで行う意思伝達の速度と同じ速さで作成することができた．

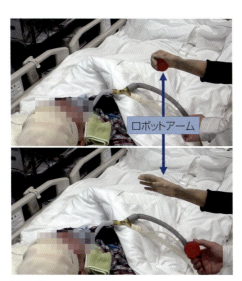

図3 重症ALS患者を対象としたBMIの臨床研究

6. 体内埋込装置の開発

　頭蓋内電極を用いて皮質脳波や神経発火活動などの頭蓋内脳信号を計測すると，正確で詳細な脳情報が得られるため，高性能の脳信号解読・制御が可能になる．しかし，感染のリスクを低減するためには脳信号計測機能を体内埋込化する必要がある．逆にいったん体内に埋め込むといちいち装置の装脱着・調整の必要がなく，いつでもどこでも使えるようになり利便性に優れるという面もある．そこで，脳信号を解読して外部機器を制御することにならんで，体内埋込型BMIの臨床応用では体内埋込装置の実用化がもう一つの鍵となる．

　現在，国内外でBMI用の体内埋込装置の開発が臨床応用を目指して行われている．われわれは平成29年度末からの臨床研究での利用を目指して，脳形状にフィットする脳表電極を用いた128チャンネル硬膜下皮質脳波BMI用の体内埋込装置を開発しており，現在動物実験の段階である 図4 [5]．臨床応用を実現するためには，企業への橋渡しが不可欠であり，そのためにはビジネスモデルの構築とそれに沿った薬事戦略がキーポイントとなる．

　海外では米，独，仏のグループが50〜100電極レベルの埋込装置を開発して

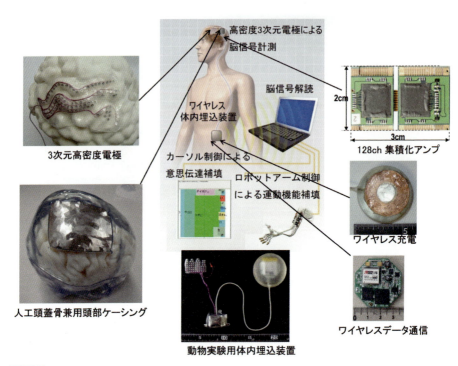

図4 BMI用体内埋込装置

いる.フランスから64チャンネル硬膜外皮質脳波BMI装置,ドイツから32チャンネル装置が発表され,米国からは100チャンネルの刺入電極用埋込装置を動物に長期埋込した報告が発表されている.最近,オランダのグループがclosed loop DBS用の埋込装置を用いてALS患者に対して意思伝達に関する長期の臨床研究を行った例が報告され,注目される.今後は多チャンネル装置での臨床研究の動向が注目される[6].我々のグループでは4096 chという超多チャンネルの体内埋込装置も開発しており,今後小型化が必要であるが,高性能化が期待される.

まとめ

国内外の研究開発動向からは体内埋込型BMIは技術的には今後数年で臨床応用が期待され,神経疾患の新規治療としてその応用を検討する時期にきていると考えられる.ただし,この技術を医療として定着させるためには当面は公的な援

助が必要となると考えられる．その壁を乗り越えることができれば，潜在的に大きなポテンシャルが活かされ，革新的治療として発展が期待されよう．

Pearls

ワイヤレス体内埋込装置を用いた BMI の臨床研究

最近，ワイヤレス体内埋込装置の開発が進み，臨床研究に用いられつつある．本文で紹介したようにオランダのグループが closed loop DBS 用の埋込装置を流用して1年間にわたる臨床研究を行い，閉じ込め状態の ALS 患者で意思伝達ができたことが報告された．僅か1例で，計測した脳波も僅か2チャンネルであるが，New England Journal of Medicine に発表された．今後は 50〜100 チャンネルレベルの BMI 専用に開発されたワイヤレス体内埋込装置での研究・臨床応用が注目されよう．

文献

1. Shindo K, Kawashima K, Ushiba J, et al. Effects of neurofeedback training with an electroencephalogram-based brain-computer interface for hand paralysis in patients with chronic stroke: a preliminary case series study. J Rehabil Med. 2011; 43: 951-7.
2. Collinger JL, Wodlinger B, Downey JE, et al. High-performance neuroprosthetic control by an individual with tetraplegia. Lancet. 2013; 381: 557-64.
3. Yanagisawa T, Hirata M, Saitoh Y, et al. Electrocorticographic control of a prosthetic arm in paralyzed patients. Ann Neurol. 2012; 71: 353-61.
4. Morris S, Hirata M, Sugata H, et al. Patient specific cortical electrodes for sulcal and gyral implantation. IEEE Trans Biomed Eng. 2015; 62: 1034-41.
5. Hirata M, Matsushita K, Suzuki T, et al. A fully-implantable wireless system for human brain-machine interfaces using brain surface electrodes: W-HERBS. IEICE Trans Commun. 2011; E94-B: 2448-53.
6. Vansteensel MJ, Pels EG, Bleichner MG, et al. Fully Implanted Brain-Computer Interface in a Locked-In Patient with ALS. N Engl J Med. 2016; 375: 2060-6.

〈吉峰俊樹　平田雅之〉

栄養管理，経管栄養 VI

運動ニューロン疾患の嚥下機能をどのように評価しますか？

1. ALS機能重症度分類

　ALS（amyotrophic lateral sclerosis）では発症時期には個人差があるものの，経過中に必ず嚥下障害を合併し，他の身体症状と同様に進行性に増悪する．そのため，まず嚥下障害の合併を早期診断し，そして経過を追って嚥下障害の程度を評価することが重要である．

　嚥下機能の評価では，ALS機能重症度分類（ALS functional rating scale: ALSFRS）[1]が広く利用されている 表1 ．この分類の下位項目は5段階で評価され，進行とともに点数が低くなる．「3．嚥下」の項は日常の食事から評価するスケールで，発症早期には「4．正常な食事習慣」であるが，咀嚼の異常や咽頭筋群の筋力低下の出現によって「3．初期の摂食障害（時に食物を喉に詰まらせる）」へと進行する．なお，ここでの「摂食障害」は，「摂食嚥下障害」，あるいは「嚥下障害」を意味する．さらに進行すると「2．食物の内容が変化（継続して食べられない）」となる．この状態は，嚥下障害と呼吸不全のどちらも原因になりうる．すなわち，嚥下障害のために咀嚼できない，食物の送り込みができない，むせるなどの症状が現れ，食形態の変更が必要になる状態と，呼吸不全のために食物が咽頭を通過するときの短時間の無呼吸状態でさえも疲労の原因となり，継続して食べられない状態とである．嚥下障害が悪化し，経口摂取だけでは十分量のエネルギー摂取が困難になると「1．補助的なチューブ栄養を必要とする」状態になる．さらに進行すると経口摂取でのエネルギー摂取が望めなくなり，肺炎発症のリスクが高くなる．この状態が「0．全面的に非経口性または腸管性栄養」である．ALSFRSの「3．嚥下」と「1．言語」「2．唾液分泌」を合わせた球症状スコア（b-ALSFRS）は，嚥下内視鏡の所見と有意に相関する[2]．また，「5．摂食動作」の評価は食事中の上肢の動作を評価するもので，胃瘻を造設していない患者では食事用具の使い方を，胃瘻を造設した患者では指先の動作を評価する．

2. 臨床所見と嚥下障害

　ALSの嚥下障害の原因は嚥下関連筋群の筋力低下が主であるが，下位運動

| | | VI 栄養管理，経管栄養 | | | VII 呼吸管理，緩和ケア | | VIII 告知，その他 |

表1 ALS 機能重症度分類

1．言語	4	会話は正常
	3	会話障害が認められる
	2	繰り返し聞くと意味が分かる
	1	声以外の伝達手段と会話を併用
	0	実用的会話の喪失
2．唾液分泌	4	正常
	3	口内の唾液はわずかだが，明らかに過剰（夜間はよだれが垂れることがある）
	2	中程度に過剰な唾液（わずかだがよだれが垂れることがある）
	1	顕著に過剰な唾液（よだれが垂れる）
	0	著しいよだれ（絶えずティッシュペーパーやハンカチを必要とする）
3．嚥下	4	正常な食事習慣
	3	初期の摂食障害（時に食物を喉に詰まらせる）
	2	食物の内容が変化（継続して食べられない）
	1	補助的なチューブ栄養を必要とする
	0	全面的に非経口性または腸管性栄養
5．摂食動作: 胃瘻の設置の有無により，(1)(2) いずれかの一方で評価する		
(1)（胃瘻なし）食事用具の使い方		
	4	正常
	3	いくぶん遅く，ぎこちないが，他人の助けを必要としない
	2	フォーク・スプーンは使えるが，箸は使えない
	1	食物を誰かに切ってもらわなければならないが，何とかフォークまたはスプーンで食べることができる
	0	誰かに食べさせてもらわなければならない
(2)（胃瘻あり）指先の動作		
	4	正常
	3	ぎこちないがすべての指先の作業ができる
	2	ボタンやファスナーをとめるのにある程度手助けが必要
	1	介助者にわずかに面倒をかける（身の回りの動作に手助けが必要）
	0	まったく指先の動作ができない

(Cedarbaum JM, et al. J Neurol Sci. 1999; 169: 13-21[1])

ニューロン障害による所見（筋萎縮や線維束性収縮など）と上位運動ニューロン障害による所見（反射の亢進や病的反射など）とを併せ持つことに留意する．

表2 に ALS で起こりうる障害と嚥下との関係をまとめる[3]．

咀嚼筋群の障害は側頭筋の萎縮の有無や咀嚼中の下顎運動の振幅，噛みしめた

| 表2 | 筋萎縮性側索硬化症に起こりうる障害と摂食嚥下との関係 |

	臨床所見	嚥下に関わる異常
咀嚼筋群	・側頭筋の萎縮 ・下顎運動の振幅の低下 ・噛みしめたときの咬筋，側頭筋の筋力低下	・咀嚼効率の悪化 ・咀嚼による疲労
顔面筋 口輪筋	・表情が乏しくなる ・顔面のしわの減弱 ・口唇閉鎖の減弱 ・線維束性収縮の出現	・口腔からの漏れ ・ストローを使えなくなる ・舌や頬を噛むようになる
舌筋	・舌の可動域の低下 ・舌運動の左右差 ・舌の運動速度の低下 ・舌の線維束性収縮 ・舌萎縮	・食物のコントロール困難 ・口腔から咽頭への送り込み困難 ・口腔に食物をため込む ・口腔の食物残渣 ・水分のコントロール困難
口蓋帆咽頭筋群	・咽頭反射の減弱，消失 ・咽頭反射の亢進 ・発声持続時の軟口蓋挙上の減弱，消失	・鼻腔への逆流 ・嚥下による催吐反射（咽頭反射）の亢進
発声	・発声持続時間の短縮 ・構音の歪み ・発話明瞭度の低下	・咳や咳払いの障害 ・分泌物の排出困難 ・声門の部分閉塞 ・喉頭攣縮 ・誤嚥
随意の咳	・呼気流速の低下	・分泌物の排出困難 ・分泌物の貯留による誤嚥，肺炎
肺活量	・肺活量の低下	・％肺活量＜50％で胃瘻造設時にリスク
口腔	・口腔内乾燥 ・口腔衛生不良	・気道粘膜の細菌排出困難 ・誤嚥性肺炎発症のリスク
随意の空嚥下	・遅延 ・減弱 ・喉頭挙上不全	・分泌物誤嚥のリスク
頸部筋群	・頸部の後屈 ・首下がり	・嚥下に良い姿勢の保持困難

(Miller RM, et al. Dysphagia in neuromusclar disease. 1st ed. San Diego: Plural Publishing; 2011. p.137-62[9]改変)

ときの咬筋や側頭筋の筋力から評価する．咀嚼筋群が障害されると咀嚼効率が悪くなり，食物を粉砕するための咀嚼回数が増え，疲労が誘発される．また，口輪筋の筋力低下は口唇閉鎖不全の原因となり，口唇からの食物の漏れを認める．舌筋の障害は口腔期の障害の原因になり，特に下位運動ニューロンが障害されると

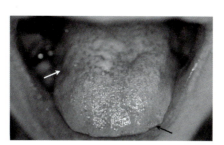

図1　下位運動ニューロンの障害による舌萎縮
筋萎縮性側索硬化症73歳女性．舌の辺縁に凹凸があり，萎縮を認める（矢印）．舌全体に線維束性収縮を認めた．ALSFRS「言語」ではレベル2相当の構音障害を認めた．

舌萎縮 図1 を伴うため，口腔から咽頭への食物輸送が高度に障害される．口蓋帆挙筋が障害されると軟口蓋の挙上が障害され，嚥下時に食物が鼻腔に逆流する．上位運動ニューロンの障害が強いと，嚥下中の食物が刺激になり，催吐反射が出現することがある．

発声の異常は舌運動の障害だけでなく，声門部の運動障害でも出現し，誤嚥や喉頭攣縮の原因になりうる．随意の咳は気道内の分泌物や異物を排出できるかどうか判断する材料となる．また，一般に最大呼気流速が270 L/min未満では異物を排出するのに有効な咳にならないため，分泌物や誤嚥した異物による誤嚥性肺炎発症のリスクがあると判断する．嚥下障害を伴う患者の場合，肺活量の評価は胃瘻造設時期の決定にも重要で，造設時のリスクを軽減するためには，%肺活量が50％未満になる前に方針を決定することが望ましい．口腔の衛生状態を清潔に保つことは，誤嚥性肺炎発症の予防に有用である．唾液の空嚥下させた場合，速やかに，そして十分に喉頭が挙上しなければ嚥下機能は障害されていると判断する．頸部の姿勢から，嚥下に適した姿位を保持するのに十分な頸部筋群の筋力があるかを評価する．

ALS患者の体重減少は必要な栄養摂取や水分摂取ができていないことを示唆するため，日常の診療では，診察のたびに体重を評価することが望ましい．また，嚥下障害の程度を定期に，経過を追って評価するにはYorkstonらの問診表が簡便で，有用である 表3 [4]．この問診票は診察日，体重の記録，嚥下に関わる訴えをチェックリスト形式で記載するもので，どのような対応をしたかも記録できるようになっている．唾液の処理は，前述のALSFRSと併せて確認する．口腔期の障害は，口輪筋，咀嚼筋，舌筋の異常で現れうる症状を評価する．咽頭期の異

| Ⅰ 病型，病態，病因，経過（予後） | Ⅱ 診断，遺伝学的検査 | Ⅲ 検査，機能評価 | Ⅳ 治療，治験，将来的治療 |

表3 筋萎縮性側索硬化症の摂食嚥下障害問診票

患者名＿＿＿＿＿＿＿＿＿＿＿　　　　　　　記録日＿＿＿＿＿＿＿＿
体重＿＿＿＿＿＿＿＿　　　　　　　　　　必要カロリー摂取量＿＿＿＿＿
　　　　　　　　　　　　　　　　　　　必要水分摂取量＿＿＿＿＿＿＿

嚥下に関する訴えチェックリスト

唾液の処理
- ☐ 流涎
- ☐ 唾液過剰
- ☐ 口腔内乾燥
- ☐ 薄い唾液
- ☐ 唾液でのむせ
- ☐ 粘稠な唾液

口腔期の障害
- ☐ 口腔からの食物の漏れ
- ☐ 咀嚼困難
- ☐ 口腔から咽頭への食物の送り込み困難
- ☐ 口腔での食物の溜め込み

咽頭期の障害
- ☐ 嚥下開始困難
- ☐ 鼻腔への逆流
- ☐ 咽頭での食物詰まり感
- ☐ 嚥下後の咳込み

全般的な問題
- ☐ 食事時間の延長
- ☐ 食の楽しみの欠如
- ☐ 不十分なカロリー摂取
- ☐ 不十分な水分摂取

介入

行動的介入
- ☐ 全般（姿勢，速度，量）
- ☐ 特殊な手技（息こらえ嚥下）
- ☐ 窒息の応急処置の準備
- ☐ 食事内容の変更
- ☐ 食事の粘度調整
- ☐ 摂取カロリーアップ
- ☐ 水分摂取量アップ

唾液の問題への薬物治療
- ☐ 量の減少
- ☐ 粘性改善

外科的処置
- ☐ 輪状咽頭筋切断術
- ☐ 気管切開
- ☐ 胃瘻造設

(Yorkston KM, et al. Management of speech and swallowing in degenerative diseases. Texas: PRO-ED; 2003. p.51-83[●]改変)

常は食物輸送の障害と気道侵入に関連した症状から評価する．全般的な問題として，食事時間，食の楽しみ，カロリーと水分の摂取状況を確認する．

3. 検査による評価

　ALSの嚥下機能を他覚的に評価するには，嚥下内視鏡や嚥下造影検査が有用である．嚥下内視鏡は，運動症状が進行した患者に対してもベッドサイドで検査ができ，かつ繰り返し検査を行うことができる利点がある．嚥下内視鏡の評価では，液体，半固形物，固形物の嚥下において，早期咽頭流入（なし＝0，あり＝1），誤嚥（なし＝0，あり＝1），嚥下後の咽頭残留（なし＝0，付着＝1，少量＝2，多

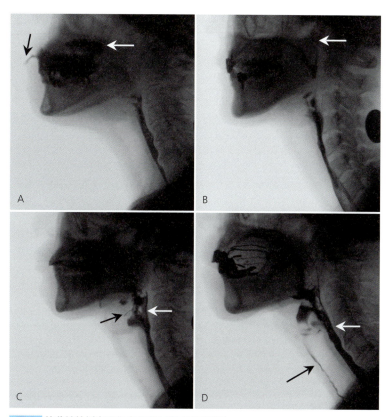

図2 筋萎縮性側索硬化症の嚥下造影検査所見
A：54歳女性．口輪筋の障害のため，口唇から造影剤の漏れを認める（黒矢印）．舌運動は障害され，口腔に残留を認める（白矢印）．咽頭期の障害はない．
B：49歳女性．軟口蓋の挙上が悪く，鼻腔への逆流を認める（白矢印）．
C：52歳女性．咽頭収縮が悪い（白矢印）．喉頭侵入（声帯を越えない喉頭への侵入）を認める（黒矢印）．嚥下後，咽頭残留を認めた．
D：73歳男性．喉頭閉鎖不全のため，多量の誤嚥（声帯を越えた気道への侵入）を認める（黒矢印）．食道入口部の開大は保たれている（白矢印）．

量=3）の所見スコアが，いずれも b-ALSFRS と有意に逆相関する（Spearman's $\rho=0.42〜0.52$）[2]．すなわち，嚥下内視鏡で異常がある場合には，臨床的にも嚥下障害を示唆する所見が多くなる．

　嚥下造影検査は口腔から食道まで広く観察でき，嚥下障害の病態を把握するのに有用である．しかしながら，被曝を伴うことや進行期には検査の実施が困難な例もあることから，経過を追って評価することは難しい．ALS の嚥下造影検査で

は，口腔から咽頭への食物の輸送や咽頭収縮不全，梨状窩での食物残留が多くみられ，食道入口部の開大や喉頭挙上は進行期にも比較的保たれる[5]．嚥下障害が進行すると，食物輸送も嚥下中の気道防御も障害され，口腔や咽頭の残留や誤嚥などを認める　図2．

Pearls

　呼吸運動と嚥下は協調関係にあり，ALSでは嚥下障害と呼吸不全が並行して進行する傾向にある[6]．呼吸不全があるALS患者では，呼吸運動の補助として嚥下関連筋群が動員されるため，嚥下にも影響がでうる．また，嚥下障害があるALS患者は，気道への異物の侵入のため呼吸機能が悪化しうる．ALSでは，呼吸と嚥下の評価を，それぞれに，定期的に行うことが重要である．そして，呼吸と嚥下のどちらかに障害が現れた場合には注意深く観察する必要がある．

文献

[1] Cedarbaum JM, Stambler N, Malta E, et al. The ALSFRS-R: a revised ALS functional rating scale that incorporates assessments of respiratory function. BDNF ALS Study Group（Phase III）. J Neurol Sci. 1999; 169: 13-21.

[2] Fattori B, Siciliano G, Mancini V, et al. Dysphagia in amyotrophic lateral sclerosis: relationships between disease progression and fiberoptic endoscopic evaluation of swallowing. Auris Nasus Larynx. 2016; 44: 306-12.

[3] Miller RM, Britton D. Dysphagia in neuromusclar disease. 1st ed. San Diego: Plural Publishing; 2011. p.137-62.

[4] Yorkston KM, Miller RM, Strand EA. Management of speech and swallowing in degenerative diseases. Texas: PRO-ED; 2003. p.51-83.

[5] Higo R, Tayama N, Watanabe T, et al. Videomanofluorometric study in amyotrophic lateral sclerosis. Laryngoscope. 2002; 112: 911-7.

[6] 野崎園子，国富厚宏，斉藤利雄，他．筋萎縮性側索硬化症患者の摂食・嚥下障害―嚥下造影と呼吸機能の経時的変化の検討―．臨床神経．2003; 43: 77-83.

〈山本敏之〉

CQ2 栄養評価をどのように行い，胃瘻造設のタイミングをどのように決めますか？

1. ALSにおける体重減少

　筋萎縮性側索硬化症（amyotrophic lateral sclerosis: ALS）は，急速に進行する筋萎縮，筋力低下，球症状を特徴とするが，運動症状とは別に，病初期に急激な体重減少を呈することが知られている．体重減少の原因は多岐にわたっていると考えられ，骨格筋の変性，嚥下障害や上肢運動機能障害によるエネルギー摂取量の減少，また呼吸筋麻痺による呼吸筋エネルギー消費の増大などが考えられるが，それとは別に疾患特異的なエネルギー代謝の亢進状態があるとされている[1]．その詳しいメカニズムはまだ明らかにされていないが，可能性として，線維束性筋収縮・クランプなどによる筋の自発的収縮，骨格筋障害に伴うインスリン抵抗性の増大とインスリン分泌の増大，筋ミトコンドリア機能異常，中枢性交感神経機能亢進などが推定されている 図1 ．ALSにおける体重減少は，生命

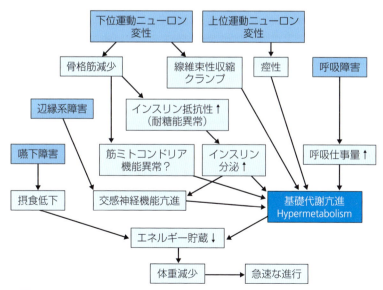

図1　ALSにおける体重減少の原因について想定されるメカニズム

予後を予測する独立した因子であり，診断時の体格指数（BMI）が $18.5\ \mathrm{kg/m^2}$ 未満の患者や，病前体重の 10% 以上の体重減少を認めた患者は，生命予後が有意に悪いと報告された．本邦でも，発症時の年間 BMI の減少率が $2.5\ \mathrm{kg/m^2/}$年以上の患者は有意に生命予後が悪かったと報告がなされている．

2. 栄養評価の方法

ALS の初期における栄養評価のもっともよい指標は体重もしくは BMI である．上記のように急速に BMI が低下していく場合は，たとえ嚥下障害や運動機能障害が軽くても，2，3 カ月後には病状が著しく変化するであろうことを予測して対応していく必要がある．重要なのは医療者が予後予測をしながら，患者にいかに早く情報を提示し，栄養療法や胃瘻造設の大切さを認識させるかである．とくに胃瘻造設のタイミングを逸するとその後の「生活の質（QOL）」やケアの質にも影響が及ぶため，適切な時期の十分なインフォームド・コンセントはきわめて重要である．

ALS における体重減少は，内臓脂肪や皮下脂肪の減少もその原因となるため，栄養評価のためには上腕周囲長（AMC）に加えて上腕皮下脂肪厚（TSF）も測定するとよいであろう．AMC は骨格筋量，TSF は皮下脂肪量を反映する指標として用いられており，その絶対値よりは各症例における変化量を評価する．

ALS の栄養障害が，初期から血液データとして反映されることはない．血清総タンパクやアルブミン値は通常正常である．一方，コレステロールや中性脂肪は，栄養障害というよりは，生命予後に関連する可能性があるという報告が多い．とくに LDL や LDL/HDL 比が高いほうが，生命予後が良いことが指摘されているが，否定的な論文もあり，結論には至っていない．また尿酸値が低い症例やフェリチンが高い症例は進行が早く，予後が悪いという報告もある．

3. ALS における胃瘻造設の意義と適応

ALS における栄養管理のフローチャートが 2009 年米国神経学会のガイドラインとして発表され，広く使われている　図2　[2]．それによると，診断後の定期的なフォローアップと並行して，将来的な経皮内視鏡的胃瘻造設（percutaneous endoscopic gastrostomy: PEG）を含めた栄養療法についての教育を早期から行うことが推奨されている．その上で症状の進行，または持続的な体重減少を認め

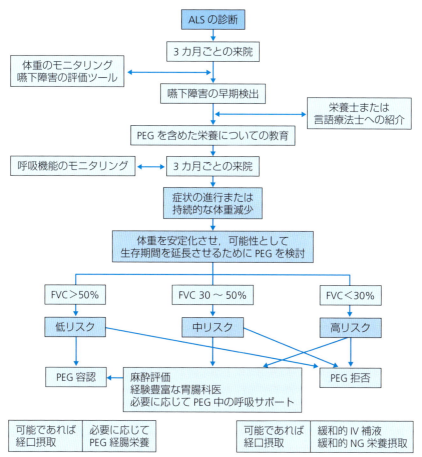

図2 米国神経学会のALSガイドラインにおける栄養管理およびPEGの適応におけるフローチャート

(Miller RG, et al. Neurology. 2009; 73: 1218-26[2]より改変)

た場合，体重を安定化させ，可能性として生存期間の延長のためにPEGを検討すべきであると謳っている．PEGによる経管栄養は嚥下障害に対する対症療法ではなく，栄養障害に対する栄養療法であると明記されている点が注目すべき点である．その時点で，努力肺活量（FVC）が50%以上であればPEG造設のリスクは低く，30〜50%が中リスク，30%未満が高リスクとされた．FVC>50%というのは，実際はほとんど呼吸症状のない時期である．また非侵襲的陽圧換気療法（NIV）の開始目安がFVC 50%であることから，できるだけ早期に，できれ

ばNIV開始前にはPEG造設を行うことが推奨されている．ALSの場合，PEG造設時の呼吸機能が悪ければ悪いほど造設後の生命予後も悪くなるため，造設のタイミングを逃さないことが重要である．

PEG造設の具体的指標はいまだ確立はされていないが，イギリスで行われた神経内科医へのアンケート調査や本邦の厚労省班会議での推奨などから，以下のような適応基準が妥当である．

①「むせ」「食事時間の延長」などの嚥下障害の自覚症状が認められる．
②病前体重の10%以上の体重減少を認める．
③BMI＜18.5 kg/m^2．
④嚥下造影や嚥下内視鏡にて，梨状窩への唾液貯留や誤嚥の徴候がある．
⑤NIV導入前もしくは導入時．

とくに，進行性の体重減少を示しながらも嚥下機能が保たれている時期には，患者はPEGの意義を理解しない場合が多く，医療者はPEGの同意を得られるまでにかかる時間を考慮に入れながら，将来起こりうることを丁寧に説明し，PEGの必要性を理解させる必要があろう．また適切なPEGのタイミングを逃さないためにも，定期的な呼吸機能と嚥下機能の評価をすることが望ましい．

呼吸機能の低下によるPEG造設のリスク・生命予後への影響という観点から，どの時点が造設のリミットであるかについてはいくつかの報告がある．最近のものでは，造設時のFVCが38%以上か未満かで生命予後に差が生じ，また動脈血二酸化炭素分圧（PaCO$_2$）が40 mmHg以上か未満かで生命予後に有意差を認めた．一般に，FVCは体位や球麻痺の程度により値がばらつくが，PaCO$_2$は非常に狭い範囲でコントロールされており変動が少ない指標である．動脈血二酸化炭素が貯留しはじめた時点で，早急にPEGを考慮すべきであろう．

ALSにおける胃瘻造設は栄養療法以外にも重要な役割がある．その一つは呼吸器を装着しない場合の終末期医療での役割である．特に終末期には経口摂取がほとんどできないため，胃瘻はエネルギーのみならず水分の安全な投与ルートとなる．特に経鼻胃管は，頻回の交換が必要であること，また誤挿入のリスクや胃内容物の逆流による誤嚥性肺炎を誘発するリスクがあることから，可能なかぎり避けたい．さまざまな理由から胃瘻造設ができなかった場合は，細い経鼻胃管による経腸栄養を継続することも可能ではあるが，リスクとベネフィットを常に考慮して胃瘻造設の選択をすべきである．

また，胃瘻は終末期の緩和治療のための投薬ルートとしても重要な役割を持つ．呼吸苦が強いときは酸素吸入やオピオイド投与が必要になるが，酸素吸入の観点

からは経鼻胃管よりも胃瘻のほうが望ましく，また在宅でオピオイドを行うためには，静注・皮下注よりも胃瘻からの経腸投与のほうが簡便である．また NIV 装着患者の場合，経鼻胃管の使用は困難なことが多く，胃瘻は必須であろう．

　以上のように，ALS における胃瘻造設は，単なる延命処置ではなく，QOL の向上と有効な医療的介入のために必要であることを理解したい．

4. 胃瘻造設の方法

　日本では胃瘻造設の方法は PEG が一般的であるが，欧米では PEG に代わる方法として，放射線誘導下胃瘻造設（radiologically inserted gastrostomy: RIG）や，経口的画像誘導下胃瘻造設 (per-oral image-guided gastrostomy: PIG) の有用性が報告されている．PEG は内視鏡を経口または経鼻で挿入しなければならないが，RIG や PIG ではその必要がないために呼吸機能の低下した患者でも安全に造設可能であると言われてきた．最近，英国の ProGas Study グループにより，PEG，RIG，PIG の造設後の生命予後の比較研究の結果が報告された[3]．多数例における胃瘻造設効果の前方視的研究ははじめてであり，これによると三者間に有意差はなかったとされている．ただ，内視鏡技術が発達した日本においては，これまで RIG，PIG の報告はなく，もっぱらダイレクト法による PEG が主流となっている．ダイレクト法における内視鏡挿入は経鼻で可能で，しかも挿入は1回のみであり，プル法に比べて安全で短時間で造設可能であるため，今後日本で RIG，PIG が普及するかどうかは不明である．

5. 栄養療法の方法

　PEG 造設後にどのくらいのエネルギー量を投与すべきかについては，エビデンスが不足している．ただ体重減少が生命予後規定因子であることから，体重減少を抑えることができれば生命予後が改善するかもしれないとの期待がある．そのためにはまず，ALS 患者が実際どのくらいのエネルギーを消費しているかを知る必要がある．2014 年に米国の Kasarskis らのグループが 80 例の ALS 患者に二重標識水法を用いて，エネルギー消費量の測定を行い，その結果から以下のエネルギー消費量の推定式を提案した[4]．

$$TEE = RMR\text{-}HB + (55.96 \times ALSFRS\text{-}6) - 168$$

（TEE: total energy expenditure, 1日消費エネルギー量）

（RMR-HB: Harris-Benedict 式から算出した推定基礎代謝量）

（ALSFRS-6: 改訂 ALS 重症度スコアのうち発語, 書字, 着衣, 体位変換, 歩行, 呼吸の6項目の合計点数）

　この回帰式の基となったデータは米国人のデータであり, 日本人のデータをこの式に当てはめると約 260 kcal の過剰になることがわかっている. 本邦からは 26 例の呼吸器を使用していない ALS 患者における報告があり, 以下の推定式が提唱されている[5].

$$TEE=(1.67×RMR\text{-}HB)+(11.8×ALSFRS\text{-}R)-680$$
（ALSFRS-R: 改訂 ALS 重症度スコアの合計点）

　以上の推定式から算出されるエネルギー量は, 現在その患者が消費しているエネルギー量である. 進行性の体重減少を示している場合は, その量を摂取していたのでは体重減少を食い止めることはできず, それ以上のエネルギー量投与が必要となってくる. 体重維持もしくは生命予後改善のためにどのくらいエネルギーをとったらよいのかはまだ確立されていない. また体重を増やすための薬物療法の試み（治験）もされているが, 成功には至っておらず, 今後の研究の進歩が期待される.

Pearls

　2004 年に ALS のモデルマウスにおいて, 高脂肪・高カロリー療法が体重減少を抑制し, 生存期間を改善したと報告された. それを受け, 米国にて胃瘻造設患者を対象にした高カロリー療法の第2相臨床試験が行われ, 高炭水化物高カロリー食群がコントロール群と比べ有意に生命予後を改善させたと報告された[6]. 高カロリー療法が治療法の一選択肢となるかもしれないという画期的な結果であり, 今後の進展が期待される.

文献

❶ Dupuis L, Pradat PF, Ludolph AC, et al. Energy metabolism in amyotrophic lateral sclerosis. Lancet Neurol. 2011; 10: 75-82.

❷ Miller RG, Jackson CE, Kasarskis EJ, et al. Practice parameter update: The care of the patient with amyotrophic lateral sclerosis: drug, nutritional, and respiratory therapies (an evidence-based review): report of the Quality Standards Subcommittee of the American Academy of Neurology. Neurology. 2009; 73: 1218-26.

❸ ProGas Study G. Gastrostomy in patients with amyotrophic lateral sclerosis (ProGas): a prospective cohort study. Lancet Neurol. 2015; 14: 702-9.

❹ Kasarskis EJ, Mendiondo MS, Matthews DE, et al. Estimating daily energy expenditure in individuals with amyotrophic lateral sclerosis. Am J Clin Nutr. 2014; 99: 792-803.

❺ Shimizu T, Ishikawa-Takata K, Sakata A, et al. The measurement and estimation of total energy expenditure in Japanese patients with ALS: a doubly labelled water method study. Amyotroph Lateral Scler Frontotemporal Degener. 2016, early online.

❻ Wills AM, Hubbard J, Macklin EA, et al. Hypercaloric enteral nutrition in patients with amyotrophic lateral sclerosis: a randomised, double-blind, placebo-controlled phase 2 trial. Lancet. 2014; 383: 2065-72.

〈清水俊夫〉

胃瘻造設困難/希望されない場合の栄養管理はどうしますか？

1. 筋萎縮性側索硬化症（amyotrophic lateral sclerosis: ALS）における栄養障害

　　　ALSは病気の進行により筋力低下が全身に及び，さまざまな障害を呈する．球麻痺の症状としての発声や嚥下機能の障害が起こりやすいのがALSの特徴であり，嚥下障害や上肢の筋力低下により食物の摂取がうまくできなくなり，栄養不良に陥りやすい．ALS患者のケアにおいて，呼吸管理，コミュニケーション方法，精神的ケア，など多岐にわたるが，嚥下障害，運動障害は必発であるため栄養管理も重要である．

　　　一般にALSにおける栄養障害の特徴は以下のようにまとめられる．
　①病初期に急激な体重減少をきたすことが多く，栄養不良が生命予後を規定する因子であるため，早期からの栄養療法が必須である．
　②体重減少の原因は，疾患特有の代謝亢進，骨格筋の変性，嚥下障害・上肢機能障害・食思不振などによる摂取エネルギー量低下，交感神経機能亢進，と多岐にわたる．
　③嚥下障害は，呼吸障害と同時期に起こりやすく，両者は互いに増悪因子である．
　④誤嚥性肺炎は，呼吸機能のみならず，栄養状態や「生活の質（QOL）」をいちじるしく低下させるため，極力予防する必要がある．

　　　以上の点を十分に周知した上で，個々の患者が数カ月後にどう変化するかを予想しながら対策を立てることが肝要である．

2. 嚥下機能

　　　嚥下障害の対策のためには，まず嚥下機能を知っておくことが必要である．嚥下は以下の4つの段階に分けられる．

(1) 先行期
　　　食物を視覚，嗅覚などで認識し，何から食べるかを決定して手あるいは食具を使用して食物を摂り，口に運んでいく．

(2) 嚥下準備期〜口腔期

　食べ物が口に近づくと開口反応で口が開き，食物を口腔に取り込みやすくする．食具とともに食物が口腔に入ると下顎と口唇が閉鎖し，食具を引き抜くことにより，食物を食具から口唇で挟み取り口腔内へ取り込む．

(3) 咽頭期

　咽頭に運ばれてきた食塊が嚥下反応によって食道まで移送される時期を指す．この嚥下反射は，延髄の嚥下中枢によりコントロールされる．

(4) 食道期

　食塊の後端が輪状咽頭筋を過ぎると喉頭は下降し，食道入口部は閉鎖する．食道内へ入った食塊は食道の蠕動運動により胃まで運ばれる．

3. ALS における嚥下障害の特徴

　ALS の嚥下障害には，口腔期が先行するもの，咽頭期が先行するもの，両者が同時に進行するものがある．口腔期が先行するものは，口唇，舌，顎など可視領域の可動制限を認め，構音障害も同時に進行するため，嚥下障害の出現・進行がわかりやすいのに比べ，咽頭期が先行するものは進行がわかりにくく注意が必要である．ALS は，一般的には認知機能障害や感覚低下を認めないため，脳血管障害や他の神経変性疾患と比較して嚥下困難感や咽頭残留感など自覚症状の信頼性が高く，嚥下造影（VF）所見と一致することが多い．患者の訴えを傾聴することで，ある程度の初期評価が可能であるが，咽頭の知覚低下やむせのない誤嚥も報告されている．

4. 嚥下障害対策と訓練

　嚥下障害の訓練には食物を使用しない間接訓練と食物を使用する直接訓練がある．

1 間接訓練

(1) 嚥下体操

　食事前に嚥下関連筋を刺激して，嚥下の準備を喚起することが目的である．体操には，頸部・肩部の屈曲・進展・回旋運動，顎の開閉運動，頬・口唇・舌の運動が含まれる．また嚥下に関連した構音として，パ音は口唇閉鎖が必要となる口

唇音であり，夕音は舌尖が硬口蓋に付着して発音される舌尖音であり，カ音は奥舌音と称し舌背が硬口蓋に付着して発音される．

(2) 口腔内保清

唾液を誤嚥するリスクがあるため，肺炎を予防する目的で，口腔内を清潔に保持する．基本的には口腔内に付着した食物残渣を歯ブラシで機械的に清掃する．また，口腔粘膜，舌，歯肉を綿棒やスポンジで清掃する．

(3) Think Swallow

咀嚼・嚥下に集中し，意識しながら一連の動作を進めることによって，嚥下運動を確実にするものである．

(4) 頸部前屈位（顎引き頭位）

舌根部が後方に移動するため，咽頭閉鎖時間の延長，咽頭クリアランスの改善，食道入口部の開大促進などの効果が期待されている．

(5) 声門上嚥下

息こらえ嚥下ともいう．吸気して息を止め，嚥下し，息を吐く方法である．息をこらえることによって，被裂軟骨による声門閉鎖が強化され，声門下圧が上昇し気道が流入しにくくなる．

(6) 嚥下後の空嚥下

食塊を嚥下した後で，もう一度嚥下を行う．これによって，喉頭前庭や梨状窩の残渣を食道へ移動させる．

2 直接訓練

(1) 食事時の姿勢 表1

食事時の姿勢は，リラックスできて，安定した食べやすい姿勢をとるようにす

表1 食事姿勢などの工夫

- 家族と一緒にテーブルにつける機能（能力）のあるときは，椅子や食台の工夫をする．たとえば背もたれの高い椅子やオーバーテーブル，バックレストを使って，座った姿勢で食べ物を自分の眼で見ながら楽しく食べられるようにする．
- 食事時間は長くなるので，ゆとりをもってゆっくり食べられるように心がける．
- こぼすことに気を使わずにすむように，食器の周りに，ビニールやタオルを敷くと便利である．
- 箸を持てなかったら，握りやすいスプーンにかえる．
- 食事の前に2，3分間，氷をなめると嚥下（飲み込み）しやすいこともある．またスプーンで口の奥に入れたら飲み込みやすくなる．
- 食事量が減ったらカロリーの高い食品（市販のカロリーメイトやハイネックスなど）を補食としてあげる．

(後藤勝政. IRYO. 2006; 60: 625-31[9])

| 表2 | 食事の調理法の工夫 |

食事を作るときの ちょっとした工夫	・食物群から偏りなく食品を選ぶ. ・少量でもエネルギー量の多いものを選ぶ. ・ミキサーにかけるときも，おいしそうと感じられるように，何もかも一緒にかけない. ・食べやすくするために，フードカッターやミキサーを利用する.
調理法の工夫	・主食のご飯は卵やトロロ芋などをかけてとろみをつける．麺類は2, 3センチに短く切り，パンは柔らかめのフレンチトーストにしたりして，スープをつけて一口大に切る. ・イモ類はつぶして牛乳，スープでのばす．肉や魚はミンチを利用したり，かたくり粉，コーンスターチでとろみをつける．野菜は軟らかく煮て一口大に切る. ・飲み物はさらりとしたものより，とろみを付けた方が飲みやすい.

(後藤勝政. IRYO. 2006; 60: 625-31[9])

| 表3 | 食べやすい食品と食べにくい食品 |

食べやすい食品	・とろみのあるものは食べやすい．山芋トロロ，納豆，クリーム煮（シチュー，カレー，ポタージュ），ネクター，生卵，おかゆ. ・かたくり粉，くず，コーンスターチでとろみをつけたもの. ・口の中でとけるものもよい．アイスクリーム，プリン，ゼリー，ヨーグルト.
そのままでは 食べにくい食品	・さらっとした水分のもので，すまし汁，みそ汁，お茶，水. ・繊維が口に残るもので，もやし，ホウレン草，白身魚のパサパサしたもの.
食べられない食品	・粒状で粘りの強いものは食べられない．赤飯，もち，団子類，固いご飯. ・硬いもの，するめ，昆布など.

(後藤勝政. IRYO. 2006; 60: 625-31[9])

る．姿勢が保てない場合は，クッションやテーブルなどで工夫する．日常とっている姿勢と異なる姿勢は危険が高いことに留意すべきである．頸部の前屈位は頸部前面に集まっている嚥下筋がリラックスして有効に嚥下でき，咽頭と気管の通路が通りにくくなり誤嚥防止につながる.

(2) 嚥下食の作り方のポイント　表2 ， 表3

水または水のようにさらっとした液体，口の中でバラバラになってまとまりにくいもの，口の中に付着しやすいもの，粘りの強いもの，水分の少ないもの，喉につまりやすいものなどは使用しない．食材の特性を十分理解したうえで，嚥下障害の訓練に適した調理法を選ぶのが大切である.

(3) 食べ方の指導

患者に少量ずつ口に入れること，ゆっくり噛んで食べること，一口を飲み込んでから次の食物を口に入れる，むせたら大きな咳をすることなどを指導する．一方家族，介護者には摂食の姿勢を整えること，まずは水分を少量摂取してもらう，

I 病型, 病態, 病因, 経過（予後）　　II 診断, 遺伝学的検査　　III 検査, 機能評価　　IV 治療, 治験, 将来的治療

1回の口に運ぶ量はある程度の量が必要，食後は必ず口腔ケアを行うなどの介助の方法を指導する．

5. 嚥下障害が進行した場合の栄養管理

　嚥下障害がある程度進行してくると，十分な栄養摂取が困難となる．栄養障害や脱水は呼吸不全や嚥下障害の悪化にもつながり，悪循環の原因となる．初期の段階では，経腸栄養剤や高カロリーゼリーを経口で併用することも有用であるが，進行期になると経管栄養が必要となる．経管栄養管理を受けた ALS 患者は，受けなかった患者よりも生命予後がよいとの報告があり，的確な時期からの経管栄養の併用は重要である．経管栄養には主に持続的経鼻経管栄養法（NG），間欠的経管栄養法（IOC），胃瘻による栄養法がある　図1．経皮内視鏡的胃瘻造設（PEG）に関しては，近年，内視鏡的に簡便に造設が可能となり急速に普及している．PEG は，腹部に孔を開け，そこから胃瘻カテーテルを挿入することによって，経腸栄養を可能とする方法であり，管理が簡便であり，多数の ALS 患者が受けている．しかし中には胃瘻の造設が困難あるいは胃瘻を希望しない患者もおり，この場合経口摂取に加えて NG や IOC を併用することになる．NG は簡便である反面，留置チューブによる誤嚥性肺炎の可能性の問題がある．また NG は，頻回の交換の必要があること，誤挿入のリスクや胃内容物の逆流による誤嚥性肺炎を誘発するリスクのあることを念頭に置くべきである．また IOC も嘔吐反射が強い患者や自分で挿入困難な患者には使用が難しいなどの問題がある．NG に関してはいつの時期からでもどの患者にも，簡易に行える方法であるが，留置したチューブが嚥下障害を助長し，感染の原因になることもある．IOC は食事のたびにチューブを経口的に挿入し注入後は抜去するもので，NG の欠点は解消されているが嘔吐反射の強い患者には使用できないことと，自分で挿入が困難な患者には介護者が毎回挿入する必要があることが難点である．IOC は現在，ALS の診療においてはあまり普及していない方法ではあるが，告知の有無や受容の程度によらず導入可能であることや，合併症のリスクが低いことから，ALS の経管栄養法の選択肢の1つとして有用な方法と考えられる．また，経口摂取が困難になった時期では呼吸困難も進展しており，非侵襲的陽圧補助呼吸（NPPV）を使用している ALS 患者も多い．NPPV ではどのタイプのマスクであれ，胃管が邪魔になり顔にフィットせず，エアリークの原因となる．またマスクを強く固定するため，胃管が顔面の皮膚に潰瘍を作ることもあるほか，鼻腔から食道にかけて通る胃管

240　　JCOPY 498-22888

3 胃瘻造設困難／希望されない場合の栄養管理はどうしますか？

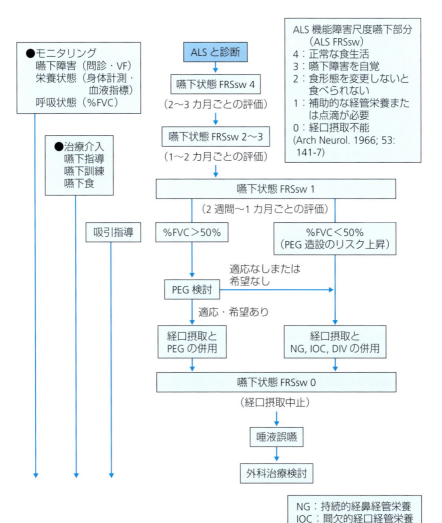

図1　ALS の嚥下・栄養管理のアルゴリズム

VF: 嚥下造影，%FVC: %努力性肺活量，PEG: 経皮内視鏡的胃瘻造設，NG: 持続的経鼻経管栄養，IOC: 間欠的経口経管栄養，DIV: 中心静脈栄養

(市原典子．IRYO．2007; 61: 92-8[2])

(※米国神経学会のガイドラインにおけるフローチャートは p.231 参照)

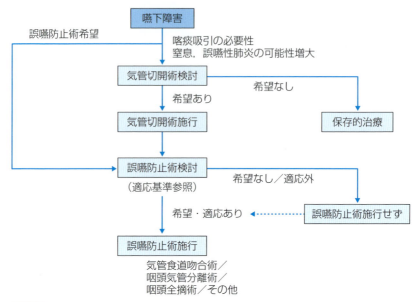

図2 神経難病における誤嚥防止術のアルゴリズム
(市原典子. IRYO. 2007; 61: 92-8[2])

が気道を塞ぐことになり，NPPVの効率を悪化させる．NPPVの限界に近い状況下では，終末期の数カ月を中心静脈栄養で過ごすことも選択肢の1つかと思われる．

さらに障害が進行すると，経口摂取を行わなくても唾液を誤嚥するようになり，外科的治療が必要となる．外科的治療としては気管切開術が主流であったが，近年，誤嚥性肺炎の予防や喀痰量の減少に伴う患者の苦痛緩和および介護負担の軽減の観点から，誤嚥防止術の有用性が報告され，増加傾向にある．誤嚥防止術式に関しては，喉頭全摘術が他の方法と比べ経口摂取に有利だという報告もあるが，各術式の効果を明らかにするためにはさらなる検討を要する　図2　．

Pearls

ALSの嚥下訓練に関しては，これまでエビデンスがない．そこで，藤井ら(2006)は経口摂取可能なALS患者それぞれ8名，6名に対して，他動的口腔期訓練および嚥下反射誘発部位アイスマッサージについて評価を行った．その結果，口腔期訓練については，検査食品の摂取時間で有意な短縮を認めた．一方，アイス

マッサージについても嚥下反射持続時間と食道入口部開大時間で有意な延長を認め，嚥下反射の増強が示唆された．以上より，両者はある程度有効な訓練方法と思われる．

文献
❶ 清水俊夫．神経難病における在宅栄養管理; ALS 患者の在宅ケア・終末期ケアを中心として．臨床神経．2013; 53: 1292-4.
❷ 市原典子．筋萎縮性側索硬化症の摂食・嚥下障害—ALSの嚥下・栄養管理マニュアル—．IRYO. 2007; 61: 92-8.
❸ 後藤勝政．筋萎縮性側索硬化症における栄養管理基準をどうすべきか．IRYO. 2006; 60: 625-31.
❹ 清水俊夫．筋萎縮性側索硬化症における栄養管理—補助呼吸との関連において—．難病と在宅ケア．2007; 13: 35-8.
❺ 藤井正吾，市原典子，三好まみ，他．筋萎縮性側索硬化症の嚥下障害に対する訓練効果．厚生労働省精神・神経疾患研究委託費政策医療ネットワークを基盤にした神経疾患の統合的研究総括研究報告書．2006. p.100-1.

〈尾野精一〉

Q4 胃瘻・腸瘻・食道瘻のメリット・デメリットはどのようなものですか？

1. 経腸栄養と経静脈栄養

　栄養管理の方法には経腸栄養と静脈栄養がある❶．原則，「腸が機能している場合は腸を使う」．その理由として，経腸栄養は静脈栄養に比べて生理的であり，消化管本来の機能である消化吸収，あるいは腸管免疫系の機能が維持されるからである．また静脈栄養施行中に消化管を使用しなければ腸粘膜の萎縮から，bacterial translocation を，胆汁うっ滞から胆嚢炎を惹起することもある．

　さらに経腸栄養は管理面，コスト面においてもメリットがあるとされる．静脈栄養では感染予防に関する衛生管理は厳重さを要し，在宅の場合，訪看の介入が必要となる．

　運動ニューロン疾患においては，消化管機能は維持されており，経腸栄養が通常は選択される．

2. 胃瘻，または腸瘻，食道瘻の選択

　胃瘻，腸瘻，食道瘻はいずれも経腸栄養を行う場合に選択されるルートである．経腸栄養の使用期間が短期間（通常，4週間以内）の場合には非侵襲的で留置が容易な経鼻胃管法が選択されるが，嚥下・摂食障害が長期に改善しない疾患においては瘻管法（胃瘻/腸瘻/食道瘻）が適応となる．瘻管法は生命予後がきわめて短い（通常1カ月以内）場合や全身状態が極端に不良の場合には適応から外れる．いずれも簡便な手技であるが，全身状態の悪い患者にとっては決して低侵襲手術ではなく，術後成績，予後が悪い❷❸．明確な評価基準はないが，高度の低栄養（血清アルブミン値2.5以下）や貧血（Hb 8.0以下），重篤な感染症を併発している場合にはそれらの治療を優先させるべきである．処置施行による全身への負荷が増加し，基礎疾患の悪化や心，肺，腎，肝などの主要臓器の機能障害の発生のリスクが増す．

　また適応を決定するに際しては医学的な側面とともに倫理的な側面についての検討も必要である．患者が胃瘻（あるいは腸瘻，食道瘻）を望まない場合には適応にはならない．

以下にそれぞれの瘻管法の適応，偶発症を含めメリット，デメリットを述べる．

3. 胃瘻

最近の胃瘻は経皮内視鏡的胃瘻造設術（percutaneus endoscopic gastrostomy: PEG）にて行われるものがほとんどである．上記，瘻管法のうち，もっとも簡便で普及しており，もっとも便利なので，第一に検討する．禁忌を 表1 にあげた．

PEG は内視鏡を挿入し，送気して胃を膨らませ，胃壁を腹壁に十分に密着させた状態にし，胃内からみながら穿刺をし，カテーテルを留置する．手技時間は 15 分ほどである 図1 ．

偶発症は以下である[4]．内視鏡操作に伴うものとして，嚥下性肺炎，反射性血圧低下や心停止，喉頭痙攣による窒息，鎮静剤による呼吸停止，局麻アレルギーがある．低肺機能があると，肺炎は致死的となり得る．穿刺に伴うものとして他

表1 PEG の絶対的禁忌と相対的禁忌

絶対的禁忌
- 通常の内視鏡検査の絶対禁忌
- 内視鏡が通過不可能な咽頭・食道狭窄
- 胃前壁を腹壁に近接できない
- 補正できない出血傾向
- 消化管閉塞

相対的禁忌
- 大量の胸水貯留
- 極度の肥満
- 著明な肝腫大
- 胃の腫瘍性病変や急性粘膜病変
- 横隔膜ヘルニア
- 出血傾向
- 妊娠
- 門脈圧亢進
- 腹膜透析
- 癌性腹膜炎
- 全身状態不良
- 生命予後不良
- 胃手術既往
- 説明と同意が得られない

（日本消化器内視鏡学会監修．消化器内視鏡ガイドライン　第3版，東京: 医学書院; 2006.）

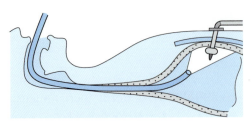

図1 経皮内視鏡的胃瘻造設術のイメージ

臓器(結腸,小腸,肝臓など)の誤穿刺,腹腔内出血,術後に発生するものとして,胃瘻チューブの逸脱,腹膜炎,胃瘻周囲炎,胃食道逆流による誤嚥,下痢などがある.術後30日以内死亡率(本邦)は2〜8.7%である[2].

胃瘻カテーテルは栄養剤の種類(液体か半固形か)や活動性,事故抜去のしやすさなどの状況により交換時に径を太くしたり,ボタン型からチューブ型(その逆も可)に変更したりすることができる.普及しているからこそ,カテーテルも栄養剤も種類が豊富であるのは胃瘻のメリットであろう.腸瘻や食道瘻ではかなり限られている.

4. 腸瘻

腸瘻とは十二指腸瘻や小腸瘻のことをいう.多くは腹部外科の術後栄養管理目的で使用されているが,神経疾患の症例では,胃瘻からの栄養で胃食道逆流や誤嚥がコントロールできない場合や,胃切後などで胃瘻が置けない場合に適応となる.

通常,麻酔下に外科的空腸瘻造設術が施行されるが,胃瘻がすでに置かれていれば,胃瘻チューブ内へ細径カテーテルを通す方法(経胃瘻的空腸チューブ留置術 PEG-J)ができる.施設によっては経皮内視鏡的腸瘻造設術(D-PEJ)も施行される.

外科的空腸瘻造設術の場合,造設時に全身麻酔が必要である.腹腔内に高度の癒着があると造設困難である.本処置施行による特有の晩期合併症として内ヘルニアや腸管のねじれによる絞扼性イレウス,癒着性イレウスがある.

小腸瘻の場合の栄養投与方法として,速度は100〜120 mL/時間以下にすべきで,胃瘻と違い,速すぎるとダンピング症状をきたすことがある.このため,経腸栄養ポンプの使用,長時間の持続投与が必要となる.長時間かかるので,栄養

剤の細菌汚染や閉塞にも注意が必要である．内服薬でも容易にチューブ閉塞が起きる．胃瘻よりチューブが細く長いのでREF-1を用いた半固形化はできるが，通常の半固形栄養剤は使用できないことが多い．

メリットとしては，経腸栄養の逆流がほとんどないことである．PEG-Jであれば，幽門の働きにより，栄養剤の逆流がなくなり，胃食道逆流や誤嚥は減る（胃酸の逆流は防げないが）．胃瘻からの漏れがよくなることもある．胃内容が停滞しやすい症例では検討する価値がある．

5. 食道瘻

ここで食道瘻といえば，一般に経皮経食道胃管（percutaneous transesophageal gastro-tubing: PTEG）のことを指している．胃瘻，腸瘻とちがい，食道に直接栄養剤が投与されるわけではない．食道瘻からチューブを通し，チューブを留置するアクセス先は胃あるいは十二指腸である．PEG施行困難例の代替手技として1994年に大石らが開発したものである．

大量の腹水を有する患者，腹膜透析患者，胃切後，解剖学的にPEGが使用できない症例，脳室腹腔内シャント（V-P shunt）留置症例などが適応となる．

禁忌としては，甲状腺腫大や頸部リンパ節腫脹などで安全な穿刺経路が得られない症例や反回神経麻痺を示唆する嗄声を認める症例である．

透視下および超音波ガイド下に頸部食道に留置した非破裂型バルーンを穿刺し頸部食道瘻を造設し留置胃管を挿入する．超音波下穿刺は一般的な外科手技であるが，バルーンがうまく超音波で描出されるよう牽引を維持するのは，咽頭反射が強い場合，なかなか難しく経験を要する．実施できる施設，施行医が限られるのはデメリットであろう．

術中の合併症として，胃内への留置チューブ挿入困難，穿刺用バルーン損傷，出血（外頸静脈穿刺，甲状腺穿刺），食道損傷（二次的に縦隔炎，縦隔膿瘍など），乳糜漏，バルーン挿入時の鼻出血などがあり，術後合併症としては，チューブ事故抜去（これは結構多い），瘻孔からの逆流，瘻孔感染，皮下気腫，留置チューブ断裂などがある．

胃内留置で逆流が起こる場合には，長いチューブにして幽門後（十二指腸）留置に変更することができる．チューブ型，ボタン型があるが，カテーテル径は12 Fr，15 Frしかなく細い．

PTEGのメリットは，上腹部に傷がつかず，呼吸障害の少ないこと，BiPAPを

しながら留置ができることである．筆者は ALS ですでに BiPAP が導入された患者に，PTEG が有用であった症例を経験している[5]．

Pearls

原則，胃瘻が選択されると思われる．腸瘻，食道瘻の選択を検討される場合には，適応，栄養剤の選択，カテーテルの選択などやや専門的な検討が必要になるので NST や消化器科医とよく相談していただければと思う．

文献
[1] 馬場忠雄，山城雄一郎，編．新臨床栄養学．東京: 医学書院; 第 2 版，2012.
[2] 飯田 武，小川丈彦，沖田由美，他．PEG 症例の長期予後に関する追跡調査．静脈経腸栄養. 2012; 27: 1071-7.
[3] Blomberg J, Lagergren P, Martin L, et al. Albumin and C-reactive protein levels predict short-term mortality after percutaneous endoscopic gastrostomy in a prospective cohort study. Gastrointest Endosc. 2011; 73: 29-36.
[4] 合田文則．胃瘻 PEG 管理のすべて—胃瘻造設からトラブル対策まで．東京: 医歯薬出版; 2010.
[5] 吉澤奈央，山口浩和，愛甲 丞，他．Bi-level positive airway pressure 使用中の筋萎縮性側索硬化症患者における経皮経食道胃管挿入術の経験．日本臨床外科学会雑誌．2007; 68: 1417-20.

〈吉澤奈央〉

| V リハビリテーション・代替コミュニケーション | VI 栄養管理, 経管栄養 | VII 呼吸管理, 緩和ケア | VIII 告知, その他 |

CQ 5 経腸栄養の管理をどのように行いますか？

　経腸栄養療法は，栄養管理の一つの方法であり，筋萎縮性側索硬化症（amyotrophic lateral sclerosis: ALS）の場合は呼吸機能低下や食事のための時間がかかり患者・介護者の疲労が強くなる前に経皮内視鏡的胃瘻造設術（percutaneous endoscopic gastrostomy: PEG）が推奨されている．また病初期の栄養不良は予後を悪化させるために，十分な栄養管理がガイドラインでも推奨されている．経腸栄養の経路を確保する目的は不足する栄養補充だけでなく水分・薬・減圧目的としても利用可能であり，単なる延命治療の手段ではなく患者・家族にとって安全に快適な生活を過ごせるようにするための手段である．

1. 栄養補給のアクセス方法　図1

　運動ニューロン疾患そのものでは，消化管機能に問題はなく"When the gut works use it!"「腸が働いているなら，腸を使おう！」❶の原則通り，PEGが，積

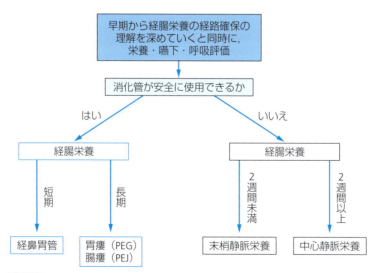

図1　栄養管理のルートの選択
（丸山道生．1. 経腸栄養の特徴と適応．PEG ドクターズネットワーク．2015❶参考に作成）

| I | 病型，病態，病因，経過（予後） | II 診断，遺伝学的検査 | III 検査，機能評価 | IV 治療，治験，将来的治療 |

極的な治療の一環であり，在宅介護を行う場合にも，比較的管理が容易なPEGが選択されることが多い．

2. 経腸栄養のルートを意義あるものに

胃瘻などにより安全に栄養補給をしながら，リスク管理をした経口摂取のサポートをすることがQOLの向上に繋がる．そのためにも，症状の進行における水分不足（尿が少ない，痰が固い，便秘傾向など）を見落とさないようにし，日々の状態に応じた水分補給や薬剤投与，経腸栄養剤の併用の必要性を理解し自己管理ができるように指導していくことが求められる．

呼吸障害が先行し進行スピードも速いALSの症例では，栄養管理が短期間となる症例もある．この場合は，PEGは施行せずに，鼻から胃，空腸にチューブを入れる（経鼻チューブ）栄養法を選択することもある．一方，期間が長期になる場合は胃瘻を選択するのが原則である．TPPVの選択を希望しない場合，胃瘻を選択せずに生涯を全うする方も少なくないが，その場合は，経口より栄養補助剤（エンシュア・ラコールなど）の使用，あるいは一時的には経鼻経管や末梢静脈栄養法などさまざまな方法があることを患者へ伝え，療養の選択の幅を広げられるように支援するのも医療者の役割である．

3. 疾病の進行状況・生活環境に合わせた管理法を選択

経腸栄養と他の医療処置を組み合せることで療養も長期となり得るため，本人が選択した治療の中で本人・介護者が負担にならないような方法を，在宅での視点に立ち在宅の支援者と共にサポートを継続していくことが必要である．

1 本人，介護者，関わる医療スタッフがより管理しやすい胃瘻カテーテルを検討 図2 ， 表1

胃瘻造設後，栄養管理をしっかり行うことで体重が増え，腹壁にも脂肪がついて厚くなるので造設時はチューブ型が選択されることが多い（造設前の体重低下が急激な患者ほど，体重は改善される）．チューブ型であれば外部ストッパーの位置を変更できるので腹壁の厚さの変動に対応可能で，皮膚のトラブルも生じにくくなる．球症状が先行している患者の場合は自ら胃瘻管理を行っている方も多く，操作しやすい種類にしたり，病状の進行状況に応じた種類に交換することも

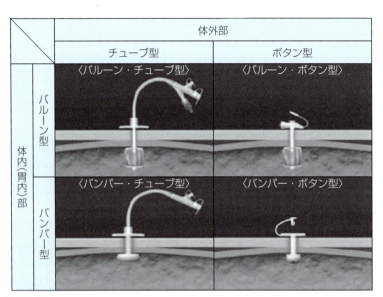

図2 胃瘻カテーテルの構造と種類

表1 胃瘻の種類によるメリットデメリット

	チューブ型	ボタン型
交換時期	胃内固定板の形状により決定される	
接続操作	しやすい	しにくい
チューブ内汚染	多	少
瘻孔圧迫	少	多
接続チューブ	不要	必要
ストッパーの調整	可能	不可
事故抜去	しやすい	少ない

	バルーン型	バンパー型
交換時期	1～2カ月	4～6カ月
保険対応	24時間以上で算定可能	4カ月以上で算定可能
交換場所	在宅でも可能	ほとんどが病院
耐久性	弱い	あり
交換の疼痛	少ない	あり
事故抜去	しやすい（バルーン水の不足・バルーン破裂など）	少ない（チューブの牽引により）

チューブ型➡操作性を優先する方
ボタン型➡活動量も多くチューブが煩わしい方・毎回利用していない方

ある．また，交換に伴う疼痛が強いバンパー型よりもバルーン型の方が好まれることも多く，何を優先にするかを十分に患者と相談した上で胃瘻カテーテルを選択することが必要である．

② ALS における経腸栄養の実際

　胃瘻造設をして退院すると主には在宅での管理となるが，病院と在宅では環境は異なるため，本人・介護者の管理能力を把握し適切な指導やサポート体制の確立（専門医と在宅医と訪問看護師などが連携）が必要である．また，在宅だからこそ可能な本人・家族の希望に沿った栄養摂取ができる環境を最大限に生かし，安全で快適な生活を送れるようサポートしていけることが重要である．

症例1: 進行状況を見据え，早めに胃瘻造設し仕事をできる限り継続できた症例（ALS，50代，女性）

【経過】

　球症状で発症．上下肢筋力は維持されており，軽作業の勤務を継続．胃瘻造設時の段階は，嚥下障害軽度・食事時間が30分程度かかるようになっていたが，体重低下はなかった．自ら家事を行い，食形態も工夫していた．仕事はできる限り継続したいし，経口からの食事も楽しみながらも栄養維持がしやすいよう早めの胃瘻造設を希望した．

【家族状況】

　同居家族（夫・子供1人）

【PEG カテーテルの種類】

　チューブ型バンパー（本人が管理しているため，操作性を優先）

【造設後の状況】

　経口摂取と胃瘻を併用: 胃瘻管理は本人が実施．
　PEG 前: 食事時間がかかり仕事場で昼食をとることが苦痛
　PEG 後: 昼食は嗜好品を少量程度経口より摂取，不足分は胃瘻より注入．「同僚との団欒を楽しみながら昼食時間を過ごすことができた」と言っていたのが印象的であった．

症例2: 介護負担の軽減を考慮し続けながら，PEGと誤嚥防止術を選択した症例（ALS，50代，男性）

【経過】

　下肢筋力低下で発症，徐々に上肢筋力低下も進行．嚥下障害は目立っていなかったが，先を見越して準備したいという本人の希望（介護負担や誤嚥によるリスクを軽減したという思い）もあり早めのPEG施行．その後，呼吸機能低下が進行し誤嚥防止術によるTPPVを選択．

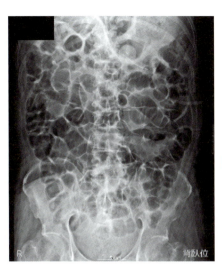

図3 呑気症の腹部 X 線
胃や腸に空気やガスが大量に貯留，場合によっては腸管麻痺や麻痺性イレウスをきたし致死的になることもある．
この症例の場合は，誤嚥防止術をしているため完全に誤嚥を回避できており栄養維持は経口のみでも十分と言えるが呑気症のために胃瘻からのエア抜きは必須である．

【家族状況】
　　同居家族（妻のみ）

【PEG カテーテルの種類】
　　ボタン型バルーン（交換時の苦痛が少ない方を優先）

【PEG 造設後の状況】
　　経口摂取と胃瘻を併用: 胃瘻管理は，ご家族と・ヘルパー．
　　段階1: 介護者の負担軽減と誤嚥のリスク軽減のため，早めに胃瘻造設し，経口と胃瘻を併用．
　　段階2: 呼吸低下に伴い，誤嚥防止術施行．経口摂取で十分に栄養確保ができるようになっているが，誤嚥防止術後より生じた呑気症 図3 による減圧と水分補給・薬の投与に胃瘻を利用．
　　胃瘻から水分・薬を投与しながら，継続的に経口摂取を楽しみ社会参加しながら本人らしい生き方を楽しんでいる．

4. 胃瘻造設後の在宅管理と支援

1 日常の観察と管理

- 皮膚の炎症予防 ➡ 胃瘻部の皮膚の状態の観察と外部ストッパーによる圧迫の持続はないか？

チューブは皮膚面に垂直か？

瘻孔部に圧迫をかけないよう衣服が原因でチューブが押されないようにする．

チューブ型の場合，外部ストッパーの締めすぎに注意し適度なゆるみを（1〜2 cm）確保する．また，こより状にしたティッシュペーパーをチューブ挿入部に巻くと角度調整や皮膚の圧迫を予防できる．

• 皮膚・胃粘膜の血流障害・バンパー埋没予防➡カテーテルがスムーズに回転するか？　1日1回以上はカテーテルが360°以上回転することを確認する．

※内外ストッパーによる締め付け（体重変動が起こしやすい造設直後の時期は，腹壁厚の増加によって生じやすい），ガーゼなどによる過度の固定をしない．

• 口腔ケアの重要性➡誤嚥性肺炎予防[2]

筋力低下や舌の萎縮により含んだ水や唾液でも誤嚥することが多く，誤嚥しにくい姿勢（ギャジアップ30〜60度で頸部前屈位）を整え吸引しながら実施する必要がある．筋緊張が強い患者の場合には開口障害も生じやすく，口腔ケアが困難にならないよう日頃からの口腔周囲筋のストレッチも併用する．最近では往診歯科医や歯科衛生士による口腔管理のアプローチも積極的に行われるようになってきているので利用できるよう連携していくことも大切である．

2 胃瘻カテーテル交換における課題

胃瘻カテーテルは，時間経過とともに劣化が起こるので定期的な交換が必要となる．交換は患者にとっては大きな負担にもなるし，安全に交換できないと重篤な結果をもたらすことになる．リスクや診療報酬 表3 のことも十分に理解した上で交換をする在宅医もいるが，材料費も削減されてきており厳しい現状になってきている．在宅医と専門医が連携することで補える関係性を築くことは重要であり，特に進行する疾患であるALSの場合は，専門病院における病状評価と胃瘻カテーテル交換を含めた入院計画を実施することも連携支援の在り方の一つである．

3 在宅における経腸栄養の実施者への支援

経腸栄養の実施にあたっては，特定の家族，看護師で行わなければならない状況であったが平成24年4月より介護福祉士および一定の研修を受けた介護職員などは一定の条件のもとに喀痰吸引や経管栄養を実施[3]できるようになっている．介護職員などの利用も拡大してきていることは喜ばしいことであるが，地域的にまだ不十分な所も多く，病院でも人材育成の研修を行えるような支援が求められる．

表3 診療報酬について

◆経管栄養カテーテル交換法 200 点（厚生労働省の平成 26 年度診療報酬改定についてより）

経管栄養カテーテル法は，胃瘻カテーテル又は経皮経食道胃管カテーテルについて，十分に安全管理に留意し，経管栄養カテーテル交換後の確認を画像診断又は内視鏡等を用いて行った場合に限り算定する．なお，その際行われる画像診断及び内視鏡等の費用は，当該点数の算定日に限り，1 回に限り算定する．

◆特定保険医療材料費: 交換用胃瘻カテーテル（平成 28 年度改訂）

(1) 胃留置型
　①バンパー型
　　ア: ガイドワイヤーあり　22,100 円
　　イ: ガイドワイヤーなし　17,300 円
　②バルーン型　7,430 円

◆在宅療養指導管理料について

在宅療養指導管理料	加算	対象薬剤	備考
在宅成分栄養経管栄養法指導管理料（2,500 点）	注入ポンプ加算; 1,250 点 在宅経管栄養法用セット加算; 2,000 点	消化態・成分栄養剤: エレンタール，エレンタール P（幼児用），ツインラインのみ	栄養素の成分の明らかなもの（アミノ酸，ジペプチドまたはトリペプチドを主なタンパク源とし，未消化態タンパクを含まないもの）を用いた場合のみであり，単なる流動食について鼻腔栄養を行ったものなどは該当しない
在宅寝たきり患者処置指導管理料（1,050 点）	栄養管セット加算，注入ポンプ加算は算定できない	濃厚流動食・半消化態栄養剤: エンシュアリキッド，エンシュア・H，ラコール，エネーボなど	在宅での栄養剤は経済的負担の少ない処方による半消化態栄養剤を用いる事が多い

※在宅人工呼吸器装着と経腸栄養管理の場合，在宅人工呼吸指導管理料（2,800 点）と在宅寝たきり患者処置指導管理料はどちらか一方しか算定できない．点数の高い在宅人工呼吸指導管理料を算定することとなる．

（厚生労働省平成 28 年度診療報酬改定について[4]，診療点数早見表 2016 年 4 月版[5]）

表4 研修を受けた介護職員等が実施可能な行為

・たんの吸引（口腔内，鼻腔内，気管カニューレ内部）
・経管栄養（胃ろう，腸ろう，経鼻経管栄養）
　➤ただし，経管栄養において，薬物を投与することは資格として認められていない．

（宮城県ホームページ．https://www.pref.miyagi.jp/soshiki/chouju/koureisya-14.html[6]）

5 経腸栄養の管理をどのように行いますか？

| Ⅰ 病型，病態，病因，経過（予後） | Ⅱ 診断，遺伝学的検査 | Ⅲ 検査，機能評価 | Ⅳ 治療，治験，将来的治療 |

5. ALS における栄養サポート

　病初期には十分な栄養補給が必要であるが，TPPV を受けている進行期については 700〜1,000kcal とういう低いカロリーで十分だと報告[7]されている．私が関わった TPPV を受けている方の中にも，脂質異常，糖尿病，胆石症，体重増加などが問題になった症例も少なくない．また，何らかの理由で Na 補充を中止された症例では，低ナトリウム血症により意識障害を伴い搬送されてきた症例も経験している．そのようなことが生じないように病期に見合ったカロリー管理以外にも，水分量や電解質バランスの管理も重要である．

Pearls

　PEG は患者・家族にとって安全に快適な生活をするためのものであり，必要栄養量・水分量も強制的に入れるものではなく状況に応じて調整できるものである．個人の価値観，生き方に寄り添い患者・家族の QOL が向上できるようサポートすることが必要である．

PEG でお酒を楽しむひと時も

　病名は ALS で人工呼吸器を装着して妻と二人暮らし，夕食に一口サイズのおつまみと少量のお酒を経口から味わいながら，ほろ酔い程度の量を胃瘻から注入するのを楽しんでいた．訪問すると昨日は何を食べたかを嬉しそうに伝えてくれたのが印象的であり，胃瘻をより良いものにするための使い方は人それぞれであると実感したきっかけになった事例であった．

文献

[1] 丸山道生．1．経腸栄養の特徴と適応．PEG ドクターズネットワーク．2015.
[2] ExpertNurse. 2012; 3.
[3] 日本神経学会，監．「筋萎縮性側索硬化症診療ガイドライン」作成委員会，編．筋萎縮性側索硬化症診療ガイドライン 2013．東京: 南江堂; 2013.
[4] 厚生労働省平成 28 年度診療報酬改定について．http://www.mhlw.go.jp/stf/seisakunitsuite/bunya/0000106421.html
[5] 診療点数早見表 2016 年 4 月版
[6] 宮城県ホームページ．https://www.pref.miyagi.jp/soshiki/chouju/koureisya-14.html
[7] 清水俊夫．神経難病における在宅栄養管理: ALS 患者の在宅ケア・終末期ケアを中心として

参照文献

Ⓐ 近藤清彦. 人工呼吸器装着中の在宅 ALS 患者の療養支援訪問看護従事者マニュアル. 平成 16 年 3 月, 第 1 章.

Ⓑ PEG ドクターズネットワーク. http://www.peg.or.jp/

Ⓒ 日本静脈経腸栄養学会, 編. 静脈経腸栄養ガイドライン. 第 3 版. 東京: 文光堂; 2013.

〈川内裕子　加藤昌昭〉

呼吸管理，緩和ケア **Ⅶ**

気管切開・呼吸器導入のタイミングをそれぞれどのように決めますか？

 筋萎縮性側索硬化症（amyotrophic lateral sclerosis: ALS）に代表される運動ニューロン疾患では全身の筋力低下とともに，呼吸筋麻痺が生じる．その結果として，換気不全が起こり，呼吸不全へと進展していく．この状態を改善させるためには，換気量を確保することが必要であり，人工呼吸器を用いた呼吸補助療法（以下，人工呼吸療法）が行われる．以下，ALS をモデルとして，解説を加えていく．

1. 人工呼吸器を導入する前に

 人工呼吸療法導入を考える際，最も重要な点は，人工呼吸療法導入についての患者と家族の意志である．患者と家族が意志を決定するために，医師をはじめとする医療チームから，呼吸不全の経過観察をするために必要な検査，人工呼吸療法と必要な処置，人工呼吸器を導入した場合としない場合の生活，医療・看護・介護，および，公的支援制度について，十分かつ公平な説明が必要である．こうした説明は，病状や患者側の状況に応じて，診断後から，段階的に，時間をかけて行われていくことが望ましい．なお，意志決定後も変更が可能であることも，合わせて説明する．

 こうした説明と並行して，医師は呼吸不全の状態を観察しながら，人工呼吸器導入のタイミングを図っていくこととなる．日本神経学会「筋萎縮性側索硬化症診療ガイドライン 2013」（以下，ガイドライン）[1]に標準的な呼吸管理について記載されている．また，American Academy of Neurology の Practice Parameter Update[2]（以下，AAN レポート）には，エビデンスに基づいた呼吸管理のアルゴリズムが示されている．

 実際には，人工呼吸器療法の意志決定にいたるまでの過程は患者と家族によりさまざまで，時間をかけても，意志決定ができないこともある．しかし，呼吸不全の状態から人工呼吸器導入が必要となる前には，患者と家族が意志決定できるように，説明していくことが重要である．

2. 呼吸不全の早期診断のための検査法について

　人工呼吸療法を導入するタイミングは呼吸不全の状態と密接に関連している. そのため, ALS と診断された時点から, 発声の大きさ, 日常労作時の息切れ, 日中の眠気・過眠, 早朝覚醒時の頭痛などの自覚症状の聴取とともに, 呼吸機能を経時的に検査する必要がある[1][2]. ただし, ALS での呼吸不全は慢性に進行するため, 自覚症状が乏しいことがあるので, 注意が必要である.

　呼吸不全を早期に診断するため, 定期的に行われるべき呼吸機能検査として, 夜間の酸素飽和度の低下, 最大吸気圧 (maximal inspiratory pressure: MIP), 臥位での努力性肺活量 (supine forced vital capacity: supine FVC), および, 鼻腔吸気圧 (sniff nasal pressure: SNP あるいは sniff nasal inspiratory pressure: SNIP) が推奨されている[1][2]. また, これらの呼吸機能検査と並行して, 呼吸リハビリテーションの導入, 定期的な嚥下障害や栄養状態の評価なども, 早期から行うことが望ましい.

3. 人工呼吸療法について

　人工呼吸療法には, 非侵襲的換気療法 (non-invasive ventilation: NIV) と気管切開下陽圧換気 (tracheotomy positive pressure ventilation: TPPV) の 2 つの方法がある. NIV は気管切開を行うことなく, 換気する方法である. NIV には, 非侵襲的陽圧換気 (non-invasive positive pressure ventilation: NPPV) と体外式人工換気の方法があるが, 現在, 体外式人工換気療法は用いられていないため, NIV は NPPV とほぼ同義と考えられる. 一方, TPPV は気管切開を行い, 気管内に挿入された気管カニューレを介して人工呼吸器により換気を行う方法である. それぞれに利点と欠点がある 表1 .

　木村[3]によれば, 近年の動向としては, 1995 年以降, NPPV を受けている患者数は徐々に増加し, 2005〜2009 年には, ALS 患者の 50% 以上, 2010〜2013 年では 60% 以上になっている. 一方, TPPV は, 2010〜2013 年では 25% 程度である. このように, NPPV 療法は非侵襲的であり, 発声ができるなど患者の理解が得られやすく, 開始も容易であるため, 今後, さらに, 増加していくものと推察される.

| | I 病型, 病態, 病因, 経過 (予後) | II 診断, 遺伝学的検査 | III 検査, 機能評価 | IV 治療, 治験, 将来的治療 |

表1 NPPV と TPPV の適応, 利点, および, 欠点

	適応	利点	欠点
NPPV	・球麻痺が軽度で, 分泌物が少ない ・軽度の呼吸不全	・非侵襲的である ・会話は可能 ・食事可能	・TPPV より換気効率が悪い ・喀痰吸引は鼻腔あるいは口腔からのため, 効率が悪い ・送気による鼻腔, 口腔の乾燥など ・送気リークによる眼球の乾燥など ・呑気による胃部膨満など ・マスク装着による違和感 ・マスクと皮膚の密着部分に皮膚トラブル
TPPV	・TPPV を希望する場合で, NPPV をほぼ終日使用するなど, TPPV 以外の呼吸療法が限界と判断された場合	・換気効率に優れる ・喀痰吸引が容易	・気管切開術が必要 ・定期的な気管カニューレ交換 ・気管切開部の感染, 肉芽形成, 出血などの危険性 ・定期的な気管カニューレのカフエアの調整 ・清潔操作による喀痰吸引 ・喀痰分泌の増加

(日本神経学会. 筋萎縮性側索硬化症診療ガイドライン 2013. 東京: 南江堂; 2013. p.118-38[1]/Gruis KL, et al. Muscle Nerve. 2012; 46: 313-31[4]より一部改変)

4. NPPV について

NPPV はマスク **図1** を装着し, 人工呼吸器から呼気時よりも吸気時に高い圧をかけ, 換気を行う方法である. 開始当初は, 吸気圧 12～14 cmH$_2$O, 呼気圧 4 cmH$_2$O から開始し, 自覚症状, 酸素飽和度などを参考に, 吸気圧, 呼気圧を調節する. 吸気圧は 18 cmH$_2$O くらいまで使用されることが多い. マスクは患者の状態に応じて選択されるが, マスクが大きくなるに従い, 死腔が増加するため, 換気効率は悪くなる.

NPPV では **表1** に示すような利点と欠点があるため, 注意が必要である[1][2]. Kirsten ら[4]が, NPPV を行うことで生じる皮膚トラブルなどについて, その内容と対処法を示しているので, 参照していただきたい.

5. NPPV 開始のタイミング

ガイドラインでは, NPPV 開始のタイミングについて, 鼻腔吸気圧, supine % FVC, MIP, 夜間酸素飽和度, 夜間二酸化炭素分圧などを参考として, 早期の呼

| Ⅴ リハビリテーション・代替コミュニケーション | Ⅵ 栄養管理，経管栄養 | Ⅶ 呼吸管理，緩和ケア | Ⅷ 告知，その他 |

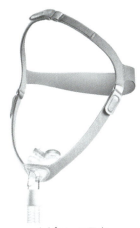

A.ピローマスク

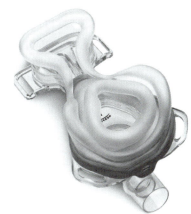

B.ネーザルマスク

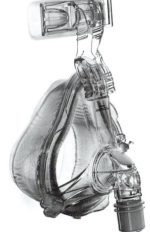

C.フルフェイスマスク

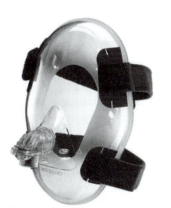

D.トータルフルフェイスマスク

（写真はフィリップス社提供）

図1 NPPVに用いられるマスク

ピローマスク（A）とネーザルマスク（B）は鼻からの陽圧換気を行うためのマスクである．ピローマスク（A）は着脱がしやすく，鼻周囲の皮膚への圧迫が少ない．フルフェイスマスク（C）とトータルフルフェイスマスク（D）は鼻と口から陽圧換気を行う．ALSでは開口したまま入眠することがあるため，フルフェイスマスクを使用することが多い．

1 気管切開・呼吸器導入のタイミングをそれぞれどのように決めますか？

吸障害の段階から開始するのがよいと推奨されている[1]．しかし，NPPV の導入は呼吸不全がより軽度な時期からのほうが，円滑に行われるため，ガイドラインには以下の基準が示されている．①二酸化炭素分圧が 45 Torr 以上，②睡眠中に動脈血酸素飽和度が 88% 以下の時間が 5 分以上持続，③%努力性肺活量（% forced vital capacity: %FVC）が 50% 以下，あるいは，最大吸気圧（maximal inspiratory pressure: MIP）が 60 cmH$_2$O 以下という基準である．また，AAN レポート[2]に示されたアルゴリズムには，起坐呼吸，あるいは，SNP＜40 cm，あるいは，MIP＜−60 cm，あるいは，abnormal nocturnal oximetry（PO$_2$が基準値より 4% より大きく低下した場合），あるいは，FVC＜50% の場合には，NIV を考慮すると記載されている．ガイドラインの導入基準と AAN レポートの基準はほぼ一致しており，NPPV 導入には標準的な基準と考えられる．

6. 気管切開について

気管切開術は声帯下方で，外径 10 mm 程度のカニューレを気管に挿入する手術である．多くの場合，気管切開は TPPV 導入・継続目的で行われる．

気管切開時に，気管内挿管が行われている場合も，いない場合もあるが，さまざまなリスクを回避するためには，待機的に気管切開を行うことが望ましい．しかし，肺炎などにより，呼吸不全が急速に悪化し，緊急に，気管内挿管が行われることがある．この場合，意識が清明な患者では苦痛が強いこと，気管挿管チューブが長いため喀痰吸引の操作が難しいこと，口腔や鼻腔の清潔が保ちにくいこと，気管挿管チューブによる周囲組織への圧迫のため気管の狭窄などの危険性があることなどから，長期に気管内挿管による人工呼吸管理を行うことは困難であり，通常，1 週間前後で，気管切開を行うこととなる．

気管切開の大きな利点は，喀痰管理が容易になることである．MAC（mechanically assisted coughing）や高頻度胸壁振動法などを併用することにより，さらに喀痰管理は効果的になる[1]．また，口腔内や鼻腔内の清潔が保たれる．さらに，カフ付き気管カニューレは，空気で膨らませたカフを気管に密着させるため，唾液などの気管への流入が減少する．

一方，患者にとって，大きな問題はコミュニケーションである．気管切開は声帯の下方で行われるため，声帯を空気が通過しなくなり，発声することができなくなる．したがって，気管切開を行う場合には，パソコンなどのコミュニケーション手段を確保しておくことが望ましい．ただし，スピーキングバルブなどの

使用により，発声は可能となるが，球麻痺の状況などにより，患者ごとに判断される．

　気管切開術は手術であるため，出血などの危険性がある．また，気管カニューレ内側に喀痰が付着し，感染源ともなりうるため，2〜4週間で交換が必要である．さらに，体位交換などの際，気管カニューレが抜ける，あるいは，気管カニューレと呼吸器の接続が外れることにより，陽圧換気ができなくなる危険性がある．そのほか，長期的合併症には，気管狭窄，気管内肉芽腫形成，気管軟化症，気管食道瘻，気管腕頭動脈瘻などがある[1]．

　口腔から気管支までの死腔と気道抵抗を減少させ，呼吸不全の軽減と喀痰管理の目的で，気管切開だけが行われることがあるが，実際にはまれである．

　また，TPPVを希望しない患者で，喀痰管理が困難になった場合，喀痰管理を目的として，気管切開の代わりに，輪状甲状靱帯部にトラヘルパー®やミニトラック®を挿入することがある．切開範囲も小さいため，侵襲も少なく，緊急避難的に行うことができ，喀痰管理は容易になる．ただ，挿入されたカニューレの内径が細く，詰まりやすいため，1〜2週間で交換する必要がある．緩和ケアなどの際，肺炎などにより，喀痰管理が口あるいは鼻からの吸引だけでは困難な患者で，気管切開を希望しない場合には，有用な方法である[5]．

7. 気管切開のタイミング

　ガイドライン[1]では，人工呼吸導入を前提とした気管切開について，患者と話し合う時期の目安として，①NPPVを1日12時間以上使用，②NPPVが使えず，%FVCが50%未満あるいは呼吸不全症状を呈するようになったときと記載されている．ただ，こうした状態では，気管切開のみ行われることは少なく，引き続き，人工呼吸器導入を行うことが多い．

8. TPPVについて

　人工呼吸器を気管カニューレに接続して，補助呼吸を行う方法である．多くの場合，気管切開とほぼ同時に人工呼吸器導入が行われる．人工呼吸器は在宅療養にも使用できるコンパクトで操作性が簡便な機種を用いることが多い　図2　．人工呼吸器は患者の自発呼吸の状態により，呼吸モード，1回換気量，呼吸回数などを設定し，血液ガスなどを参考として，調節していく．なお，慢性閉塞性肺

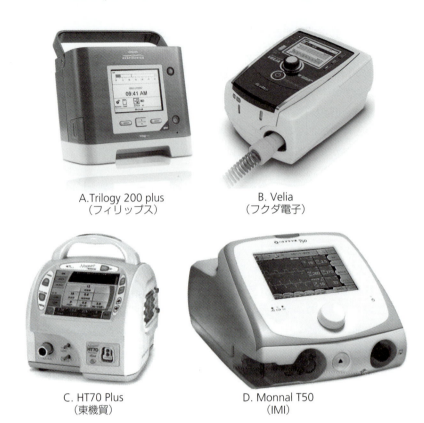

図2 在宅用人工呼吸器
代表的な在宅用人工呼吸器を示す．いずれもNIV，TPPVともに使用可能である．外部（着脱式）バッテリーが装着でき，内部バッテリーと合わせて停電時も6時間以上駆動可能である．

疾患とは異なり，多くのALS患者では肺病変を伴わないため，原則として酸素投与は不要である．

　在宅用人工呼吸器にはNPPVとTPPV両方に使用可能な機種があり，NPPVから引き続き，TPPVでも同じ機器を使用することも可能である．また，これらの機種には内部バッテリーと外部（着脱式）バッテリーが装備されており，停電になった場合でも，これらのバッテリーが作動し，呼吸器が停止することはない．外部（着脱式）バッテリーによる作動時間については，機種によって異なるため，人工呼吸器取扱会社に確認していただきたい．

9. TPPV 開始のタイミング

TPPV を開始するタイミングは，呼吸機能の経過だけでは判断できないこと，すなわち，患者と家族の意志の問題があるため，実際には難しいことがある．

ガイドラインでは，患者が TPPV を希望し，NPPV や MAC を行っても呼吸不全がコントロールできない場合，TPPV を早期に開始することが適切であると記載されている[1][6]．一方，AAN レポートのアルゴリズム[2]では，NIV の導入・維持がうまくいかない場合，あるいは，$PO_2 > 90\%$，$pCO_2 < 50$ mmHg を維持できない場合，あるいは，分泌物の管理ができない場合とされている．

TPPV の説明などが順調に行われ，最終的に，患者，家族が TPPV について理解し，希望の意志が決定している場合には，上記の条件で，適切な時期に待機的に導入できる可能性が高い．また，TPPV を希望していれば，肺炎などにより呼吸不全が悪化した状況であっても，緊急に，気管切開，人工呼吸器導入を行うことができる．

人工呼吸器導入のタイミングが，必ずしも，適切な時期に導入できるとは限らない場合がある．患者は TPPV を希望していないが，家族が希望している場合，あるいは，家族は患者の意志を尊重するとしているものの，患者の意志が決まらない場合などである．また，TPPV 導入の意志はあるものの，患者自身が導入を先延ばしにしようとすることもある．

TPPV を患者自身は希望していないが，家族が強く希望する場合には，家族が患者を説得し，最終的には，患者の意志として，TPPV 導入を行うこともある．また，患者が TPPV 導入の意志を決められない場合には，呼吸不全の状況によらず，NPPV で対応せざるをえない．患者の意志が決まるまでに，呼吸不全が悪化し，導入を待つことができない状況に陥ることもある．導入を先延ばしにする場合も含めて，医師と医療チームは，患者と家族の意志決定が行われるまで，繰り返し説明していくしか方策はない．難しく悩ましい問題ではあるが，症例ごとに対応していかざるをえない．

おわりに

日本神経学会のガイドラインと AAN のレポートを中心に，気管切開・呼吸器導入のタイミングについての概要を示した．NPPV は非侵襲的であり，会話も可

能であるため，患者の抵抗が少なく，広く用いられるようになってきた．QOLの向上も報告されている[2]．また，NPPVにより，人工呼吸器を装着した生活のイメージもしやすくなった．それに対し，TPPV導入については，患者，家族ともに介護負担の増加などの課題のため，意志決定に悩む場合が多い．私たち医師をはじめとする医療者は，さらに，人工呼吸器導入後の生活の支援を，患者だけでなく，家族や支援者に対しても行えるようさまざまな方策を考えていかなければならないと，本稿を書きながら，改めて，感じた．

Pearls

機器を用いた喀痰管理について

喀痰管理は，呼吸管理の中で重要な課題である．体位ドレナージ，用手排痰法などに加えて，機器を用いて行う方法がある[1][2][4]．

Mechanically assisted coughing（MAC）は人工的に咳をさせる機器で，無気肺の予防などに有効である．在宅療養中の人工呼吸器装着者では保険適応があり，用いられている．ただし，肺を急速に拡張させるため，肺嚢胞症など肺病変が認められる場合には，気胸を起こす危険性が高く，適応外である．

高頻度胸壁振動法は高頻度で胸壁を振動させ，排痰を促す方法である．医療機器としては認可されているが，保険適応はない．

MACが中枢側の喀痰の排出に有効であるのに対し，高頻度胸壁振動法は末梢側に有効であると考えられている．人工呼吸器装着者らに対し，体位ドレナージなどと機器を用いた喀痰管理を行うことは，誤嚥性肺炎，呼吸器関連肺炎などに対して有効であり，呼吸サポートチーム（respiratory support team: RST）の有力な武器となっている．

文献

[1] 日本神経学会，監．「筋萎縮性側索硬化症診療ガイドライン」作成委員会，編．筋萎縮性側索硬化症診療ガイドライン2013．東京: 南江堂; 2013. p.118-38.

[2] Miller RG, Jackson CE, Kasarskis EJ, et al. Practice parameter update: The care of the patient with amyotrophic lateral sclerosis: Drugs, nutritional, and respiratory therapies (an evidence-based review) report of the Quality Standards Subcommittee of the American Academy of Neurology. Neurology. 2009; 73: 1218-26.

[3] 木村文治．筋萎縮性側索硬化症〜人工呼吸器装着の背景因子と予後分析〜．臨床神経．2016; 56: 241-7.

[4] Gruis KL, Lechtzin N. Respiratory therapies for amyotrophic lateral sclerosis: a primer. Muscle Nerve. 2012; 46: 313-31.

[5] 野中道夫，津田笑子，山内理香，他．筋萎縮性側索硬化症の緩和ケアにおける小径カフ無しカ

ニューレを使用した経皮的気管切開術の有用性. 神経治療. 2006; 23: 521-5.
6 Bach JR, Bianchi C, Aufiero E. Oximetry and indications for tracheotomy for amyotrophic lateral sclerosis. Chest. 2004; 126: 1502-7.

〈溝口功一〉

筋萎縮性側索硬化症に対してNIVを使用することはありますか？

筋萎縮性側索硬化症（amyotrophic lateral sclerosis: ALS）の呼吸不全は最大の死因となり，生活の質（quality of life: QOL）の低下にも大きく関与する．呼吸不全に対する治療には非侵襲的呼吸器療法（non-invasive ventilation: NIV），気管切開下侵襲的呼吸器療法（tracheostomy with invasive ventilation: TIV）による呼吸補助療法とオピオイド投与を含む緩和ケアが存在する．近年NIV導入によるALS患者の生存期間延長，QOL改善効果のエビデンスが蓄積され，NIVの積極的な使用が推奨されるようになった[1,2,3]．ただ，諸外国と本邦におけるNIVの位置づけは少々異なる．諸外国ではTIV導入率が低く，呼吸不全に対してはNIVもしくは緩和ケアによる対応が大半で，NIVは緩和ケアの一環に近い．一方，本邦では諸外国に比べTIV導入率が高い．TIV導入は症例によって十年以上の生命維持も可能であるのに比較し，NIV導入による生存期間延長効果は約10カ月であり，治療選択肢として両者は大きく異なるものである．本邦ではTIVの検討期間，移行期間の暫定的処置としてNIVを使用するケースもあり，その場合はNIV導入後にTIVの方針検討を要する．さらに，NIVの導入時期の絶対的基準はなく[3]，NIV導入は施設/症例ごとに対応しているのが現状である．そこで本稿では，具体例として当施設（東北大学神経内科）におけるNIV導入の進め方を提示しながら記載することとした．なおALSに対するNIVは通常，非侵襲的（間欠的）陽圧換気療法（non-invasive positive pressure ventilation: NPPVまたはNIPPV）を指すが，用語統一がなされていないため，本稿ではNIVの記載で統一する．

1. NIVの説明時期

当施設におけるNIV導入までの流れを 図1 にまとめた．治療選択のために最も重要なことは，患者自身に病気を理解してもらい，その上で意思決定を行うことである．治療内容の理解が不十分だと適切な治療導入時期を逸する可能性があるため，治療選択肢は早めに提示するべきである．ALSは症例ごとの病期進行に差があり，診断時に呼吸機能の低下を伴っていることもある．そこで，当施設ではALS診断の説明をする際に，予後・経過と共にNIV，TIVについても説明

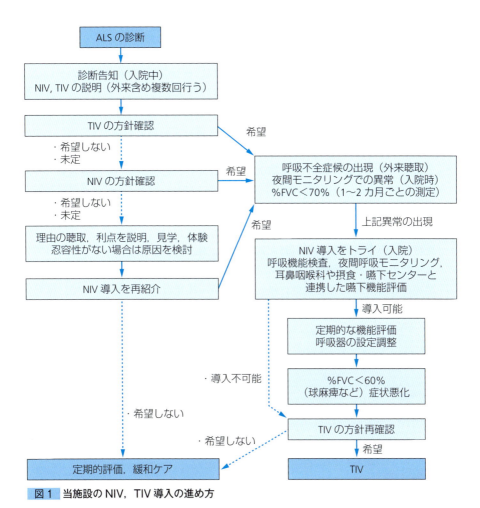

図1 当施設のNIV，TIV導入の進め方

している 図1 . ただし，初回の病状説明時点では診断の受容すら困難で，NIVやTIVについて正しく理解できない可能性も高い．そのため実際に導入を検討する時期までに複数回の説明を行うようにしている．

2. NIVの導入時期・方針

NIVの導入時期について，American Academy of Neurology (2009)[1]，

National Institute for Clinical Excellence（2016）[2]，本邦（2013）[3]など各種ガイドラインで基準を提示している．細部は異なるが，いずれのガイドラインでも早期の呼吸障害症状や理学所見 表1 に注意しながら呼吸機能検査を行い，基準値 表2 を参考に導入を検討するとしている．しかし，実際には施設の設備や患者負担などの問題から，基準項目の検査を全症例に頻繁に測定することは困難である．また，提示されている基準値を満たす時期まで導入を待機してしまうと，全身状態も悪化し導入が困難になるという指摘もある[3]．そのため，実際には基準より早い時期に NIV 導入が行われていることが多い．当施設では外来で「早朝の頭痛」，「睡眠障害」，「倦怠感」など隠れた呼吸不全症候を見逃さないよう注意し，呼吸不全症候を認めた時点で（呼吸機能検査異常の有無に関わらず）導入を勧めている．また，自覚症状がなくとも 2 カ月に 1 度はスパイロメトリーを行い，FVC（努力性肺活量）＜70％など，軽度の検査値異常を認めた時点で導入を勧めている 図1 ．NIV による呼吸機能の補助には限界があり，その後の治療として TIV 移行希望の有無により方針・注意点が異なる．そこで，以下は TIV 希望の有無で分け，NIV 導入の方針について記載した．

表1 呼吸不全の存在を示す症候

症状	理学所見
朝の頭痛 易疲労感，食欲不振 睡眠障害，睡眠後の倦怠感，悪夢，日中の眠気 集中力や記憶力低下 息切れ，呼吸数増加，起坐呼吸の出現，浅呼吸 複数回の呼吸器感染，大声が出せない 混乱，幻覚	咳の減弱（最大呼気流量で測定） 弱い鼻息 奇異呼吸（吸気時の腹部陥凹） 呼吸補助筋の使用 最大吸気時の胸郭拡張制限

潜在的な呼吸不全の症候で特に重要と思われるものを太字で示す．
(Miller RG, et al. Neurology. 2009; 73: 1218-26[1]，Motor neuron disease: assessment and management. NICE guideline. 2016[2]，日本神経学会監．「筋萎縮性側索硬化症診療ガイドライン」作成委員会編．筋萎縮性側索硬化症診療ガイドライン 2013. 東京: 南江堂; 2013[3]参照).

表2 呼吸器補助導入の基準
下記の①〜③いずれかを満たす場合に導入を検討する．

①$PaCO_2 \geqq 45$ Torr
②睡眠中の $SpO_2 \leqq 88\%$ が 5 分以上持続
③$\%FVC \leqq 50\%$，あるいは最大吸気圧（MIP）$\leqq 60$ cmH$_2$O

(日本神経学会監．「筋萎縮性側索硬化症診療ガイドライン」作成委員会編．筋萎縮性側索硬化症診療ガイドライン 2013. 東京: 南江堂; 2013[3]を参照，改変)

| 表3 | NIV，TIV の利点・欠点 |

	利点	欠点
NIV	非侵襲的で導入が容易 食事・自然に近い会話が可能 相対的に感染の機会は少ない QOL 改善に有効 TIV の検討期間の確保・補助効果 一時的な使用も可能	換気効率が悪い 患者協力（在宅調整，経済負担など）を要する 導入が困難な場合がある 気道の直接吸引は不可能 皮膚トラブル・圧迫感などの閉所恐怖感 球麻痺症状が強いと導入しにくい
TIV	換気効率が高い 痰の吸引が容易 安定した呼吸管理 QOL 改善効果は NIV 同様という 報告もある[2]	侵襲的，痰分泌/呼吸器感染症リスクの増加 気切孔の作成の時間・手間を要する 気管チューブの定期的な交換を要する 出血・感染・肉芽などのリスク 患者協力，介護力を要する

1 TIV を希望する場合

　　NIV は TIV と比較し導入が容易で，TIV 導入後の生活をイメージしやすくなるなどの利点 表3 があり[3]，TIV 希望の患者に対しても NIV 使用を勧めている．しかし，TIV 希望者への NIV はあくまで一時的な治療で，TIV 移行のタイミングを逸することは避けなければならない．そのため，忍容性が低い，球麻痺が強い，呼吸不全の進行が速いなどの症例に対しては NIV にこだわるべきではない．導入時も，球麻痺などの悪化（痰の増加，肺炎を一度でも合併など），FVC＜60％となった場合など早い段階で TIV 移行を行う方針としている．

2 TIV を（もしくは NIV も）希望しない場合

　　NIV による生存期間延長効果や，QOL 改善効果が強調されてきており，TIV 希望のない症例においても NIV 使用は推奨される[1-4]．TIV のみならず NIV も希望しない場合，漠然と「延命療法」を拒否している場合や，NIV と TIV の区別がついていない可能性もある．NIV の説明が不十分な場合や，同じ内容を伝えても患者ごとに理解の程度が異なることもある．NIV すら拒否する場合は，写真や装置の見学，使用者との面談，もしくは実際に試すことを勧めるとよい[1,2]．かつては NIV 導入による生存期間延長を「単なる苦痛な期間の延長」と捉えることもあったが，NIV 使用の有無に関わらず，呼吸器療法が限界を迎えた場合はオピオイド投与などの緩和ケアが存在することを十分説明する．NIV 導入が生存期間に与える効果は限定的で，呼吸不全症状に対する緩和ケアの一環と捉えることもできる点を患者・家族・介護者，また医療者側が持つことも重要である[5]．導入後の経過により TIV 希望へ意思変更する場合もあるため，患者本人，家族や介護

者，医療者を含め定期的に方針確認を行う．

３ TIV を悩み，方針の決まっていない場合

TIV 希望について，診断や予後の受容もままならない時期から決断を迫られる例も多い．また，予後について理解していても TIV の方針について決断を下せない場合もある．臨床において問題となるのはこのような TIV 導入方針の決まっていない症例の NIV 導入および管理である．

TIV の方針が決まっていない場合，呼吸不全症状に対して NIV を導入すると，一時的に症状が良くなり，TIV や経皮的内視鏡的胃瘻造設（percutaneous endoscopic gastrostomy: PEG）などの治療方針決定が先延ばしになる場合がある．NIV 導入後も本来の呼吸機能が改善するわけではないため，NIV を要する状態にも関わらず方針が定まっていないと，急変時の対応や PEG を含む手術介入時のリスク上昇につながる[5]．呼吸不全への一時的処置としての NIV の導入，継続はなるべく避ける．TIV 導入方針未定の状況で NIV を導入した場合は TIV の方針決定を急ぐ．

3. NIV 導入により認められる効果

１ NIV と生存期間

NIV 導入による ALS の生命予後への影響については効果の有無が相反する報告があり明確なエビデンスは確立されてこなかった．結果のばらつきは報告ごとに NIV 導入時期や忍容性に違いがあるなどの影響があったためと考えられる．2006 年に報告されたランダム化比較試験（randomized controlled trial: RCT）の結果では，球症状の軽微な群に限定した解析結果から，NIV 導入により中央値205 日の生存期間改善効果が認められている．これは riluzole 以上の生存効果であり，日常診療や各国の診療方針にも大きなインパクトを与えた[1-4]．導入時期が予後に与えるエビデンスは定まっていないが[6]，ガイドラインに提示されている基準よりも早めの導入が必要であることは既に述べた[3,5]．

２ NIV と QOL

QOL 判定基準に，生き甲斐などの個人の価値観の指標が不足しているという指摘もあるが，NIV 療法が QOL の改善効果を示すという報告は多い[4]．一時期は延命効果に焦点が当たり，呼吸器使用による「延命」か，「死」の二択を迫る

こともあったようだが，現在は呼吸不全症状緩和目的の使用という認識が広がっている[5]．NIV による QOL 改善の機序として，慢性呼吸筋疲労の改善や高 CO_2 血症の改善，無気肺の改善，FVC 低下の予防などが考察されているが，どの機序が最も重要であるのかは明確となっていない．

4. NIV と導入困難例への対応

1 球麻痺のある症例

2006 年の RCT では球麻痺の強い症例への NIV による予後改善効果は認めていない[4]．また，唾液の押し込みなどのリスクから使用がためらわれていたが，近年では球麻痺のある症例においても予後改善の報告もある[7]．症例ごとの検討は必要だが，可能であれば試しても良い．

2 NIV と認知機能障害

ALS と合併することの多い前頭側頭型認知症患者では，予後・治療内容についてどの程度理解しているか慎重に見極める必要がある．適応判断のための検査自体不可能な場合や，NIV を希望しても適正使用ができない可能性もある[2]．

ただし，認知機能低下のみを理由に NIV の適応判断はすべきではない．低換気による CO_2 ナルコーシスを認知機能障害と見誤る場合は NIV により改善する可能性がある．そのため，認知機能障害の原因評価は慎重に行うべきである[2]．

3 NIV と手術

FVC＜50％の場合など，術中鎮静剤などで呼吸不全に陥る可能性のある症例の PEG 施行時も NIV は有効である．術中必要時のみ NIV を使用し，術後離脱することも可能である．また，挿管を要する手術後，抜管後の無気肺予防に NIV が有効とする報告もある．

4 急激な呼吸不全進行への対応

TIV 希望であれば NIV を使用する必要はなく，TIV を選択するべきである．TIV を希望しない症例であれば可能な範囲で NIV を使用し，NIV で対処できない場合は緩和ケアに移行する．TIV 方針が未定の状況において，TIV は導入後抜管できないリスクがあるため，一時的な対応として NIV を使用することがある．どの時点まで NIV を行うかについて「基準」はないが，TIV を拒否しない限り

NIVのみで経過をみるのは危険である．緊急時，患者も介護者も冷静な判断は下せないと考えるべきで，早めの意思確認と医療者側との情報共有が必要である．

5. NIVの利点・欠点

NIVとTIVの利点および欠点を 表3 にまとめた．NIVは非侵襲的で，マスクの着脱のみで導入離脱が可能で，夜間や呼吸困難自覚時など必要時のみの使用も可能である．明確な法的基準はないが，生命維持の観点からTIVの中断は不可能であるのに比較し，NIVは緩和ケアの一環という観点から患者の希望により継続・中止の選択が可能である．一方，導入が安易だからといって，呼吸困難出現時に安易に開始すると，見かけ上の状態安定により各種治療の方針決定が先延ばしになる可能性もあるので注意する．TIVと比較し生命予後への効果も限られていることも理解しておく必要がある．

おわりに

NIVはエビデンスの蓄積，呼吸機器の進歩や普及などとともに，今後ますます使用頻度が増加すると予想される．一方で安易なNIV導入には注意が必要であり，長期的な治療方針を含めた説明，意思決定と，相互理解が大切である．

謝辞

本稿を執筆するにあたり助言いただいた青木正志先生，加藤昌昭先生，割田仁先生，鈴木直輝先生，フィリップス・レスピロニクス合同会社高橋亮太様に深謝いたします．

| リハビリテーション・代替コミュニケーション | 栄養管理　経管栄養 | VII 呼吸管理，緩和ケア | 告知　その他 |

Pearls

NIV の導入決定後の，導入方法や維持について

　NIV 導入は外来でも可能だが，導入時のトラブルも多い．導入開始時にはマスクの選択，使用時間，呼吸器などの設定調整が必要で，多専門職種ケアチームとしての対応が望ましい．そのため，当施設では入院の上，呼吸機能検査，夜間呼吸モニタリング，耳鼻咽喉科や摂食・嚥下センターと連携した嚥下機能評価を行いながらNIV を導入している　図1 ．導入初期は日中数時間や，夜間のみの導入などを試してもらうことで，忍容性の有無を判断している．

　本稿では NIV に焦点を当てたが，実際には PEG と NIV 導入のどちらを優先して行うかなど，他の治療との関わりについて悩むこともある．また，NIV の導入が困難な症例も少なからず経験する．そのような注意点に対し，トラブルシューティングを記載している資料もあるので参考にすると良い[5]．NIV 導入の主な目的は患者QOL の維持にあり，在宅での使用が増加すると思われる．海外ではテレモニタリングを併用することで，生存率の改善・緊急の医療機関受診数低下と共に NIV の費用対効果の増強を望めるとする報告がある．本邦でのテレモニタリングは整備段階で，個人情報保護などの観点からオープンとはなっていない．ただし，呼吸器会社が人工呼吸器のデータを回収・解析し，その情報を医療施設側へ提供，呼吸器設定調整などのフィードバックを行っている事例もある．既に睡眠時無呼吸症候群に対してはモバイルアプリを介したフィードバックが可能になっているなど，対策は始まっている．企業ならびに医療者側の努力は必要だが，快適な呼吸器使用の補助として今後の普及が望まれる．

2　筋萎縮性側索硬化症に対してＮＩＶを使用することはありますか？

文献

❶ Miller RG, Jackson CE, Kasarskis EJ, et al. Practice parameter update: the care of the patient with amyotrophic lateral sclerosis: drug, nutritional, and respiratory therapies (an evidence-based review): report of the Quality Standards Subcommittee of the American Academy of Neurology. Neurology. 2009; 73: 1218-26.
❷ Motor neuron disease: assessment and management. NICE guideline. 2016.
❸ 日本神経学会，監．「筋萎縮性側索硬化症診療ガイドライン」作成委員会，編．筋萎縮性側索硬化症診療ガイドライン 2013．東京: 南江堂; 2013.
❹ Radunovic A, Annane D, Rafiq MK, et al. Mechanical ventilation for amyotrophic lateral sclerosis/motor neuron disease. Cochrane Database Syst Rev. 2013.

❺ 筋萎縮性側索硬化症の包括的呼吸ケア指針−呼吸理学療法と非侵襲的陽圧換気療法．（NPPV）第一部．平成 19（2007）年度 研究報告書分冊．

❻ Jacobs TL, Brown DL, Baek J, et al. Trial of early noninvasive ventilation for ALS: A pilot placebo-controlled study. Neurology. 2016; 87: 1878-18.

❼ Berlowitz DJ, Howard ME, Fiore JF Jr, et al. Identifying who will benefit from non-invasive ventilation in amyotrophic lateral sclerosis/motor neuron disease in a clinical cohort. J Neurol Neurosurg Psychiatry. 2016; 87: 280-6.

〈秋山徹也〉

3 TIV 導入の際にどのような説明をするのが適切ですか？

1. TIV（気管切開下人工呼吸器）導入には診断告知時から継続的な説明が必要

　筋萎縮性側索硬化症（amyotrophic lateral sclerosis: ALS）は最も重症な神経難病の一つである．発症年齢，症状の進行速度などはさまざまであるが，徐々に全身の運動神経が障害され呼吸筋麻痺を生じて死に至る．しかし，呼吸の補助，TIV（tracheostomy invasive ventilation）を導入することで生命予後は延長する．わが国において TIV を選択する ALS 患者は約 30％といわれ諸外国と比べて多い[1]．図1．ALS の最初の診断・告知の時点で患者・家族は疾患を受容することは困難で，その後の医療処置，特に TIV 導入の意思決定をすることは生死の決断を行うことであり安易にはできない．一方，約6割の ALS 患者は「最初から人工呼吸器を含めてすべてを伝えてほしい」との調査結果[2]があり正しい情報を早期に得たいとの思いもある．治療の決定は自己決定が原則であり，自ら理解して選択する必要がある．TIV を安全に導入するためには TIV を導入すべき時期の

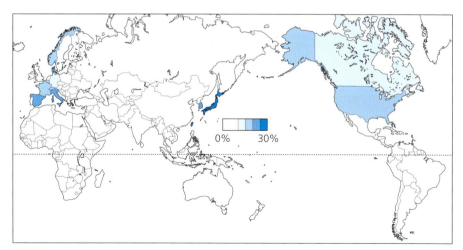

図1 世界の ALS 患者の TIV 装着率
ALS: amyotrophic lateral sclerosis, TIV: tracheostomy invasive ventilation
（木村文治．臨床神経学．2016; 56: 241-7[1]より一部改変引用）

直前になってからの説明ではなく ALS と診断後，患者独自の意思決定ができる
ように早い段階からの説明が必要である．多職種チームにより患者の意思決定を
支援できるように繰り返し正しい情報を提供する必要がある．その説明内容に
よっては気管切開，TIV を導入するかどうかの意思決定を大きく左右することに
もつながる．医師は患者の意思決定の決断を迫るべきではないが，球麻痺症状の
急激な悪化などに伴い患者・家族と十分な話し合いができないまま緊急の気管内
挿管，TIV が開始されることがないようにすべきである．

2. TIV 導入の意思決定に重要なこと

TIV 導入に迷っている時に，家族は「一度人工呼吸器を装着してみて，本人が
嫌がれば外せば良い」と考えることもある．TIV などの侵襲的な医療処置を行わ
ないという選択をすることはできても，一度 TIV を装着し，その後呼吸器から離
脱することにより生命を失う可能性が高い場合には TIV を中止することは困難
である．本邦では一度装着した人工呼吸器の取り外しを明確に許容する法律も禁
止する法律もないのが現状である[3]．TIV 導入をどうするかの意思決定はその判
断に至る過程が重要である．筋萎縮性側索硬化症診療ガイドライン 2013[2]では，
患者本人に自己決定能力があるかどうかを判断する必要があるとし，情報を理解
し自分自身の人生設計にとってそれぞれの治療選択肢の持つ意味を考察し，治療
選択後の状態を推察できる能力およびそれを表明できる能力が必要であり，さら
にその判断には恒常性がなければならないとし，以上の要素が十分に遂行可能で
ある場合に自己決定能力があると判断できる．医師を含めた多職種チームは患者
および家族に対して ALS が進行しつつも人工呼吸器を装着した状態での生活を
想像し対処していく，または人工呼吸器を装着しない場合でもいかに生きていく
かを支援していく必要がある．

3. 自己決定能力が低下している患者について

従来 ALS は認知機能障害を伴わないとされていた．近年，高齢発症の ALS や
孤発性 ALS における認知機能障害が注目されている．ALS の約半数に認知機能
障害が認められ，明らかな認知症が約 2 割に認められる．更に ALS の進行ととも
もに前頭側頭葉症状である人格変化・行動障害（病識欠如，脱抑制など）や言語
障害が目立つようになり TIV などの侵襲的医療を最終決定するころに顕在化す

ることも多い．認知機能障害があっても家族や主介護者とともに本人にも TIV 導入の説明をすべきであるが，自己決定能力をどう評価するべきかが課題である．患者自身の意思決定能力が低下している場合，本人の意向を配慮したうえで，本人の考え方をよく理解している家族とともに複数の医療スタッフなど多職種チームにより意思決定を支援することが望まれる．一方で家族は介護や経済的問題，遺産については推定相続人になるなどの点において患者と利害関係にあることも念頭におくべきである．

4. TIV 導入の意思決定までに考慮すべき点

TIV を希望している場合の緊急気管内挿管は極力避けるべきであるため ALS の進行が早い場合には早期の意思決定が必要である．予後不良の因子と考えられている球麻痺発症例，呼吸障害発症例，高齢発症，栄養不良例，発症早期に複数の身体領域に進展する例などは TIV 導入についての決断も早く行うべきである．

5. TIV 導入後の予後

一般に ALS の生存期間には個々の症例で差があり，発症後 1 年以内に死亡する例が 10% 程度ある一方，10 年以上生存している例も 5～10% ある．また近年の治療やケアの向上によりさらに生存期間が延長していると考えられている．一般的な生存期間が個々において差があることは十分説明するべきであるが，標準的な生命予後を説明することは ALS 発症後の診療・ケア・将来設計を考えるうえで重要であり，その患者自身の生活プランの中で TIV 導入についても考えていくことになる．TIV 導入後の予後調査は多くはないが，厚生省研究班の調査[4]では 1985 年以降の 10 年間に死亡した 612 例の ALS 患者の解析では対象症例全体では発症後死亡までの期間は平均 40.6±33.1 カ月，中央値 31.0 カ月であった．その中で気管切開や人工呼吸器の装着を行った群では平均 49.1 カ月±37.2 カ月，装着を行わなかった群では平均 35.8 カ月±31.1 カ月であり人工呼吸器装着例で予後は延長していた．実臨床では感染対策や栄養療法の向上により TIV 療法の生命予後が延長し人工呼吸器装着後 10 年以上生存する例も稀でない．TIV 導入後の死因としては本邦での 70 例の TIV 装着例の調査[5]では 47 例の死亡例がありその原因として気管支肺炎（57.4%），心不全（6.4%），腎不全（4.3%），呼吸器事故（4.3%），虚血性腸炎（2.1%），原因不明（6.4%）であった．

6. TIV 導入にあたり説明すべき内容 表1

　TIV 導入にあたってメリットとデメリット，人工呼吸器を選択しない場合の対処方法について十分な説明が必要である．前述の通り，一度呼吸器を装着すると呼吸器離脱が困難であることに加えて，今後の予想される症状（コミュニケーション障害を含む），合併症，生命予後，療養生活の場の問題（在宅・施設・病院など），福祉サービス制度など多岐に渡って説明する必要がある．ただし一方的な説明に陥らないためにも患者の理解度の確認や説明の補足が必要である．さらに TIV を導入することにより呼吸苦が改善し，呼吸器がついても入浴，外出，在宅医療などできることも多くあり TIV 導入にあたり将来の希望を失わせないことも重要である．TIV を導入するには気管切開手術が必要である．手術が侵襲的であるのは勿論のこと，気管切開後の痰分泌の増加や気管チューブ内の吸痰による苦しさや，気管チューブの定期的交換が必要であること，気道内出血，気管切開部の感染などがありうること，発声が原則的にはできなくなることを説明する．また在宅医療を行う場合には気管内吸引は患者本人か患者の代理としての家族か研修をうけた介護福祉士，介護職員または医師・看護師にしか許可されていないことも重要である．その他，気管カニューレの自然抜去，人工呼吸器の回路が外れるなどのトラブル，気管狭窄，気管カニューレの接触部位の潰瘍や気管内肉芽腫，気管軟化症，気管食道瘻や気管腕頭動脈瘻などの瘻孔形成，カニューレ抜去困難症などの説明も必要である．その他の合併症として呼吸器関連肺炎などの呼吸器感染症，胆石症・胆嚢炎，尿路感染症，中耳炎，深部静脈血栓症，肺塞栓症などの報告があることも説明する．また ALS の TIV 導入後には種々の程度のコミュニケーション障害が生じる．一部でスピーキングカニューレ，電気式人

表1 TIV（tracheostomy invasive ventilation）導入意思決定のために必要な説明

- TIV 導入後に改善することおよび活動できることについて
- 気管切開および気管カニューレに伴う合併症
- コミュニケーション障害（TLS 含む）およびその対応
- 長期療養に伴う合併症
- TIV 装着後の予後
- TIV 導入後の TIV 離脱困難な状況
- 認知機能障害
- 療養体制（在宅療養・災害対策を含む）

TIV: tracheostomy invasive ventilation, TLS: totally locked-in state

工喉頭を用いることもあるが，コミュニケーション補助手段としてセンサーやスイッチを工夫してコミュニケーションが維持できるようにする．筆談，指文字，文字盤，文字等操作入力方式（レッツチャット®，伝の心® など），視線等入力方式（マイトビー® など），生態現象方式（脳波利用: マクトス®，脳血流利用: こころがたり® など）などが用いられることを紹介する．可能であれば TIV 導入前からコミュニケーション手段を構築し病状に合わせて手段を変更する．眼球運動は比較的進行期も保たれるが，本邦での 70 例の後方視的研究[5]では TLS（totally locked-in state: 完全閉じ込め状態）は全体の 11.4％に認められ，5 年以上 TIV を継続している患者の 18.2％，MCS（minimal communication state: 最小コミュニケーション状態）は 33.3％と報告されている．一方，5 年以上の TIV 装着患者でも半数は著しいコミュニケーション障害はきたしていない．欧州の ALS ガイドライン[6]でも TIV 導入に際して療養が長期になりうること，将来 TLS になる可能性があることについて患者，家族などにも話すことを推奨している．その他，ALS 患者の 40～73％が痛みを経験し，進行期には不動や圧迫，精神的要因などが痛みの主な原因として考えられる．TIV 導入後の療養場所は在宅，施設，病院などがあるが，介護者数・健康状態，地域の医療福祉資源，神経内科専門医・かかりつけ医（往診医）の有無，訪問看護などの体制，レスパイト入院の受け入れ状況などに大きく影響されることを説明する．

7. 在宅療養での災害対策

TIV 導入後に在宅療養を行う場合，在宅人工呼吸器装着者は災害弱者であり，安心して生活するためにも停電対策・災害対策を事前に検討する必要がある．地震や台風・大雨などに被災し停電などが生じた場合でも継続して人工呼吸器を動かすためには普段から呼吸器内部バッテリー作動時間の確認，外部バッテリー・自家発電機などの電源確保が重要である．またバッグバルブマスク，足踏み式吸引器なども準備し日ごろから使用できるようにしておくべきである．また各自治体で作成している避難行動要支援者名簿への登録や避難行動要支援者の個別避難計画を作成し避難場所，避難経路，避難方法の確認など自助，共助体制を構築することが重要である．その他，在宅療養開始前に家屋の耐震診断，家具などの転倒防止対策，災害時必需品の準備などの事前対策が必要である（ 図2 : 難病対策センターホームページより在宅人工呼吸器装着者のための災害時行動パンフレットのダウンロードが可能〔http://home.hiroshima-u.ac.jp/cidc/pdf/

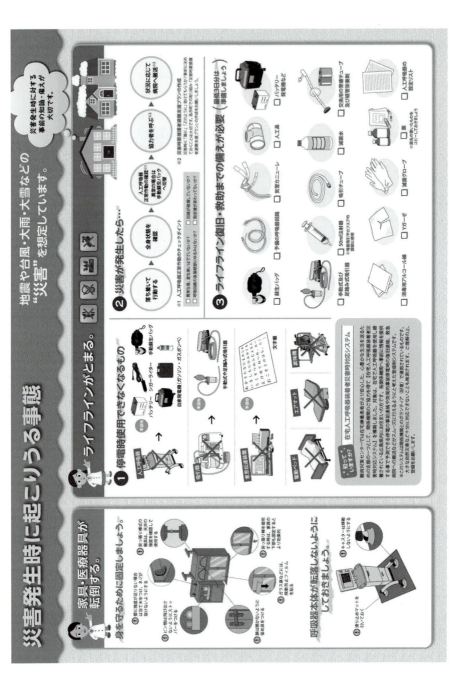

図2 在宅人工呼吸器装着者のための災害時行動パンフレット（難病対策センターホームページ）

about/documents013.pdf) 2017年1月現在].

Pearls

在宅人工呼吸器装着者の都道府県別調査

　厚労科研「難病患者への支援体制に関する研究」班と在宅人工呼吸器取扱企業（9社）との協働調査[7]により全国都道府県別の在宅人工呼吸器装着者数および外部バッテリー装備率が明らかになっている．本邦では2015年3月の時点で5,461名の患者がTIVでの在宅療養を行っている．全国平均では75.5%の患者が外部バッテリーを装備しているが都道府県による差が大きい．各自治体は医師会，かかりつけ医，人工呼吸器取扱企業などと協力してTIV装着者の災害時にも安心・安全な在宅療養体制を構築すべきである．

文献

[1] 木村文治. 筋萎縮性側索硬化症〜人工呼吸器装着の背景因子と予後分析〜. 臨床神経学. 2016; 56: 241-7.

[2] 日本神経学会監. 「筋萎縮性側索硬化症診療ガイドライン」作成委員会編. 筋萎縮性側索硬化症診療ガイドライン2013. 東京: 南江堂; 2013.

[3] 西澤正豊. 人工呼吸器の中止を巡って. 難病と在宅ケア. 2005; 10: 27-31.

[4] 桃井浩樹, 新藤政臣, 柳澤信夫, 他. 本邦における筋萎縮性側索硬化症の病勢経過―厚生省特定疾患神経変性疾患研究調査より―. 神経研究の進歩. 2004; 48: 133-44.

[5] Hayashi H, Oppenheimer EA. ALS patients on TPPV: totally locked-in state, neurologic findings and ethical implications. Neurology. 2003; 61: 135-7.

[6] Leigh PN, Abrahams S, Al-Chalabi A, et al. The management of motor neuron disease. J Neurol Neurosurg Psychiatry. 2003; 74 (Suppl 4): iv32-iv47.

[7] 宮地隆史, 溝口功一, 小森哲夫, 他. 在宅人工呼吸器装着者都道府県別全国調査第3報: 調査の課題. 厚生労働科学研究費補助金難治性疾患等克服研究事業　難病患者への支援体制に関する研究 平成27年度総括・分担研究報告書（研究代表者　西澤正豊）. 2016. p.127-9.

〈宮地隆史〉

呼吸困難にはどのように対応しますか？

1. 呼吸困難の発生メカニズム

呼吸困難は，生命維持に必須である呼吸機能に異常が生じた時に，それを知らせる危険信号である．その発生には，$PaCO_2$の上昇を感知する延髄の中枢化学受容器，上下気道・肺・胸壁に存在し圧や気流の変化を感知する機械受容器が関与している．慢性呼吸不全の状態にある筋萎縮性側索硬化症(amyotrophic lateral screlosis: ALS)では，$PaCO_2$の上昇は必ずしも呼吸困難につながらず，酸素飽和度の値も指標には成り難い．呼吸中枢から呼吸筋への運動出力に見合っただけの求心性情報が受容器から入ってこない時に呼吸困難が自覚されるという中枢-末梢ミスマッチ説が提唱されており，ALSでは，呼吸筋筋力低下のため呼吸努力に見合った換気が生じないことが一因と考えられる．呼吸困難は，精神的要因も関与して変化する．患者が呼吸困難を自覚し苦痛と感じていれば，それは治療する必要があるということを忘れてはならない．

2. 呼吸困難の評価

患者の状態を把握することは，治療効果の判定や予後の推定などに必要であり，スタッフ間で情報を共有するために呼吸困難を適切に評価する指標が有用である．

(1) NRS (numerical rating scale)

0から10までの11段階の数字を用いて苦痛のレベルを数字で示してもらうことで，呼吸困難の主観的な強さを測定する量的尺度である．治療前の最大の苦痛を10とし，現在はいくつになったかというpain relief scoreを用いる方法と今までに経験した最高の苦痛を10として現在はいくつにあたるかを問う方法がある．

(2) MDRS (motor neuron disease dyspnoea rating scale)[1]

13の日常生活動作から自分にとって最も重要な5つの動作を選択し，それによって生じる呼吸困難を5段階で評価する機能評価尺度である．患者の主観性を重視している点で優れており，治療効果の判定に有用だが，現時点では日本語版

が作成されていない.

(3) STAS（support team assessment schedule）

　医療職による「他者評価」であり，自己評価が困難な状況でも使用可能で，患者に負担を与えることなく評価できるという利点もある．主観的評価とも相関性が示されている．項目2の「症状が患者に及ぼす影響」を，呼吸困難の評価に使用できる.

3. 呼吸困難への対応

　無気肺，肺炎，胸水貯留など治療可能な原因の検索を怠ってはならない．ALSの呼吸困難に対する緩和ケアについてエビデンスの高い報告は乏しく，がんで得られている知見を援用せざるを得ない[2].

1 人工呼吸療法

　ALS の呼吸困難は，基本的には，呼吸筋筋力低下による慢性呼吸不全に起因するため，その改善には人工呼吸療法が必要となる．呼吸補助としては，マスクを使った非侵襲的人工呼吸（non invasive ventilation: NIV）と気管切開による人工呼吸（tracheostomy ventilation: TV）がある．NIV を最大限に利用することが重要で，TV 選択までの時間的猶予も得られる.

　呼吸困難の軽減に NIV は有効だが，呼吸困難が悪化してからの導入は容易ではない．呼吸困難が強い状態で，マスクを顔に密着させることは恐怖感を伴うし，呼吸状態を改善するためには，ある程度の補助圧が必要で，使用時間も長くなる．一方で，早期に開始する場合には，苦痛を感じない低い圧で開始することができる（吸気圧 8 cmH$_2$O，時には 6 cmH$_2$O から開始）．開始当初は，短時間でも構わない．NIV は，呼吸困難の軽減のみならず，疲労感，起床時の頭痛などの呼吸不全の症状を軽減し QOL を改善する．さらに，呼吸機能低下を遅延させ，生存期間を延長することが明らかであり，早期から導入することを考慮する．一方，早期の導入は，自覚的に改善がないため，アドヒアランスが不良となりやすい．進行性の疾患であり，呼吸困難が強くなってからの導入は困難なこと，胸郭の可動性の維持に役立つことなど，必要性を理解してもらい，使用を継続していくと，呼吸不全の進行に伴って，自然と使用時間が増え，圧が足りなければ，もう少し圧をあげたほうが楽になると訴えてくることが多い.

　NIV は，球麻痺が軽度な症例が，最も良い適応になる．球麻痺が重度で，嚥下

性肺炎を繰り返しているような場合の導入は困難だが，ALS の球麻痺は，症例によって多様であり，口を閉じることができず，流涎が多く，外見上は球麻痺が著明にみえる場合でも，喉頭機能が保たれ誤嚥が少ない例では，抗コリン作用のある薬剤の投与やスコポラミン軟膏（院内製剤）の塗布などで唾液量を減少させたり，フルフェイスマスクを使用したりすることにより NIV が可能となる場合もある．また早期から導入し，途中から球麻痺が出現してきた場合には，NIV を継続できる場合が少なくない．

(1) 進行期の問題点

NIV は，気道確保がなされていないため，嚥下障害の進行により誤嚥性肺炎や窒息の危険がある．また，最大限の設定で補助しても呼吸困難が十分にとれない，長時間の装着が必要となるなど，「侵襲的」な状況になり得るため，NIV の限界がきたと判断した時，もし TV に移行しないのならば，呼吸器の設定を上げ続けることをやめ，モルヒネを含めた緩和ケアを考慮する．TV を視野に入れている場合は，ある時点で，どちらがより非侵襲的か判断しなければならない．TV には，介護負担，TLS（totally locked-in state）の問題などあるが，安定した呼吸補助が可能となる．TV の開始で，一時的に ADL，QOL が改善することも経験する．個々のケースについて，最善の方向性を探ることが大切である．

(2) 気道クリアランスの重要性

ALS では，呼吸筋筋力低下に伴い，咳嗽力が低下しており，気道分泌物をコントロールすることが呼吸困難の軽減につながる．用手的呼気介助などの呼吸理学療法，カフアシスト（mechanical insufflation/exsufflation: MIE）などにより上気道分泌物を除去する必要がある．カフアシストは，NIV のみならず TV でも，吸引がより容易になり，必要な吸引回数が減り，苦痛が軽減される．無気肺の予防，胸郭の可動域訓練にもなる．上気道炎や肺炎などで痰の量が多くなることで，上記の方法でも有効な排痰が困難になり，それをきっかけに気管内挿管となり TV に移行せざるを得ないこともあるが，経皮的気管切開術により小径のカフなしカニューレを挿入し，痰を取りながら NIV を続け，肺炎を治癒させることも不可能ではない．レティナ（気管切開孔保持用チューブ）も有用である．

(3) TLS と呼吸器中止の議論

TV を選択した場合，疾患の進行により全ての意思伝達機能が失われる TLS の可能性（TV 5 年以上で 18.2%：罹病期間に比例して増加するわけではない）があり，その場合，呼吸器を外すことを望む場合もあるが，人工呼吸器に依存した状態の ALS 患者では離脱は死につながるため，現時点では難しい．2004 年，

| リハビリテーション・代替コミュニケーション | Ⅵ 栄養管理，経管栄養 | Ⅶ 呼吸管理，緩和ケア | Ⅷ 告知，その他 |

ALS に罹患した息子の人工呼吸器を停止した母親については，嘱託殺人罪として執行猶予の判決が出ている．このケースでは，さらに息子の死の 5 年後に母親が自殺し，夫が自殺幇助として執行猶予の判決となった．2008 年には，亀田総合病院に加療中の ALS 患者が，「ALS 患者の人工呼吸器取り外しの要望」を提出し，倫理委員会で倫理上の問題はないとされたが，病院長は，刑事事件に問われる可能性があるとして，今の時点で要望は受け入れられないとした．この問題に関しては，「もし TLS になったら，その時は人工呼吸器を停止することができれば，TV を選択するのに」という声がある一方で，もし呼吸器中止が可能になれば，人工呼吸器を装着して長期療養している患者への無言の圧力が増すという危惧も表明されている．呼吸器中止の是非について，本稿では深く立ち入らないが，少なくともその議論にあたっては，まず患者が安心して療養できる環境を整備し保証することが前提になると考えられる．

2 薬物療法

(1) オピオイド

　モルヒネは，血中濃度にほぼ一致して，がん患者の呼吸困難を軽減することが複数の無作為化比較試験で示されているだけでなく，疾患に関わらず進行性疾患に伴う呼吸困難に有効であるという報告がある．したがって，呼吸困難の薬物療法としては，モルヒネを第一選択として使いこなすことが重要になる．ALS においても，Clemens[3]らは，6 例と少数の報告ではあるが，モルヒネの使用により，NRS が 7.5±1.9 から 1.8±0.8 に軽減し，明らかな呼吸抑制は生じなかったと報告している．呼吸回数が，42.1±6.0/min から 29.0±4.0/min に減少しており，頻呼吸が軽減することで有効換気量が増加したためと考察している．呼吸回数が多いと 1 回換気量が減少し，有効な呼吸ができなくなることが呼吸困難の一つの原因であり，呼吸回数を減少させることで，浅く効率の悪い呼吸を，有効な呼吸にすることができる．呼吸筋筋力低下を伴う ALS でも，その恩恵が得られると考えられる．努力性の頻呼吸は，それ自体が酸素消費量を増大させるため，それを軽減させることも呼吸仕事量の軽減という意味がある．それ以外に，呼吸困難に対する知覚の低下，延髄呼吸中枢の二酸化炭素に対する感受性の低下，抗不安効果も関連している．高炭酸ガス血症が進行しているケースでも，モルヒネの使用により呼吸困難が軽減すると共に，むしろ $PaCO_2$ がわずかに低下したり，それ以上の悪化がみられない例が少なくない．

　ALS におけるモルヒネの導入は，日本神経学会のガイドラインで示されている．

4 呼吸困難にはどのように対応しますか？

モルヒネ塩酸塩（オプソ）2.5 mg（$PaCO_2$ 60 mmHg 以上の場合は 1.25 mg）から開始し，呼吸抑制の程度と眠気などを確認しながら効果がでるまで開始量（1.25〜2.5 mg）ずつ増量する．モルヒネの Tmax は約 1 時間で，効果はおよそ 3〜4 時間持続する．モルヒネ塩酸塩およびモルヒネ硫酸塩の使用は，2011 年から社会保険診療報酬支払基金審査情報提供事例として審査上認められており，長時間作用型のモルヒネ硫酸塩（MS コンチン，モルペス）も使用可能である．少量のモルヒネで有効な場合は，コデインリン酸塩，ジヒドロコデインリン酸塩を代用しても良い．コデインは，肝臓で代謝され一部がモルヒネになる．コデイン 20 mg（コデイン 1％散 2 g）は，モルヒネ 3 g に相当する．

多くの場合，モルヒネは 30〜60 mg 程度で呼吸困難に対して有効であり，それ以上の増量は，呼吸抑制や傾眠の危険性が高くなる．モルヒネの疼痛への効果に上限がないことと異なり，呼吸困難に対しては，増量による効果発現に限界がある．モルヒネで呼吸困難が十分に制御できない例や，悪心，眠気，せん妄，便秘などの有害事象で使用が制限される例があることを認識しておく．特に ALS では，便秘に対する対応が重要である．腎機能障害（クレアチニン-クリアランス 30 mL/分未満）を伴っている場合は，モルヒネ・コデインは有害事象の発生リスクが高くなる．

モルヒネの内服が困難な場合は，持続皮下・静脈注射を考慮する．皮下注と静注の効果は臨床的には同等だが，皮下注で安定した吸収が得られるのは 1 mL/時以下である．1 日量 5 mg/日から開始して，効果をみながら 12〜24 時間ごとに 5 mg/日ずつ増量する．血中濃度の安定には半日程度かかる．呼吸困難時は，1 時間分を早送りする．経口モルヒネから切り換える場合は，1/3 量を目安とする．

がん患者では，腎機能障害合併例や有害事象のためにモルヒネを使用できない場合は，オキシコドン塩酸塩が代替になり得る可能性が示唆されている．即効性のある散剤（オキノーム）と徐放性の錠剤（オキシコンチン），注射薬（オキファスト）があり使用しやすいが，現時点では，ALS に保険適応はない．フェンタニルは呼吸困難の軽減に有効である証拠がなく推奨されない．

(2) ベンゾジアゼピン系薬剤

がん患者において，モルヒネの投与でも呼吸困難が改善されない，あるいは副作用のためモルヒネの増量が困難な場合にベンゾジアゼピンを併用することで有意に呼吸困難が軽減すると報告されている．ただし，ベンゾジアゼピン系薬剤の単独投与は推奨されていない．COPD（chronic obstructive pulmonary disease）では，単独投与で死亡率の増加をもたらす可能性が指摘されており，ALS

でも，いっそう呼吸抑制の危険があるため勧められない．

3 その他の対応法

がん患者の検討では低酸素血症があり呼吸困難を有する場合，酸素吸入は空気吸入に比べて有意に呼吸困難を軽減しており推奨されている．一方，低酸素血症がない場合は，有意差を認めず，行わないことが提案されている．しかし，酸素・空気に関わらず吸入前後で呼吸困難は改善しており，気体吸入自体が呼吸困難を改善する可能性はあり，有効と判断された場合は，行動制限につながること，対費用効果が悪いことなども考慮した上で使用を考えてよいと思われる．ALSでは，酸素投与にあたってがん患者以上に高炭酸ガス血症の進行に注意して酸素投与を行う必要がある．扇風機あるいはうちわなどで顔に送風すること，冷気を顔に当てることで有意に呼吸困難が軽減することが示されており，室温を低めに設定し顔に送風することは簡便で経済的な方法である．

呼吸リハビリテーションも有用である．呼吸困難の改善には身体的な対応が中心になるが，精神的な支持療法も重要であり，これらを含めた包括的な呼吸困難治療プロトコールを構築していく必要がある．

4. 緩和困難な呼吸困難に対する鎮静

終末期がん患者では，治療が見込めない状態で，緩和の方法がない耐えがたい苦痛がある場合は，持続的な深い鎮静を行うことが許容されており，苦痛の一つとして呼吸困難が含まれている．その要件は厳密にガイドライン[4]で提示されている　表1 ．鎮静を行う意図が苦痛緩和であることを理解し，相応の手段であること，患者の明確な意志表示があるか，十分に推測可能であり，家族の同意を得られていること，予後が数日から2〜3週間であること，多職種のカンファレンスを行い，必要に応じて適切な専門家にコンサルテーションすること，記録を残すこと，などが求められている．

がん患者における苦痛緩和のための鎮静は，集団として生命予後に有意な影響を与えないことが示されており，鎮静と安楽死は全く異なる．家族は，「鎮静してでも苦痛なく穏やかでいて欲しい」という思いと「少しでも長く生きていて欲しい」というアンビバレントな気持ちを持っていることを十分に理解して対応することが大切である．

ALSの呼吸困難に対する鎮静に関しては，呼吸についてのみ考えればTVによ

| Ⅰ 病型, 病態, 病因, 経過（予後） | Ⅱ 診断, 遺伝学的検査 | Ⅲ 検査, 機能評価 | Ⅳ 治療, 治験, 将来的治療 |

表1 持続的深い鎮静を行う要件

持続的深い鎮静を行う要件を以下のように定める.

A, B, C はそれぞれ, 医療者の意図, 自律性原則, 相応性原則（principle of proportionality）に基づく倫理的基盤を与える. D は鎮静の安全性を高める.

A. 医療者の意図
1) 医療チームが, 意図が苦痛緩和であることを理解している.
2) 鎮静を行う意図（苦痛緩和）からみて相応の薬物, 投与量, 投与方法が選択されている.

B. 患者・家族の意思（1 かつ 2）
1) 患者
(1) 意思決定能力がある場合.
   必要十分な情報を提供されたうえでの明確な意思表示がある.
(2) 意思決定能力がないとみなされた場合.
   患者の価値観や以前の意思表示にてらして患者が鎮静を希望することが十分に推測できる.
2) （家族がいる場合には）家族の同意がある.

C. 相応性
患者の状態（苦痛の強さ, 他に苦痛緩和の手段がないこと, 予測される生命予後）, 予測される益 benefits（苦痛緩和）, および, 予測される害 harms（意識・生命予後への影響）からみて, とりうるすべての選択肢のなかで, 鎮静が最も状況に相応な行為であると考えられる.
1) 耐えがたい苦痛があると判断される.
2) 苦痛は, 医療チームにより治療抵抗性と判断される.
3) 原疾患の増悪のために, 数日から 2〜3 週間以内に死亡が生じると予測される.

D. 安全性
1) 医療チームの合意がある. 多職種が同席するカンファレンスを行うことが望ましい.
2) 意思決定能力, 苦痛の治療抵抗性, および, 予測される患者の予後について判断が困難な場合には, 適切な専門家（精神科医, 麻酔科医, 疼痛専門医, 腫瘍専門医, 専門看護師など）にコンサルテーションされることが望ましい.
3) 鎮静を行った医学的根拠, 意思決定過程, 鎮静薬の投与量・投与方法などを診療記録に記載する.

（日本緩和医療学会, 緩和医療ガイドライン委員会, 編. 苦痛緩和のための鎮静に関するガイドライン 2010 年版. 東京: 金原出版; 2010[4]）

り解決可能であること, 終末期の生命予後を予測する確立した指標がないことから, より慎重であるべきで, 少なくとも前記のガイドライン[4]に準じて進めることが推奨される. 使用する薬剤としては, がん患者で通常使われるミダゾラム（ドルミカム）などは, 呼吸筋筋力低下のある ALS では, 呼吸抑制のため急速な経過で呼吸が停止する可能性があり, むしろモルヒネの増量による鎮静で対応することを考慮するのが良いと考えられる.

Pearls

MPV（mouthpiece ventilation）をマスクによる NIV に併用する

　ALS の NIV は，特に夜間の有用性が高く，呼吸筋疲労の軽減による日中の症状軽減，睡眠の改善，二酸化炭素に対する感受性の改善などの効果が期待でき，呼吸困難の軽減につながる．しかし，進行性の疾患であるため，夜間 NIV が奏効したとしても，呼吸筋筋力低下の進行と共に，日中も換気補助が必要となり，使用時間が増える．その結果，日常生活は制限されるようになる．マスクにより食事や会話が妨げられ，マスクの圧迫感や視野の制限，圧迫による皮膚潰瘍などの皮膚トラブルなど種々の問題が生じる．さらに上肢筋力低下の進行によりマスクを頻回に装脱着することが難しくなる．呼吸器への依存度が高くなり，日中もマスクの装着が必要となり，種々の問題が生じたときの呼吸補助として，マスクによる夜間 NIV に加えて，日中にマウスピースを使った呼吸補助 MPV を併用することが有用である[5]．

4　呼吸困難にはどのように対応しますか？

文献

[1] Dougan CF, Connell CO, Thornton E, et al. Development of a patient-specific dyspnoea questionnaire in motor neuron disease（MND）: the MND dyspnoea scale（MDRS）. J Neurol Sci. 2000; 180: 86-93.

[2] 日本緩和医療学会，緩和医療ガイドライン委員会，編．がん患者の呼吸器症状の緩和に関するガイドライン 2016 年版．東京: 金原出版; 2016.

[3] Clemens KE, Klaschik E. Morphine in the management of dyspnea in ALS: a pilot study. Euro J Neurol. 2008; 15: 445-50.

[4] 日本緩和医療学会，緩和医療ガイドライン委員会，編．苦痛緩和のための鎮静に関するガイドライン 2010 年版．東京: 金原出版; 2010.

[5] 野中道夫．排痰補助装置による Mouthpiece Ventilation: マスクによる Non-invasive Ventilation に併用する試み．難病と在宅ケア．2017; 23: 14-6.

〈野中道夫〉

5 疼痛にはどのようなものがあり，どのように対応しますか？（強オピオイド使用法を含む）

　疼痛は，不安や不眠の要因にもなり，患者に大きな苦痛をもたらす．疼痛コントロールは患者のQOLの維持，さらには介護者の負担軽減に繋がる．本稿では，運動ニューロン疾患（以下ALS/MND）の各種疼痛への対処法について，強オピオイド使用法を中心に述べる（呼吸困難にはどのように対処するかはⅦ-4 (p.286) 参照）．

1. ALS/MNDにおける疼痛

　ALS/MND自体から直接痛みは生じないが，筋痙攣，筋萎縮による骨や関節への圧力，寝たきりの生活による皮膚や関節の圧迫などにより，約50％の患者が痛みを有し❶，終末期の患者では70〜76％と報告されている❷．痛みの要因として，①有痛性筋痙攣，②痙縮，③拘縮，④不動や圧迫，⑤神経因性疼痛，⑥精神的要因，⑦呼吸苦などが考えられる．病初期の疼痛部位は，筋力低下部位に一致し①や②に起因する場合が多く，進行期・終末期に③，④，⑤，そして特に人工呼吸器を装着しない場合⑦に起因することが多い．ALS/MNDの病期と疼痛の関係を　図1　に示す．ただし，複合してみられることも多く多面的な対応が必要である．
①有痛性筋痙攣には，芍薬甘草湯，抗痙縮薬（バクロフェンなど），抗てんかん

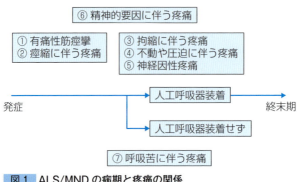

図1　ALS/MNDの病期と疼痛の関係

薬（多くが保険適用外），塩酸メキシレチン（保険適用外）などを用いる．

②痙縮は，痛みや拘縮促進の原因となり，歩行や随意動作の支障になることもある．リハビリテーション，抗痙縮薬（バクロフェン，ダントロレンなど）の調整，ボトックス注射，バクロフェン髄注などを用いる．ただし痙性は取りすぎると脱力につながり，かえってADLおよびQOLを低下させるため，注意して調整する．痙縮や有痛性痙攣は進行に伴い減弱，消失することが多く，漫然と同じ投薬を継続していると脱力をきたすため，病状に応じた投薬量の調整が必要である．

③関節拘縮による苦痛を防ぐため，廃用性筋力低下の予防にもリハビリテーションが大切である．ストレッチ・ROM（関節可動域: range of motion）維持訓練は全病期を通じて有効である．ストレッチ運動そのものが痛みの緩和にもなる．肩関節の拘縮をきたすことが多いが，肩関節や胸郭のROM制限は，呼吸機能低下につながるため，早期から対応する．上下肢のROM維持は，苦痛のない体位変換や排痰姿位の姿勢パターンを増やすことにも繋がる．

④不動や圧迫による痛みに対しては，マットの工夫，体位交換，リハビリテーションなどで対応する．また，拘縮，不動・圧迫による筋骨格系の痛みに対しては非ステロイド抗炎症薬，筋弛緩薬（痙縮・筋緊張治療薬），抗炎症薬の関節内注射などの各種薬剤を試みる．

⑤神経因性疼痛には，プレガバリン，カルバマゼピンを用いる．

⑥精神的要因が関与している場合は，対処方法として，特に告知や病状進行期には，患者の家族背景や社会的背景などに留意した心理的アプローチが大切である．薬物療法としては，抗うつ薬あるいは非定型抗精神病薬を用いる．

上記治療にて改善が難しい場合にはWHO（世界保健機関World Health Organization）除痛ラダーに従い疼痛コントロールを行う．以下ではオピオイド使用法について解説していく．

2. WHO方式3段階の除痛ラダー

強オピオイド使用については，がんの疼痛ケアにおいて多くの知見が得られ，それらはALS/MNDにおける疼痛にも応用できるものである．図2はWHOの推奨するがん疼痛治療で用いられる3段階除痛ラダーである．軽度から中等度の痛みに対して用いられるオピオイドとしてコデイン，中等度から高度の痛みに対してモルヒネが推奨されている[3]．また厚生労働省医薬食品局が平成23年に出

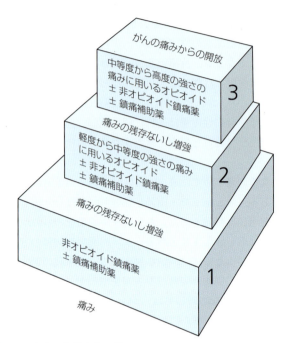

図2 WHO方式三段階除痛ラダー
痛みの強さを3段階に分けて,それぞれの痛みの段階に沿って鎮痛薬を選択する.
(WHO編,がんの痛みからの解放.第2版,東京:金原出版;1996.[3]より引用)

した医療用麻薬適正使用ガイダンスの「医療用麻薬によるがん疼痛緩和の基本方針」によれば,
①ラダーのどの段階においても疼痛時のみに鎮痛薬を投与するのは誤りで,時刻を決めて規則正しく使用されるべきである.
②オピオイド鎮痛薬を開始する時期は,がんの進行度や生命予後で決めるものではない.
③早期からオピオイド鎮痛薬を開始することが麻薬中毒の原因になることはない.
④十分な鎮痛に必要な投与量は症例ごとの差が大きいため,個々の患者の鎮痛効果をみながら増量を行う.
としている.ALS/MNDにおいてもがんと同様に早期から十分な鎮痛,疼痛除去を行うことで患者のQOL維持を図ることができ,疾患の進行や中毒を危惧してオピオイドの使用を躊躇しすぎないことが重要である.

3. ALS/MND に対する強オピオイド使用について

　欧米では 1980 年代には ALS 緩和ケアの記載があり，がんの緩和ケアとほぼ併行して行われてきた．それに対して日本においては，ALS/MND における強オピオイド（モルヒネなど）の使用歴が浅く，これまでの使用経験は少なかった．緩和ケアにおける強オピオイドの使用は，米国神経学会（AAN）のガイドライン（1991 年）と欧州神経学会（EFNS）によるガイドライン（2005 年）に記載されており，欧米諸国においてはスタンダードな治療として扱われている．日本においては，2002 年日本神経学会 ALS 治療ガイドラインにてオピオイドの使用が推奨されていたが，保険適用がなかったことから，通常の治療としての位置づけにはなっていなかった．しかしながら，2011 年 9 月に，保険上査定されない扱いとなり，2013 年に「筋萎縮性側索硬化症診療ガイドライン 2013」[4]で導入基準が示された．ガイドラインでは，導入基準を「ALS の進行期であり，呼吸筋障害のために呼吸苦を生じている状態，または，NSAIDs などの既存の治療では十分な緩和が得られない苦痛」としている．ALS の呼吸困難時の除痛に対して保険適応（査定されない）となり，ガイドラインで導入基準が示されたことから，ALS/MND に対して日本でも強オピオイドの使用頻度が増してきている．

4. 強オピオイドの種類

　モルヒネ（モルヒネ塩酸塩，硫酸塩）は ALS の呼吸困難時の除痛に対して保険適応（査定されない）となっているが，それ以外のオピオイドに関しては保険適応とはなっていない．中等度以上の慢性疼痛の病名で適応となっている薬剤もあるが，がん以外での適応がない薬剤もあるため，使用の際には注意が必要である．国内で ALS/MND に使用できる主なモルヒネの一覧を　表1　に示す．

　ALS/MND 患者では嚥下障害のため徐放製剤が内服できない場合も多く，速放製剤やパッチ剤が使用される．ただしパッチ剤は同じ重量のモルヒネの約 100 倍の効果があるとされ，また皮膚からの吸収は個人差が大きく，迅速な投与量の変更が難しいことからも，ALS/MND 患者の初回導入には使いにくい．オキシコドンはモルヒネに比べ便秘や吐気が少ないため，がんの緩和治療には頻用されるが，鎮咳作用がないため，ALS/MND 患者ではモルヒネを使用されることが多い．麻酔拮抗性鎮痛薬であるブプレノルフィン（レペタン®），ペンタゾシン（ソセゴン®，

表1	ALS/MND 患者に対して保険診療で使用できる主なモルヒネ一覧				

一般名	商品名	剤型・規格	投与経路	投与間隔	放出機構
モルヒネ硫酸塩	カディアン®	カプセル スティック粒	経口	24 時間ごと	徐放性
	ピーガード®	錠	経口	24 時間ごと	徐放性
	MS コンチン®	錠	経口	12 時間ごと	徐放性
	MS ツワイスロン®	カプセル	経口	12 時間ごと	徐放性
	モルペス®	細粒	経口	12 時間ごと	徐放性
モルヒネ塩酸塩	モルヒネ塩酸塩	末，錠	経口	4 時間ごと (定期投与)，1 時間 (レスキュー薬)	速放性
	オプソ®	内服液	経口	4 時間ごと (定期投与)，1 時間 (レスキュー薬)	速放性
	パシーフ®	カプセル	経口	24 時間ごと	徐放性
	アンペック®	坐剤	直腸内	6～12 時間ごと (定期投与)，2 時間 (レスキュー薬)	―
	モルヒネ塩酸塩アンペック®	注	皮下・静脈内・硬膜外・くも膜下	単回・持続	―
	プレペノン®	注	皮下・静脈内	単回・持続	―

(O'Brien T, et al. BMJ (Clinical research ed.). 1992; 304, 471-3[3] より一部引用)

ペンタジン®) はモルヒネの作用を弱める可能性があるため，同時に使用することは推奨されない．

5. 製剤による特徴

モルヒネは製剤によって基準となる量や効果の発現・持続時間が異なるので注意が必要である．それぞれの特徴は以下の通りである．

(1) モルヒネ速放製剤

経鼻胃管・胃瘻からの注入も可能．約 0.5～1.3 時間で最高血中濃度に到達する．効果は 3～5 時間持続する．導入期に使用することが多い．徐放製剤を基本に使い，レスキューとして使用することも可能である．

(2) モルヒネ徐放製剤

粉砕できないので経鼻胃管・胃瘻からの注入は不可能．嚥下障害のある患者では使用しにくい．約 1.9～7.3 時間で最高血中濃度に到達する．投与間隔が 12 時

間と 24 時間のものがある.

(3) モルヒネ坐薬

嚥下障害のある患者にも使用できるが，直腸は吸収が良いため同じ量のモルヒネ速放製剤と比べ 1.5 倍の効果があると換算する.

(4) モルヒネ注射液

通常は入院して精密持続静脈注射で管理する．同じ量のモルヒネ速放製剤と比べ 2〜3 倍の効果があると換算する．患者の苦痛が軽減し呼吸抑制を生じにくい量を微調整していく.

6. モルヒネの副作用

「呼吸筋が弱い ALS/MND 患者にモルヒネを使用すると呼吸抑制を起こすのではないか」と使用をためらう意見もあるが，実際は適正量を用いる限り，モルヒネによる呼吸抑制は少ない.

モルヒネで実際にみられる副作用は便秘，嘔気，めまい感，ふらつきなどである．副作用のほとんどは使用開始時に強く，次第に慣れることが多いので患者と相談しながら使用量・時間などを決めて行くことで多くの場合対応可能である．便秘に対しては，患者の便の形状，排便回数，食事の状態などを確認し，個人に合った下剤の投与を行う．便をやわらかくする浸透圧性下剤，腸蠕動運動を促進させる大腸刺激性下剤が有効である．状態に応じて浣腸や摘便なども行う．嘔気に対してはプロクロルペラジン（ノバミン B®）が有効である.

大隅ら[5]によると，ALS/MND 患者の場合，1 日に必要なモルヒネの量は 5〜20 mg のことが多い．これはがんの疼痛緩和で使用される量（120 mg 以上で比較的高用量）と比較するとかなり少ない．人工呼吸器装着を希望されない患者にターミナルケアとして使用する場合でも持続静脈注射で最高 100 mg 程度（経口での使用に換算すると 200〜300 mg 相当）である．ただし，必要と考えられる場合には，躊躇せずに，投与量を増やすことが大切である.

例えば入院 ALS 患者に対してモルヒネを導入する場合，まず平日の日中にモルヒネ速放製剤（オプソ内服液® 5 mg）を経口または胃瘻などからの注入で使用する．呼吸抑制などがないことを確認してから本人の苦痛を緩和したい時間に合わせて 15 mg 分 3（毎食後あるいは 8 時間おき）または 20 mg 分 4（毎食後・寝る前あるいは 6 時間おき）で調整することが多い．レスキュー薬も必要に応じて組み合わせる.

また，高用量・長期間，もしくは腎不全が進行している患者に使用した場合，ミオクローヌス，せん妄，痛覚過敏，幻覚，難治性嘔気が生じることがあるため，注意する．

7. 依存性の問題

まず，通常量を適正使用している場合，依存性が問題となることはごくまれである．しかしながら，麻薬という性質上，依存性の問題もあることを失念しないことが重要である．がん疾痛薬物治療に関するガイドライン[3]によると，臨床的に重要な点は以下のこととされている．

(1) 精神依存

オピオイドを長期間使用しても精神依存はまれである．しかし，精神依存を疑う行動・言動がみられた場合には，精神医学的な評価を含めて，痛みに対するオピオイド投与の妥当性を再検討する．

(2) 身体依存

オピオイドが継続投与される限りは問題にならない．臨床上問題となるオピオイドの離脱症候群は，オピオイドの急な中断や極端な減量の場合に生じる．離脱症候群は，投与されていたオピオイドを少量投与することで症状は消失する．離脱症候群の発現予防として，急にオピオイドを中断せず，減量が必要な場合には徐々に減量することが必要である．

(3) 耐性

痛みの評価を十分に行い，適切な量のオピオイドを投与していれば問題になることは少ない．予防としては，オピオイドの使用量をいたずらに増量しないようにし，痛みに応じた治療を併用する（NSAIDs，神経ブロック，鎮痛補助薬，非薬物的手段など）ことが重要である．

8. 患者と家族への説明

強オピオイド使用について，もうひとつの重要な点は，モルヒネなどのオピオイドに関する偏見や誤解に対して適切な説明を行い，スムーズに疼痛治療の導入を行うことである．慢性疼痛を放置すると痛みの神経が過敏になりさらなる痛みを生じる悪循環を生むため早期から治療を開始すべきであること，痛みを抑えることが QOL の改善に繋がること，適正量を使用する限り依存性はほとんど問題

にならないこと，予想される副作用とその対処方法などを説明し，患者と家族に理解を得るように努める．

おわりに

　ALS/MNDは根治療法がいまだ存在しない神経難病であり，病期に応じてさまざまな苦痛症状を呈する．オピオイド使用を含めた疼痛コントロールに精通し，患者のQOL向上につとめることが重要である．また，オピオイド使用の際には，患者と家族の不安を取り除くための説明が大切である．

謝辞

　本稿を執筆するにあたり，助言いただいた青木正志先生，加藤昌昭先生，鈴木直輝先生に深謝いたします．

Pearls

がんと ALS/MND の違い

　ALS/MNDでは，人工呼吸器を装着するか，装着しないかによって生命予後が異なる．人工呼吸器装着を希望しない場合にはがんと同じように，疼痛，苦痛に対する緩和ケア治療が中心となり，終末期におけるQOLの維持を検討することになる．それに対して人工呼吸器を装着する場合は，装着後も長期間にわたって強オピオイドを使用する可能性がある．数年以上（ときに10年以上）にわたって療養継続する可能性があり，それを念頭に置いた同意取得，治療戦略，そして疼痛環境の整備が必要である．

文献

1. O'Brien T, Kelly M, Saunders C. Motor neurone disease: a hospice perspective. BMJ (Clinical research ed.). 1992; 304, 471-3.
2. Oliver D. The quality of care and symptom control--the effects on the terminal phase of ALS/MND. J Neurol Sci. 1996; 139, 134-6.
3. WHO 編. がんの痛みからの解放. 第 2 版; 東京: 金原出版; 1996.
4. 日本神経学会監修.「筋萎縮性側索硬化症診療ガイドライン」作成委員会編集. 筋萎縮性側索硬化症診療ガイドライン 2013. 東京: 南江堂; 2013.
5. 大隅悦子, 今井尚志. モルヒネとは その正しい使い方. 難病と在宅ケア. 2014; 20: 6-9.

〈小野洋也〉

オピオイド使用による緩和ケアの実際 case approach

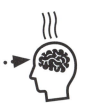

　患者ができるだけ苦痛がなくその人らしく生を終えるためには，患者・家族の QOL を重視し，生活面への配慮と苦痛の緩和を図ることが重要である．ここでは，筋萎縮性側索硬化症（amyotrophic lateral sclerosis: ALS）の終末期のケアについて症例を紹介する．オピオイドの使用法や選択については，筋萎縮性側索硬化症診療ガイドライン 2013❶，神経難病在宅療養ハンドブック❷などを参照されたい．なお，ALS の終末期にすべての患者が苦痛を自覚するわけではなく，その頻度を 表1 に示す．

表1　ALS の終末期の苦痛の頻度

苦痛症状		当　院	文献より❸❹
呼吸苦	呼吸困難	51.0%	50〜60 数%
	著明な疲労感	30.2%	
痛み		41.5%	40〜70 数%
不穏状態		30.2%	

症例1　モルヒネのみ使用例（発症 48 歳，女性・独身，全経過 2 年 6 カ月）

経過

- 右下肢の遠位筋より発症し，左下肢，上肢と進行．発症後 1 年 8 カ月，%FVC 54%と低下，SpO$_2$ 98%，食事動作以外全介助の状態であるが球麻痺はなし．
- 高齢の母と二人暮らしで，母の介護負担を考えて 1 カ月後に自ら希望し介護付有料老人ホームに入居，当院訪問診療開始．日中は車椅子で過ごし，排泄は介助でトイレ移動．
- 発症後 1 年 11 カ月頃より，食後や座位継続時に疲労感を自覚，SpO$_2$ 91〜93%に低下するが 5〜10 分で回復．声が小さくなり嚥下障害も出現するも経鼻栄養は拒否．負荷の軽減で対応，安静時 SpO$_2$ 96〜98%で安定．
- 発症後 2 年 5 カ月より嚥下障害が高度となり飲食量が低下したが，経鼻栄養・点滴ともに拒否し，むせにくいものを少量ずつ介助で摂取．安静時 SpO$_2$ 96〜98%と正常，食事，排便，歯磨きのときに呼吸困難が出現し，塩酸モルヒネ 2.5 mg 頓用を開始し呼吸困難は軽減．
- モルヒネ開始より 2 週間後，介助でトイレに行った後，意識が消失し永眠．

医療処置に関して

- 病気についてはよく理解しており，気管切開，人工呼吸，経腸栄養・点滴は一切行わないと自己決定し，その意志は最期まで不変.
- 家族（母と妹）は，本人の意思を尊重.

● 症例 1 の緩和ケアの実際

1）生活面

全介助で生きていきたくない，できるだけ今までの日常生活を続けたいという思いが強く，死の 2 週間前まで日中は車椅子で過ごし，最期まで経口摂取とトイレでの排泄を継続.

2）終末期の苦痛緩和

①負荷（食事，排便など）による低酸素と疲労感（死亡 7 カ月前）：5〜10 分で消失するため，負荷を軽減することで対応し，安静時 SpO_2 96〜98％を維持.

②経口摂取量の著明な減少（死亡前 1 カ月から）：患者の経鼻栄養，点滴の拒否の意思は強く，経口でむせにくいものを少量ずつ摂取.

③モルヒネ使用（死亡前 2 週間から）：食事・歯磨き，排便，入浴時に呼吸困難が生じ，これらの 20〜30 分前に，塩酸モルヒネ 2.5 mg（飲みやすいオプソ内用液）を頓用で開始，まもなく 1 回 5 mg に増量し，呼吸困難は緩和.

3）遺族の思い

母は，「意思の強い娘で，自分に迷惑をかけないように施設に入居し，本人の思うように生き，あまり苦痛がなく最期を迎えられてよかったと思う」

症例 2 各種薬剤および酸素療法併用例（発症 64 歳，男性・妻と二人暮らし，全経過 3 年 8 カ月）

経過

- 左上肢の遠位筋，次いで右上肢に及び，発症後 10 カ月より痰の喀出困難，1 年 2 カ月後より歩くと腰曲がり，動いた後 SpO_2 90％に低下するようになり，当院訪問診療開始. 労作後の疲労感を時々自覚するため，負荷をできるだけ避けて休息をとるように助言し疲労感は減少. 痰吸引は自力で可能.
- 発症後 2 年 1 カ月より，座位からの立ち上がりや上肢動作が困難になるが，本人の希望で日中はトイレ・夜間はポータブルで排泄，食事動作は自力で施行.
- 発症後 2 年 6 カ月より，安静時でも胸部圧迫感，呼吸困難を自覚，SpO_2 90％

前後となり，在宅酸素療法（home oxygen therapy: HOT）0.5 L/分開始し95%前後に改善し，分泌物が絡んだ時以外は呼吸困難消失．明け方に分泌物が貯留し吸引回数増加のためアミトリプチリン 10 mg 開始し，入眠が良好となり朝の吸引回数も減少．この頃より，ポータブルトイレでの排泄以外はベッド上で過ごすようになる．1 週間後より，夜間や朝に軽いせん妄状態，日中傾眠傾向となる．SpO$_2$良好で呼吸苦時，塩酸モルヒネ（オプソ内用液）2.5 mg 頓用を開始．1.5 カ月後より，時々不穏状態を呈し，クロルプロマジン 10 mg×3 回/日開始し改善．睡眠中の呼吸停止の危険性を妻に説明し，救急車を呼ばないで当院に連絡するように指示，妻の不安が強く訪問看護師とともに傾聴を心がける．約2 週間後には傾眠傾向はあるものの食欲が増加，吸引回数は日に 4 回程度に減少，SpO$_2$ 95〜98%，苦痛はなく安定しこの状態が継続．対処は，酸素 0.5 L/分，オプソ 5 mg×3/日，クロルプロマジン 10 mg×3/日，アミトリプチリン10 mg/眠前．

・発症後 3 年，両下肢閉塞性動脈硬化症を併発したが，アスピリン 330 mg→100 mg で改善．

・発症後 3 年 3 カ月後より，入眠頃せん妄状態，夜間の中途覚醒が増加するが，患者の苦痛はないため心配しないように説明．次第に日中もほとんど傾眠状態となる．排便はポータブル使用，シャワー浴を継続，食事はパンやヨーグルトなどを食べられるときに経口摂取．

・発症後 3 年 8 カ月後（死の 4 日前）より，SpO$_2$ 83%に低下，じっとしておれず度々座位を要求し，酸素 1 L/分に増量．その後，意識障害が進行し経口摂取不能となり永眠．

医療処置に関して

・元気なときから，治らない病気になったときには延命処置をしないと家族に話していた．診断時に説明を受け，自分でも調べて，一切の延命につながる医療処置はしないと希望し，意思は不変．

・家族（妻と娘）は，本人の意思を尊重．

● 症例 2 の緩和ケアの実際

1）生活面

入院は絶対にしたくない，今までの生活を維持できるだけ自分でしたいとの意思が強く，可能な限り自分で行い，終末期まで介助で経口摂取，ポータブルトイレで排泄．

2) 終末期の苦痛緩和

①労作時に低酸素があったが呼吸苦や疲労感がない間は，必要時以外は歩かず負荷を避けることで対応.

②苦痛緩和: 死の1年2カ月前より，酸素0.5 L/分を開始し，早朝の頻回吸引にアミトリプチリン10 mg/眠前，オプソ内用液2.5 mg頓用（最終的に5 mg×3/日），不穏状態にクロルプロマジン10 mg×3/日投与し，苦痛が緩和し長期間安定した状態を維持し，死の直前まで経口摂取，ポータブルトイレでの排便，シャワー浴を継続し，炭酸ガスナルコーシスにて永眠. 分泌物減少の要因は，薬剤の効果と摂食量の減少と考えられた.

③臥床による両下肢閉塞性動脈硬化症を合併したが，アスピリンで改善.

3) 遺族の思い

妻・娘ともに，「自分の思うように生き，最期を迎えられて，本人は満足していると思う」，妻は，「困ったときに医師や訪問看護師がすぐに対応してくれたので安心して介護できた」.

症例3 FTLD（前頭側頭葉変性症: frontotemporal lobar degeneration）合併が疑われたNPPV使用例（発症57歳，男性・妻と二人暮らし，全経過4年7カ月）

経過

・右下肢遠位筋より始まり，まもなく左下肢に及び，3カ月後，右上肢次いで左上肢と進行.

・発症1年5カ月後より，食事動作，立ち上がり困難，2年4カ月後より全介助となり，当院紹介. 人工呼吸について説明し，非侵襲的陽圧換気（non-invasive positive pressure ventilation: NPPV）は希望，気管切開下陽圧換気（tracheostomy positive pressure ventilation: TPPV）未定（妻は装着を希望するなら在宅で介護の意思表示）.

・発症後2年7カ月，呼吸困難はないが，SpO_2 94%，労作後のSpO_2 91～92%に低下，睡眠中の低酸素（平均SpO_2 95%，最低SpO_2 78% 2秒以上），動脈血$PaCO_2$ 49.6 Torrの段階でNPPV導入し，睡眠中に使用（IPAP 7，EPAP 4で開始）. 1カ月後頃には，トイレへの介助移動や入浴が妻に非常に負担となるが，トイレ移動に執着，他者の入浴介助を拒否し，以後長期間続く.

・発症後3年より，入浴中SpO_2 83%前後に低下するようになり，食事，入浴，

排便時以外は NPPV 使用，この頃より IPAP 圧を上げるが最高 11 hPa まで．TPPV について再度説明，在宅 TPPV 患者を紹介するが，TPPV は希望しないとの意思表示あり，その後も不変．2 カ月後頃より，NPPV 中も低酸素をきたすようになり，低酸素時に在宅酸素療法（HOT）0.5〜1 L（その後 1.5 L まで上げる）併用．

・発症後 3 年 3 カ月後には，患者の希望により家族・親族 16 人で最後の沖縄旅行に行く．何かあったときに備え，現地の呼吸器業者と病院に連絡し了承を得て紹介状を持参したが不要だった．

・発症後 3 年 4 カ月，妻によるトイレ移動が非常に困難となり，ポータブル使用を強く勧めるが拒否（その後使用するようになったが），衣服や掛物の位置や衣服の皺へのこだわりが強く矯正を頻繁に要求（妻は，思いやりがあったのに性格が変わったと）．

・発症後 4 年 6 カ月より，強い焦燥感に対しクロルプロマジン 5 mg×2/日使用し有効．死の 1 週間前より飲食量が著明に減少したが経鼻栄養は拒否．ビールを少し飲み，サッカーを TV 観戦した翌朝より意識消失し，その夜苦痛なく永眠．

● 症例 3 の緩和ケアの実際

1）生活面

　入院はせず最期まで在宅を希望し妻が主に介護，終末期は娘 2 人が援助，終日の NPPV の状況で家族旅行も行った．発症後 2 年 8 カ月，NPPV 導入頃より自己中心的で周囲への配慮の欠如，定常性へのこだわりがみられるようになり，次第に増強した．

2）終末期の苦痛緩和

　①苦痛緩和: NPPV まで希望し円滑に導入でき，進行に合わせて設定を変更（最高 IPAP 圧 11 hPa）し，その後 HOT（最高 1.5 L/分），強い焦燥感にクロルプロマジン 10 mg/日を併用し，患者の苦痛は緩和された．

　②FTLD 合併のため介護者（妻や訪問看護師）の精神的・身体的負担は多大であり問題を残したが，対処法は困難である．

3）遺族の思い

　妻は，「好きなことをして家族旅行にもたくさん行き，幸せな人生だったと思う」，「気管切開の呼吸器は頑としてしないと言ったが，長くなっても本人がつらいだけだったと思うので，これでよかった」

Pearls

ALS の緩和ケアの pitfalls and pearls

- 患者がその人らしく生を終えるようなケア: 生活を重視し，できるだけ苦痛緩和を図る．呼吸苦に対しては，負荷の軽減，モルヒネ・HOT・NPPV，不穏・焦燥には非定型または定型抗精神病薬，分泌過多には三環系抗うつ薬などを，できるだけ症状発現の早期から，症状に応じて選択・使用するが，多くの場合併用療法が必要である．
- 患者・家族の安心感のために: 医師，訪問看護師など多職種が連携し，必要時に迅速に対応することが必須である．
- 緩和ケアは遺族のグリーフケアに通じる: 患者が苦痛なく最期を迎えるほど，遺族の後悔の念や喪失感からの立ち直りは早いと言われている．

文献

1. 筋萎縮性側索硬化症診療ガイドライン作成委員会. In: 筋萎縮性側索硬化症診療ガイドライン 2013. 東京: 南江堂; 2013. p.70-3.
2. 成田有吾，編著. In: 神経難病在宅療養ハンドブック改訂版. 東京: メディカルレビュー社; 2016. p.77-9.
3. O'Brien T, Kelly M, Sunders C. Motor neuron disease-a hospice perspective. BMJ. 1992; 302: 471-3.
4. Oliver D. Ethical issues in palliative care-an overview. Palliat Med. 1993. 7(4 Suppl); 15-20.

〈難波玲子〉

呼吸管理，緩和ケア VII

告知，その他 VIII

病型，病態，病因，
経過（予後） I

診断，遺伝学的検査 II

検査，機能評価 III

治療，治験，将来的治療 IV

リハビリテーション・
代替コミュニケーション V

栄養管理，経管栄養 VI

ALS 病気の告知について

はじめに

　筋萎縮性側索硬化症（amyotrophic lateral sclerosis: ALS）は上下肢，球麻痺の進行経過の中で，呼吸不全が進行し非侵襲的人工呼吸器（non-invasive ventilation: NIV）や気管切開を伴う侵襲的人工呼吸器（tracheostomy and invasive ventilation: TIV）装着が生命を維持するために必要となる．一部にFTLD（frontotemporal lobar degeneration: 前頭側頭葉型認知症）を合併するが，多くのALS患者は意識が清明で精神活動が正常な状態で呼吸筋麻痺への対応が求められる．ALSが社会問題として取り上げられるのは生命に直結するTIVに対する『患者の自己決定権』の重要性からと考えられる．時代を振り返ると，1980年代までは家族に病名を告知しても患者本人には病名を知らせない，または家族の了解を得た上で患者に説明することが一般的であった．人工呼吸器が希少で呼吸器装着の選択肢が提示できなかった時代もあった．その後，人工呼吸器が普及し治療行為の選択に患者が積極的に参加できるようになったが，急性呼吸障害時に本人・家族の意思を十分確認せず救急処置の一環としてTIV装着が行われたこともあった．その反省を踏まえ，事前意思確認の上でTIV装着を行うようになったのが1990年代に入ってからと考えられる．その後American Academy of Neurology（AAN）やWorld Federation of Neurology（WFN）からALS治療ガイドラインが1999年に発表され補助呼吸器（NIV）を含めた標準的治療が行われるようになった．2002年に発表された日本神経学会治療ガイドライン（その後2013年改訂版）において病因・病態・診断・治療，3大ケアポイント（呼吸管理・栄養管理・言語），緩和ケア，在宅ケアと共に，ALSにおける告知の重要性について詳しく記載されている．その後も，経皮的胃瘻造設術（percutaneous endoscopic gastrostomy: PEG）やNIVが多くの専門医療施設で普及，2000年4月から介護保険制度導入による在宅での多職種連携によるチーム医療推進，カフアシストの保険適応（2010年度），ヘルパーによる痰吸引の承認（2012年），ALS啓発活動（その後アイス・バケツ・チャレンジ）など多くの問題点を残しながらも改善がはかられた．これらの状況を踏まえた上で，ここでは『病気の告知』におけるALSの病態理解と共に，提供できる医療資源，公

| V リハビリテーション・代替コミュニケーション | VI 栄養管理，経管栄養 | VII 呼吸管理，緩和ケア | VIII 告知，その他 |

的補助などへの情報提供も考慮し，病気告知時の立会人，告知相手，告知方法と内容，例外，告知の問題点，医師の態度について概略する．

1. 誰が告知を行うか？

できうる限り入院にてプライバシーが保たれた状況で時間をかけて行う．告知は医師だけが行うものではない．病棟での精神的ケア体制がなく看護師も告知内容を十分把握していない状況で医師だけで告知を行った場合，その後に起こりえる精神的苦痛や告知後のパニック状態や自殺念慮など不慮の事故への対応も考慮し病棟管理に関わる看護師も同席して行うべきである．また，今後，直面する療養生活の経済的問題や看護介護供給態勢を含めた医療資源を提示する目的や患者のターニングポイントにまつわるあらゆる不安や苦悩を継続して分かち合うことができる者として，本人家族の同意を得た上で，医療ソーシャル，在宅でのケアマネジャー，状況により保健師なども同席が望ましいと考える．

2. 誰に告知を行うか？

ALS 治療ガイドラインでは，『告知は最初から<u>患者と家族同時に行う</u>』と記載されている．日本では以前から家族への病状説明が先に行われ，家族が十分病気を理解した上で，本人への告知を行う傾向があった．このことは，家族は患者より早い段階ですべてを知ることで家族と患者への告知のタイム・ラグが却って家族への精神的苦痛を増大させることが考えられる．時には，家族が本人への告知を拒む場合がある．これは呼吸器を含めたすべての延命処置に対する本人の選択権利を奪う，即ち，生命への自己決定権を奪う，ことを意味する．『家族が知らせたくない権利より本人の知りたい権利が勝る』との基本的姿勢が覆される場合も想定される．そのため，同時告知を行うことを原則としている．

3. すべての患者に告知すべきか？

告知に関して例外もある．まず，患者自身がどこまで知りたいのか事前確認できる状況であればなるべくその意思を探っておく．本人が知りたくない，望まない場合もある．また，自己決定できない FTLD を含めた認知症の場合，高度うつ状態や自殺念慮，悪性腫瘍など他の不治の病，超高齢患者などが想定され，画一

1 ALS 病気の告知について

的ではなく症例毎に告知の必要性について検討が必要である.

4. 告知方法

　治療ガイドラインでは『段階的告知』が推奨されている．このメリットとしては，患者側にとっては，理解できる範囲の病態を実感を持って把握できる点にある．告知する側からは，相手の反応を見ながら告知を行うことができるだけでなく，告知を繰り返して行うことが患者医師関係を良好に保つ一助となる．デメリットとしては，情報が断片的で全体として理解が乏しいため情報不足になりがちである．また，予測しない急変時の対応の遅れが懸念されること，または進行して低酸素状態から判断力が低下する可能性，真剣に病気と向き合わない，他病院への転院時に不十分な説明となること，家庭事情の理解が深まり家族介護力の差による医師の告知態度に変化が起こる可能性がある，などがあげられる．よって，われわれは包括的告知と段階的告知を組み合わせた告知方法を推奨しており，一度人工呼吸器までの全体的経過を網羅する形で告知を行い，その後，段階的告知手法を取り入れ病態の範囲で説明を繰り返すことが重要と考える.

5. 告知内容

　はじめに，四肢運動障害，コミュニケーション能力低下，嚥下障害，保持される機能（認知能力・自律神経・排尿），次のステップとして呼吸機能障害について行う．行う時期については診断が確定した場合には『できるだけ早期に』行うことを原則としている．告知におけるチェックリストを 表1 に示す．TIV を拒否された場合には延命のためだけの医療を希望しないことの意思表示事前指示書 (do not attempt resuscitation: DNAR) の記載を行うように努める．また，呼吸器離脱については別項にて詳しく述べられているが，一旦装着した場合に，現在積極的安楽死を認めていないため TIV を離脱できない旨を付け加えておくべきである．もし，呼吸器離脱希望があれば将来その意思は尊重され，医療倫理委員会への働きかけを行うことは可能であると考えている．呼吸器装着後も症状は進行すること，長期経過した症例の一部症例に『total locked in state』へ移行することも説明が望まれる.

| Ⅴ リハビリテーション・代替コミュニケーション | Ⅵ 栄養管理, 経管栄養 | Ⅶ 呼吸管理, 緩和ケア | Ⅷ 告知, その他 |

表1 病名告知のチェックリスト

- □ 運動神経選択（感覚神経なし，自律神経障害なし）
- □ 痛みに対する感覚は障害されず，感覚が敏感になることもある
- □ 球症状による嚥下困難および言語障害
- □ 残存機能（認知機能，眼球運動）
- □ 前頭葉側頭葉型認知症（FTLD）を合併することがある
- □ total locked in state に至る可能性について
- □ 患者の知っている知識を確認する（ALS について今までにご存知のことは？）
- □ リルゾール内服治療の意義
- □ エダラボン注射の意義
- □ PEG（経皮的胃瘻造設術）など栄養管理
- □ NIV（補助呼吸器）の説明
- □ TIV での生活についての説明
- □ 予後（一般には平均 3〜4 年，5 年以上生存率も 20％）を明確に述べる
- □ DNAR であればその事前指示書の提示
- □ 住居環境整備への助言
- □ セカンド・オピニオンを受ける権利

- □ 事前指示はいつ，いかなる時でも変更が可能であること
- □ 家族のサポートが得られる環境であるか？
- □ 遺伝について（9 割は遺伝しない）
- □ 人工呼吸器（TIV） お試し期間がない（クーリングオフ）
- □ 在宅療法が一般的であること
- □ 社会資源（指定難病，身体障害手帳，介護保険など）提供
- □ QOL（身体機能，精神機能，社会性）とはなにかをお互いに考える議論
- □ 呼吸器（NIV，TIV）の意志決定は家族で話し合うことを十分伝える
- □ コミュニケーションのとりかた（伝の心，メール，文字盤）
- □ 呼吸障害が四肢や球麻痺に先行する場合があること
- □ 日本 ALS 協会の存在
- □ 多職種連携について説明（専門医，看護師，訪問看護師，往診医，MSW，ケアマネジャー，介護スタッフ）
- □ 保健所のサポート
- □ 共感の言葉をかけたか？

6. 医師の態度

　患者による治療選択過程において医師の情報提供のあり方は告知における重要な問題の一つである．医師の否定的な態度が患者の自己決定，治療選択に影響する．専門施設でも呼吸器装着における施設間格差が大きいことがそれを物語っている．いかに呼吸器に対して中立の立場で話をするかが問題であり，かつ難しいことを自覚しておくべきであろう．例えば，"人工呼吸器をつけると大変ですが，元気に生きておられる方もたくさんおられます"はポジティブに，"人工呼吸器をつける方もたくさんおられますが，大変ですよ"ネガティブに受け止められる．どちらの言葉を最後に残すかでことなる印象を残すことに留意すべきである．

| Ⅰ 病型，病態，病因，
経過（予後） | Ⅱ 診断，遺伝学的検査 | Ⅲ 検査，機能評価 | Ⅳ 治療，治験，将来的治療 |

7. 装着後の療養生活に関する情報の提供について

　在宅で介護にあたる家族へどのような医療資源が提供できるか重要である．例えば，正確な人工呼吸器に対する知識を供給することもそのひとつである．一般的な TIV に関する理解として気管切開をすると声を失う，呼吸器を装着すると何も飲み込めない，寝たきりになる，一生入院生活となる，QOL が保てない，などについては残存機能をふまえた上で療養環境などについて十分工夫をしながら対応できる可能性について言及する．コミュニケーション手段は基本的人権に関わる問題であり，その保持のための手段として，意思伝達装置（伝の心など）について十分説明を行う．

8. 病気告知の実際

　『体を動かすには，脳から命令が伝わり，脊髄を通り，筋肉へ伝えられます．具体的には，脳の運動神経から脊髄運動神経を経て，末梢神経から神経筋接合部を介して筋肉へ伝えられます．あなたの運動障害（上肢，下肢，球）がどこからきているのか，あらゆる角度から調べさせていただきました．MRI（頭部，脊髄，筋肉）や筋電図，神経の伝わり方（神経伝導速度），（一部症例では筋肉の一部を採取して顕微鏡で検討し）調べました．今回の検査結果から判明したことは，神経接合部や筋肉には異常は見い出されず，体を動かす脳から脊髄にかけて運動神経のみに障害が見い出されました．神経は運動神経，感覚神経，自律神経に分けることができますが，感覚神経，自律神経には全く異常がないことがわかりました．その結果，運動神経だけが選択的に障害された進行性の病態であることがわかり，最終的には ALS であるとの診断に至りました．ご自身やご家族の方で ALS について病名を聞かれたり，何かご存知のことがあれば教えてください．この病気には，一部，認知機能障害を伴うタイプ（FTLD）がありますが，多くの患者さまでは認知機能は正常です．この病気の進行速度はそれぞれ様々であり，非常に遅くゆっくり進行するタイプ（5 人に 1 人は発症後 5 年以上の生存）から診断後 1，2 年ぐらいで呼吸ができなくなる急速進行性タイプもあります．また，病気の進展様式もまちまちであり，現在の症状は上肢（症例により下肢，球）ですが，いずれ歩けない，話すことができない，飲み込めない，食べられない，息苦しいといった症状が出てきます．その中でも，呼吸症状が最後に出てくるとはか

ぎりません．例えば，歩けるが息苦しい，話すことができるが呼吸が苦しいなどといったことも起こります．さて，このALSが社会的に問題になるのは生死の自己決定権がご本人にあることです．つまり，意識が清明で認知機能も保持されながら呼吸症状に対して補助呼吸，気管切開を伴う人工呼吸器装着を行うことで長期の延命をはかる事ができます．昔は，ALS患者さんに呼吸症状の話をしないまま呼吸不全に陥り救急対応にて人工呼吸器が装着された時代があります．その反省をふまえた上で，十分にご本人のお考えを聞かせていただきたいと思っています．もし，呼吸障害が進行し，呼吸困難となった場合に補助呼吸器をふまえた上で最終的には人工呼吸器を装着するかを決めることとなります．』

このように，説明の一部を記述したが，理解度を確認しながら精神的状態など患者および家族の状況を主治医が受け止めながら告知内容の変更や追加説明を行い進めていくことが重要と考える．

文献

❶ 木村文治．筋萎縮性側索硬化症の病態進展様式と予後．臨床神経．2012; 52: 1062-5.

❷ Tagami M, Kimura F, Nakajima H, et al. Tracheostomy and invasive ventilation in Japanese ALS patients: Decision-making and survival analysis: 1990-2010. J Neurol Sci. 2014; 344 (1-2): 158-64.

❸ 木村文治, 篠田恵一, 藤原真也 他．筋萎縮性側索硬化症100例の変遷．臨床神経．2003; 43: 385-91.

❹ 木村文治．筋萎縮性側索硬化症の治療ガイドライン．日本内科学会雑誌．2009; 98: 1148-54.

❺ 木村　文治．筋萎縮性側索硬化症〜人工呼吸器装着の背景因子と予後分析〜．臨床神経．2016; 56: 241-7.

❻ Kimura F, Fujimura C, Ishida S, et al. Progression rate of ALSFRS-R at time of diagnosis predicts survival time in ALS. Neurology. 2006; 66: 265-7.

❼ Fujimura-Kiyono C, Kimura F, Ishida S, et al. Onset and spreading patterns of lower neuron involvements predict survival in sporadic amyotrophic lateral sclerosis. J Neurol Neurosurg Psychiatry. 2011; 82: 1244-9.

〈木村文治　小野美鈴〉

前頭側頭型認知症の告知をどのように行いますか？

　認知症患者に対する告知は病名だけを伝えればすむものではなく，その前の準備やその後のフォローを含めて考えるべきものである[1]．そして，介護する家族が不安であると患者も不安になることから，患者だけでなく家族をどう支えることができるかについて説明することも重要である　表1　．

　Aminzadehら[1]は，パーソンセンタード・アプローチの観点から，認知症患者への告知のプロセスを，①告知前の準備と評価，②適切なタイミングで行う誠実で個別的な告知，③告知後の教育的・支持的なフォロー，の3段階に分けている．そして，告知時の主治医の望ましい態度として，誠実，率直，敬意，共感的，繊細さなどを指摘している．

　本稿では，前頭側頭型認知症（frontotemporal dementia: FTD）患者への告知に際し，筆者が念頭に置いていることや実際の説明の内容について紹介する．

表1　ニーズに対応した認知症患者への告知

情報的ニーズへの対応
　可能な限り正確な診断を伝える．
　正常加齢と認知症との違いを区別して伝える．
　今後どのように進行し，生活にどのような影響が出るか見通しを伝える．
　検査結果についてバランスの取れた見方を述べる．
　患者と家族のニーズの違いに注意を払う．
　患者が有するリスクとその予防策を家族に教育する（感染，せん妄，うつなど）．
　施行し得る治療法について話し合う．
　地域のリソースを利用する方法について伝える．

情緒的ニーズへの対応（希望を失わせないために）
　ポジティブだが，疾患の深刻さを過小評価しない態度をとる．
　進行速度には個人差があることを指摘．
　末期になるまで，保たれる脳の機能が多くあることを指摘．
　進行は緩徐なので，疾患に適応する時間があることを指摘．
　認知症に関連して生じる問題の多くには解決法があることを伝える．
　研究が進んでいることを伝える．
　介護する家族のニーズとストレスに注意を払う．

（Aminzadeh F, et al. CGS Jounals of CME. 2012; 2: 27-31[1]より改変）

1. 前頭側頭型認知症とは

FTD は，前頭・側頭葉に限局した進行性の神経変性をきたし，特有の行動障害や言語障害を呈する症候群である．病理学的には，細胞内に封入体を形成するタンパク質の種類によって分類される[2]．臨床的には行動異常型 FTD (behavioral variant FTD: bvFTD)，意味性認知症（semantic dementia: SD），進行性非流暢性失語(progressive non-fluent aphasia: PNFA) の 3 型に分類される．FTD の一部には，運動ニューロン疾患を伴う例がある．また FTD とは別に，原発性進行性失語（primary progressive aphasia: PPA）という概念があり，意味型 PPA (semantic variant PPA: sv-PPA)，非流暢/失文法型 PPA (non-fluent/agrammatic variant PPA: na-PPA)，logopenic 型 PPA の 3 つの下位分類が存在し，SD は sv-PPA に，PNFA は na-PPA におのおの相当する．

FTD の治療は困難であるが，それにはいくつかの理由がある．まず，疾患の治療を考える場合には正しい診断がなされなければならないが，FTD の臨床診断は必ずしも病理診断と対応しない[2]．そして，FTD の認知機能障害に効果が実証された薬剤は現時点ではない．また，FTD の行動障害に対する治療の原則は，まず非薬物療法を試み，その効果が不十分であった場合に初めて薬物療法を行うこととされているが，いずれの治療法についてもその有効性の検証は十分ではなく，エビデンスレベルの高いものはない[3]．FTD 患者への告知にあたっては，以上のことを念頭に置く必要がある．

2. 前頭側頭型認知症患者への告知の実際

1 告知前の準備と評価

患者および家族がどんなことに困っており，その困っている症状や状態についてどう考えているかを聞く．認知症診療全般に言えることだが，患者と家族が困っていることがしばしば異なったり，あるいは患者自身は何も主訴がなく，ただ家族に連れてこられただけだと訴える場合もある．bvFTD の患者は病識がなく淡々としていて家族のみが切々と訴えるということが多いが，PPA の患者は少なくとも初期には失語症状に関する病識を有することが多く，それにより不安や抑うつを訴えることがまれでない．また，病状の捉え方について家族間で違っていることがあり，例えば長女は認知症を疑っているが次女は正常加齢の範囲で問

題はないと思っているという場合もある．患者と家族の病状についての認識の違いについて把握しておくことは，その後の告知をどのようにするかを考える上で重要である．

2 告知とその後のフォロー

筆者は，病名は原則として本人に告知するが，病期の進行により理解が困難と思われたり，そのことが本人を刺激して精神症状を悪化させる可能性がある場合などは家族にのみ告知する場合もある．認知機能検査や画像検査の結果などの説明についても，原則患者と家族が同席の状態で行うが，予後を含めた詳しい疾患の説明は家族のみに行うこともある．また，告知の際は，その後のフォローに関わるケースワーカーにも同席してもらうことが望ましい．以下に，筆者が告知の際に説明している内容について簡単に紹介する．

(1) 病態および治療法

FTD の病態および治療法について，筆者は次のように説明している．「特定のタンパク質が細胞内にたまり，それによって細胞の機能が障害されることが原因である．誰でも年をとるとある程度はたまってくるので老化による影響はある．しかし，通常の老化の場合よりもたくさん広範囲にたまってくる．なぜたまるのか原因はまだわかっていないが，不要になったタンパク質を壊す能力が年とともに低下することが関係しているかもしれない」．「進行を止める薬も遅らせる薬も現時点ではないので，症状は徐々に進行していく．ただし，進行の仕方は個人によって違いがある．対症的な治療によりいらいら，常同行動，不眠などの症状を軽減することはできる．また，家族の対応の仕方によっても症状の出方は違ってくる．老化が関係しているので，脳の老化が進まないような生活スタイルを心がけることはよいかもしれない．例えば，適度な運動，栄養のバランス，脳への刺激（脳トレなど）などである」．

PPA 患者には，言語訓練が進行を遅らせる可能性があることや，訓練に則って努力するという行為が抑うつや不安などの精神症状を和らげる可能性があることを伝える．言語評価や訓練時に家族に同席していただき，家族指導を行うことも伝える．

(2) 日常生活における対応

今後出現し，家族が難渋する可能性がある症状とその対応について助言する．例えば，bvFTD 患者は入浴を嫌うことが多いが，デイサービスに行った際に入浴する習慣をつけて常同性に組み込んでおくとよい，などである．池田らが確立

した患者の手続き記憶の保持と常同性を利用した「ルーティーン化療法」[4]について説明しておくことも有用であろう.

(3) 利用できるサービスや制度など

まず，若年認知症でも（40歳以上であれば）介護保険を利用できることを説明し，通所，訪問，施設などの利用可能なサービスについての情報を与えることは重要である．相談窓口としては，若年性認知症コールセンターや各都道府県が設置する若年性認知症の相談センターなど，患者および家族の交流の場としては，認知症の人と家族の会，全国若年性認知症家族会，認知症カフェなどの情報を伝える．勤務している場合は，障害者雇用や傷病手当金など，また勤務の有無に関わらず障害者手帳，自立支援医療制度，障害年金，高度障害保険金などの情報も伝える．bvFTDとSDは，2015年7月から新たに特定疾患（指定難病）に指定され，医療費の助成が受けられるようになったことも伝える．

おわりに

FTD患者への告知に当たって筆者が現在念頭に置いていることや患者および家族に実際に説明している内容について記載した．診断法および治療法がいまだ確立していない本疾患の告知については迷うことも多い．今後さらに研究を進めるとともに，患者および家族のニーズに合致した最適な告知とはどのようなものかについて検討していく必要がある．

Pearls

FTD患者に対する家族の対処法について，FTD研究の第一人者であるMiller教授が，カリフォルニア大学サンフランシスコ校の記憶・老化センターのホームページで公開している（http://memory.ucsf.edu/ftd/）．例えば，患者の攻撃性への予防策として，①痛いところがないか確認する，②皮肉や抽象的表現を使わず明確に話す，③話す時はテレビを消すなど騒がしい環境を避ける，④ルーティーンを保つ（変えざるを得ないときはゆっくり変える），⑤急がせない，⑥反論したり正当性を主張したりしない，などが記載されており，参考になる．

文献

❶ Aminzadeh F, Byszewski A, Lee L, et al. Disclosing a diagnosis of dementia: recommendations for a person-centred approach. CGS Jounals of CME. 2012; 2: 27-31.

❷ 新井哲明. 認知症性疾患の病理・分子対応. Cogn Dement. 2013; 1: 48-55.

❸ Shinagawa S, Nakajima S, Plitman E, et al. Non-pharmacological management for patients with frontotemporal dementia: a systematic review. J Alzheimers Dis. 2015; 45: 283-93.

❹ 繁信和恵. 前頭側頭型認知症の非薬物療法—作業療法的アプローチによる取り組み. In: 池田学, 専門医のための精神科臨床リュミエール12　前頭側頭型認知症の臨床. 東京: 中山書店; 2010. p.66-74.

〈新井哲明〉

| V リハビリテーション・代替コミュニケーション | VI 栄養管理，経管栄養 | VII 呼吸管理，緩和ケア | VIII 告知，その他 |

利用できる社会資源にはどのようなものがありますか？（適切な申請タイミングを含む）

　筋萎縮性側索硬化症（amyotrophic lateral sclerosis: ALS）を診療する際に，いくつかの制度を組み合わせて社会資源を利用することができる．はじめに指定難病を申請することで，医療費助成の給付を受けることができるだけでなく，対象者を各自治体が把握することで療養環境の整備につながる．そのため，ALSである可能性が高い場合は，早期に積極的な申請が望まれる 図1 ．さらに病期が進行すると，介護福祉サービスが必要である．介護保険制度と障害者総合支援法のもと，認定を受けることで訪問看護・訪問リハビリテーションや日常生活用具・補助具を受給することができる．本文では，近年施行された「難病の患者に対する医療等に関する法律」（以下，難病法）と「障害者の日常生活及び社会生活を総合的に支援するための法律」（以下，障害者総合支援法）の概要と介護保険制度の概要と変更点を中心に ALS で利用できる社会資源について述べる．

1. ALS は難病法に基づく医療費助成の対象である

　総合的な難病対策は，1972年に難病対策要綱が策定されたことにはじまる．これにより，①調査研究の推進，②医療施設の整備，③医療費の自己負担の解消，の3つを柱として，難病の病因・病態の解明研究及び診療整備のみならず，難病に対する医療費の公費負担を初めて目指した．その後，「診断基準が一応確立し，かつ難治度，重症度が高く，患者数が比較的少ないため，公費負担の方法をとらないと原因の究明，治療法の開発などに困難をきたすおそれのある疾患」として，56疾病を特定疾患治療研究事業（医療費助成事業）の対象とした．本事業は都道府県が実施主体であり，国の財政悪化に伴い都道府県の超過負担が発生した．さらに，難病患者・家族から医療費助成の対象疾患の拡大と見直しの声が強く上がった．そこで，公平かつ安定的な制度を確立するために，2015年1月から難病法が施行された．これにより，指定難病制度が初めて法制化された．「指定難病」とは，難病のうち，患者の置かれている状況からみて良質かつ適切な医療の確保を図る必要性が高いもので，患者数が本邦において一定の人数（人口のおおむね0.1％程度に相当する数）に達しないこと，かつ客観的な診断基準（又はそれに準ずるもの）が確立している疾病である 表1 ．当初は110疾病を指定難

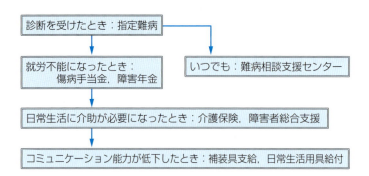

図1 ALS患者における社会資源の申請時期

表1 指定難病における要点

難病の定義	①発病の機構が明らかでない．②治療方法が確立していない．③希少な疾病である．④長期の療養を必要とする．
医療費助成の特徴	都道府県への申請日からの医療に対して医療費助成が行われる．人工呼吸器装着者の負担上限額は月額1,000円．
必要申請要件	臨床調査個人票（診断書），住民票，世帯の所得を確認できる書類，保険証，医療保険の所得区分確認書類．
軽症高額と見なされる要件	月ごとの医療費総額が33,300円を超える月が年間3回以上ある．

病の対象としたが，2015年7月時点で306疾病までに拡大した．今後も対象疾患が拡大する見込みである．医療費助成の対象となるのは，指定難病と診断され，重症度分類などに照らして症状の程度が一定程度以上の場合である．新制度では，指定医療機関以外では医療費助成の対象とはならないことに留意する．従来の医療費助成事業と比べると，①自己負担割合を医療保険の原則3割から原則2割に引き下げる，②自己負担上限額を設定する，③外来・入院の区別を設定しない，④受診した複数の医療機関などの自己負担（薬局での保険調剤および訪問看護ステーションが行う訪問看護も含む）をすべて合算した上で負担上限額を適用する

などが変更点である．なお，高額な医療が長期的に継続する患者*については，自立支援医療の「重度かつ継続」と同水準の負担上限額を設定した．経過措置として，2017 年 12 月 31 日までは難病療養継続者の負担上限額は，上記の「高額な医療が長期的に継続する患者」と同様である．手続き方法は，難病指定医が記載した臨床調査個人票を保健所など都道府県の申請窓口に提出する．難病指定医とは，①診断または治療に 5 年以上従事した経験があり，申請時点において，関係学会の専門医の資格を有している，または②診断または治療に 5 年以上従事した経験があり，一定の研修を修了している者である．

＊月ごとの医療費総額が 5 万円を超える月が年間 6 回以上ある

2. ALS は介護保険制度の特定疾病に該当する

　介護保険とは，高齢者の介護を社会全体で支え合う仕組みを創設する目的で 2000 年から施行された制度である．介護保険の被保険者は，65 歳以上の者（第 1 号被保険者）と 40〜64 歳の医療保険加入者（第 2 号被保険者）である．65 歳以上の者は原因を問わず要支援・要介護状態となったとき，40〜64 歳の者は ALS を含む 16 特定疾病が原因で要支援・要介護状態になったときに介護保険サービスを利用できる．第 2 号被保険者は医療保険から介護保険料が特別徴収される．そのため，生活保護受給者は第 2 号被保険者に該当せず，生活保護費のなかの「介護扶助費」から給付を受ける．高齢者の増加に伴い，制度創設以来 15 年で 65 歳以上被保険者数が約 1.5 倍に増加し，サービス利用者数は約 3 倍に増加した．そのため，これまでは所得にかかわらず一律にサービス費の 1 割を利用者負担としていたが，2015 年 8 月からは第 1 号被保険者のうち，一定以上の所得＊＊がある者はサービス費の 2 割を負担する．また，高額介護サービス費の負担限度額が見直され，現役並み所得者に相当する方がいる世帯は，負担の上限が 37,200 円（月額）から 44,400 円（月額）に引上げられた．

＊＊合計所得金額が 160 万以上，または単身で年金収入のみの場合，年収 280 万以上

3. ALS に起因する障害の程度に応じて身体障害者手帳を取得する

　身体障害者手帳制度は，身体障害者福祉法に定める身体上の障害がある者に対して，都道府県知事，指定都市長または中核市長が交付するものである．このう

ち，「肢体不自由」「音声機能，言語機能又はそしゃく機能の障害」はALSで高頻度に適応となり得る．「肢体不自由」では筋力低下が機能障害として判定に用いられる．具体的には「軽度の障害」は徒手筋力テストで4に相当するもの，「機能の著しい障害」は3に相当するもの，「全廃」は2以下に相当するものである（肩および足の各関節は除く）．中枢性疾患に起因する音声又は言語機能の障害のため，音声，言語のみを用いて意思を疎通することが困難なものは4級相当である．そしゃく・嚥下機能の低下に起因して，経管栄養の併用が必要あるいは摂取できる食物の内容，摂取方法に著しい制限がある状態は「そしゃく機能の著しい障害」（4級），経口的に食物等を摂取することができない状態は「そしゃく機能の喪失」（3級）相当である．2つ以上の重複する障害がある場合はより上位の等級に認定されることがある．身体障害者手帳の申請には，指定医が作成した診断書が必要である．たとえば仙台市における指定医基準は，仙台市内の医療機関に所属する医師国家試験合格後5年以上経過した医師で，かつ医療機関における当該診療科での診療従事が5年以上の医師である．

4. 障害者総合支援法の施行により ALS は障害福祉サービスを利用できる

1997〜2011年度まで日常生活において介護や家事等のサービスの提供を必要とする難病患者等を対象に，生活の質の向上や居宅における療養生活の支援を目的とした難病患者等居宅生活支援事業が実施された．本事業ではALSを含む130疾病を対象として，ホームヘルプサービス，短期入所，日常生活用具給付事業を実施した．2013年4月から障害者総合支援法が施行され，制度の谷間がない支援を提供する観点から，本法における障害者の定義に新たに「難病等」を追加した．当初は，難病患者等居宅生活支援事業と同じ130疾病を対象として，2015年7月から332疾病に拡大した．本法の対象となる難病患者等は，身体障害者手帳の所持の有無に関わらず，従来のホームヘルプサービス，短期入所，日常生活用具給付に加えて本法に定めるすべての障害福祉サービス等の利用が可能である．さらに，一部の市町村においてのみ提供されていたホームヘルプサービス等は，全ての市町村において提供可能である．手続き方法は，対象疾患に罹患していることがわかる証明書（診断書又は指定難病受給者証等）を参考の上，居住する市区町村の担当窓口に利用申請する．

5. 補装具費支給制度・日常生活用具給付事業

　これまで，身体障害者手帳を所持しない難病患者は，難病患者等日常生活用具給付事業等を利用していたが，障害者総合支援法の施行により補装具費支給・日常生活用具給付事業を利用できるようになった．日常生活用具等給付事業では，特殊寝台，入浴補助用具，電気式たん吸引器，携帯用会話補助装置等の給付を受けることができる．手続き方法は，市町村の担当窓口に申請して給付等を受ける．ALS では球麻痺・上肢筋力低下の進行に伴い，音声・言語機能が低下することでコミュニケーションに支障をきたす．そのような状況では，意思伝達装置は有用なコミュニケーションツールである．意思伝達装置は補装具費の支給対象である．重度障害者用意思伝達装置の対象者は，「重度の両上下肢及び音声・言語機能障害者であって，重度障害者用意思伝達装置によらなければ意思の伝達が困難な者」または「難病患者等については，音声・言語機能障害及び神経・筋疾患である者」である．つまり，難病患者等が給付を受ける条件として重度の両上下肢機能障害は必須ではない．さらに「ALS 等の進行性疾患においては，急速な進行により支給要件を満たすことが確実と診断された場合は，早期支給を行うように配慮する必要がある」と示された．これは，音声・言語機能が完全喪失した後に意思伝達装置の支給手続きを開始することで，実際の利用に至るまでに時間がかかり，家族等とのコミュニケーション手段が断たれることへの配慮である．手続き方法は，居住する市町村の担当窓口に申請し，身体障害者更生相談所等の判定又は意見に基づく市町村長の決定により，補装具費の支給を受ける．利用者負担は，原則定率 1 割負担である．世帯の所得に応じた負担上限月額は，生活保護 0 円，市町村民税非課税世帯 0 円，市町村民税課税世帯 37,200 円である．ただし，本人又は世帯員のうち市町村民税所得割の最多納税者の納税額が 46 万以上の場合は補装具費の支給対象外であることに留意する．情報通信技術を活用して難病患者や重度障害者のコミュニケーションを支援する NPO 法人が存在する．仙台市の場合，仙台市重度障害者コミュニケーション支援センター事業では，意思の表出に高い困難性を有する ALS 等の重度の障害を有する方が，意思伝達装置を活用してコミュニケーションが取り続けられるよう支援している．具体的には，その方に適した意思伝達装置の機種や操作するための入力装置の選定をサポート，デモンストレーション用機器の貸出，入力装置の加工及び制作を行う．2013 年度事業開設時は年間利用者が 32 名であったが，2015 年度は 126 名まで利用者

数が増加している．このうち，ALS は 68 名であり，全体の約 2 分の 1 を占める．

6. 療養生活環境整備事業・難病特別対策推進事業

　療養生活環境整備事業は，難病法第 28 条に基づき，難病の患者及びその家族等に対する相談支援や，難病の患者に対する医療等に係る人材育成，在宅療養患者に対する訪問看護を行うことにより，難病の患者の療養生活の質の維持向上を図ることを目的とする事業である．難病の患者等に対する相談・支援，地域交流活動の促進及び就労支援などを行う拠点施設として，都道府県に難病相談支援センターを設置した．指定難病及び特定疾患治療研究事業対象疾患を要因として在宅で人工呼吸器を装着している難病の患者に対して，訪問看護ステーション又は訪問看護を行うその他の医療機関に訪問看護を委託し，必要な費用を交付する．難病特別対策推進事業は，1998 年 4 月に告示され，難病の患者に対する受入病院の確保を図るとともに，在宅療養支援，難病指定医等の研修及び指定難病審査会の運営等を行う．宮城県では，東北大学病院に神経難病患者療養支援事業を委託し，「宮城県神経難病医療連携センター」を窓口とした．本センターでは，難病医療専門員が医療相談事業，神経難病医療ネットワーク調整事業，在宅難病患者支援事業を行う．宮城県沖地震への備えとして宮城県疾病・感染症対策室と共同で作成した，人工呼吸器装着難病患者用「災害時対応ハンドブック作成指針」ならびに「災害時対応ハンドブック」は，東日本大震災における経験に基づき，「自分でつくる災害時対応ハンドブック」へと改訂した．また，県単事業としての ALS 介護人派遣事業では，介護ホットいきぬきサービス事業，介護家族通院時等サービス事業を提供する．

Pearls

　具体例をあげて，発症から診断，各制度の申請と利用の流れを示す．

【症例: 52 歳男性】

　52 歳時，両上肢の脱力を自覚して近医を受診したが原因不明であった．上肢脱力が進行して，就労が困難になったため，傷病手当金を申請した．初診日から 6 カ月後，精査目的に神経内科外来を紹介受診した．精査の結果，ALS と診断された．まず，臨床個人調査票を作成して指定難病の申請を行った．さらに，介護保険を申請して認定を受けたため，訪問看護・訪問リハビリテーションを開始した．初診日

から18カ月後に障害年金を申請した．起居動作に介助を要するため，介護保険サービスとして特殊寝台をレンタルした．介護負担が増えたため，介護保険サービスとしてヘルパー利用を開始した．発症から2年後，進行性の両下肢筋力低下のため歩行不能になったため，電動車椅子の給付を受けた．頻繁に通院することが困難になったため，指定難病による医療助成費を利用して往診を依頼した．発症から3年後，嚥下機能の低下に起因して，喀たん量が増えたため，電気式たん吸引器の給付を受けた．発語が不明瞭になってきたため，障害者総合支援法に基づき，在宅で使用する補装具として意思伝達装置の給付を受けた．在宅療養を続けながら，ときおり短期（レスパイト）入院を希望するため，難病総合支援センターに相談して利用可能な病院の紹介を受けている．

文献

❶ 厚生労働省．難病の患者に対する医療等に関する法律の概要．http://www.mhlw.go.jp/file/06-Seisakujouhou-10900000-Kenkoukyoku/0000128881.pdf
❷ 厚生労働省．公的介護保険制度の現状と今後の役割．http://www.mhlw.go.jp/file/06-Seisakujouhou-12300000-Roukenkyoku/201602kaigohokenntoha_2.pdf
❸ 厚生労働省．身体障害者程度等級表の解説（身体障害認定基準）について．http://www.mhlw.go.jp/file/06-Seisakujouhou-12200000-Shakaiengokyokushougaihokenfukushibu/kijun_all.pdf
❹ 日本リハビリテーション工学協会．「重度障害者用意思伝達装置」導入ガイドライン—公正・適切な判定のために【平成24-25年度改訂版】．http://www.resja.or.jp/com-gl/

〈池田謙輔〉

遺伝カウンセリングはどのようなものですか？

1. 遺伝カウンセリングとは

　遺伝性疾患の原因遺伝子が次々と明らかになりさまざまな遺伝性疾患にて遺伝子診断が可能になった．また次世代シークエンサーを用いたゲノム解析研究も進歩してきており，臨床医にとっても遺伝学的検査を含む遺伝子診療への理解と実践が重要になってきた．遺伝カウンセリングとは，「遺伝性疾患の患者・家族またはその可能性のある人（クライエント）に対して，生活設計上の選択を自らの意思で決定し行動できるよう臨床遺伝学的診断を行い，遺伝医学的判断に基づき遺伝予後などの適切な情報を提供し，支援する医療行為である（遺伝学的検査に関するガイドライン，2003年）」と定義されている．つまり，遺伝カウンセリングは，遺伝性疾患（あるいはその可能性のある）患者さんや家族に，①適切な情報を提供するとともに，②心理的・社会的な支援をするという二つの目的を有する医療行為である[1]．

2. 遺伝カウンセリングの実際

　一次遺伝カウンセリング機関としては，保健所などで開設されている遺伝カウンセングがある．一次遺伝カウンセリングでは病名が特についていなくても一般的な遺伝カウンセリングに対応可能である．遺伝子診断や研究への対応も可能な組織として，二次・三次遺伝カウンセリング機関がある．大学病院や地域の基幹病院に遺伝子診療部などが設置され遺伝カウンセリングの提供体制が整ってきている．

　各施設によってその遺伝子診療体制は異なるが，臨床遺伝専門医や認定遺伝カウンセラー，看護師，臨床心理士などが中心にチームとして対応している施設も多い．通常60〜90分という時間をとり，遺伝形式・次子の再発率について，遺伝子診断が可能かどうか，家族内におけるリスクについてどのように対応するか，などについて患者・家族が遺伝に関わる情報をよく理解をしたうえで決定ができるよう支援する[2,3]．筆者が診療を行っている東北大学病院遺伝子診療部の例を 図1 に示すが，予約が入った時点から，最新の遺伝学情報の取得と資料作成を

| Ⅴ リハビリテーション・代替コミュニケーション | Ⅵ 栄養管理，経管栄養 | Ⅶ 呼吸管理，緩和ケア | Ⅷ 告知，その他 |

```
          ┌─────────────────────────────┐
          │   予約（プレカウンセリング）    │
          └─────────────────────────────┘
                        │
                        ▼
   ┌──────────────────────────────────────────────┐
   │ 事前準備（主治医との打ち合わせ・論文サーチ・資料作成）│
   └──────────────────────────────────────────────┘
                        │
                        ▼
   ┌──────────────────────────────────────────────┐
   │ 遺伝カウンセリング（医師 2 名・認定遺伝カウンセラー）│
   │                                              │
   │  ・  受診の動機                               │
   │  ・  既往歴の聴取                             │
   │  ・  家系図の聴取                             │
   │                                              │
   │  ✓  疾患の症状・診断・治療・予後について        │
   │  ✓  染色体あるいは遺伝子について               │
   │  ✓  遺伝形式と再発率について                   │
   │  ✓  再発のリスクに対応する方法                 │
   │  ✓  遺伝子検査・診断が可能かどうか             │
   │  ✓  患者支援・患者団体の紹介                   │
   └──────────────────────────────────────────────┘
                        │
                        ▼
   ┌──────────────────────────────────────────────┐
   │ ポストカウンセリング（認定遺伝カウンセラー）      │
   │                                              │
   │  ✓  不明な点の確認                            │
   │  ✓  心理・社会的なサポート                     │
   └──────────────────────────────────────────────┘
                        │
                        ▼
        ┌──────────────────────────────┐
        │        症例検討会              │
        │                              │
        │  ✓  主治医へのフィードバック    │
        │  ✓  関係各科への紹介          │
        │  ✓  遺伝学的検査の検討        │
        │  ✓  不足情報の確認           │
        └──────────────────────────────┘
                        │
                        ▼
        ┌──────────────────────────────┐
        │ 2 回目以降の遺伝カウンセリングへ │
        └──────────────────────────────┘
```

図 1 遺伝カウンセリング施行の流れ

　遺伝カウンセリングの方法は施設によってさまざまである．参考までに東北大学病院遺伝子診療部における遺伝カウンセリングの流れを例に示す．全科から紹介される疾患に対応が必要なため，論文検索・主治医との打ち合わせなどに時間をかけて遺伝カウンセリングに臨んでいる．患者さん・ご家族のこれまでの経過や理解度・心理的状況をみながら情報提供を行うため，1 回のセッションでどこまで進めるかはその都度変化する．紹介元の医師・スタッフ，あるいは疾患に詳しい専門医・研究者との連携により患者さんやご家族を支援していくことが重要である．

行うとともに，どのような情報取得が必要か，あるいはどのような情報を提供するか事前打ち合わせを行う．遺伝カウンセリングでは受診の動機，現在の心理的な状態，家系図を聴取した後に，疾患の情報や遺伝形式・再発率などを話す．医師同席の遺伝カウンセリングが終了した後に認定遺伝カウンセラーが不明な点を確認し，心理・社会的なサポートを行う．最近は次世代シークエンサーを用いた解析結果についての遺伝カウンセリングの依頼も多いため，最新の遺伝学的解析法のメリットや限界などについても熟知したうえで遺伝子診療を行うことが求められている．

3. 遺伝学的検査の方法

　日本において，遺伝学的検査は大学などの研究室を中心に進められてきた．現在もその流れは強いが，2015 年に指定難病の制定などをうけ，2016 年 12 月時点で 72 疾患の遺伝学的検査が保険診療で認められている．保険診療以外の遺伝学的検査は，先進医療によるもの，大学などの研究室での研究としての検査，あるいは日本・海外の検査会社に提出するものなどがある．最近は，次世代シークエンサーを用いたゲノム解析研究も盛んに行われている．こうした流れの中で日本医療研究開発機構（AMED）の事業として始まった未診断プロジェクト（initiative on rare and undiagnosed diseases: IRUD）は希少・未診断患者に対して，医師会など地域の医療機関と連携して全国にクリニカルセンターを置いて，次世代シークエンサーを用いた診断連携を行うものである[4]．

　成人発症の運動ニューロン病であれば主として家族性筋萎縮性側索硬化症あるいは球脊髄性筋萎縮症が遺伝子診断の対象になる．前者であれば多くは常染色体優性遺伝形式，後者であれば X 染色体連鎖遺伝形式を取る．まずは，丁寧な家族歴の確認とそれに基づく家系図の作成が大切である．

4. 遺伝学的検査などをすすめるにあたって

　遺伝情報は，①普遍性（生涯変化しない），②共有性（家族で情報を共有している），③予測性（将来の発症を予測できる可能性）などの側面を有するため，遺伝学的検査はその特殊性をよく理解したうえで実施することが重要である．2011 年の日本医学会の「医療における遺伝学的検査・診断に関するガイドライン」[5]においては「すでに発症している患者の診断を目的として遺伝学的検査で

あれば，原則として主治医が説明と同意を行い，必要に応じて遺伝カウンセリングを受けられるように配慮する」と記載されている．主治医が説明する場合にも，遺伝学的検査のメリット（確定診断することができ，治療方針に役立てる）やデメリット（心理的負担や血縁者への影響が生じる可能性）について情報を提供し，罹患者が十分に理解した上で意思決定をするというプロセスを得ることが必要である．また遺伝学的検査を行う際には，研究での対応であれば倫理委員会での承認を確認することも必要である．企業などに遺伝学的検査を提出する際にも検査の意義を説明し書面での同意を取ることが重要である．

　一方，罹患者に対する遺伝学的検査とは異なり，未発症者に対する遺伝学的検査（発症前診断，保因者診断，出生前診断）においては，事前に適切な遺伝カウンセリングを行った後に施行することがガイドライン上求められている．未成年など同意能力のないものを対象にする遺伝学的検査についても，すでに発症している疾患の診断に対しては，代諾者の承諾を得るが本人の理解度に応じた説明とインフォームド・コンセント（アセント）を得ることが望ましいとしている．未成年に対する非発症保因者の診断や，成年期以降に発症する治療法のない疾患の発症前診断については，原則として本人が成人し自律的に判断できるまで実施を延期すべきとされている．

5. 成人発症の神経疾患の遺伝カウンセリング

　成人発症の神経疾患は発症時に既に子ども・孫など次世代が誕生していることも多く，遺伝学的検査がその家族に与えるインパクトをよく考えた上で遺伝学的検査を進める必要がある．日本においては一般に，リスクを早く知ることによって治療法が可能である疾患であれば（例えば家族性腫瘍である家族性大腸腺腫症，副腎白質ジストロフィーなど），発症前診断が行われることがあるが，治療法のない疾患の場合は発症前診断の実施は限られている．

Pearls

　次世代シークエンサーを用いた網羅的解析が進められ，運動ニューロン病を初めとした神経疾患の原因が次々と解明されつつある．一般の臨床医も遺伝子診療の基礎（遺伝形式や遺伝性疾患の病態・治療など）に習熟したうえで，遺伝子診療部などと連携しながら診療にあたることが求められる．遺伝性疾患の診療に役立

4 遺伝カウンセリングはどのようなものですか？

つ website としては OMIM（遺伝性疾患のカタログで Pubmed ともリンクしている: https://www.ncbi.nlm.nih.gov/omim/）や GeneReviews® (https://www.ncbi.nlm.nih.gov/books/NBK1116/) があげられる．GeneReviews® の日本語翻訳である GeneReviews® 日本語版も有用である（http://grj.umin.jp/）．

文献・URL

❶ 遺伝医学関連学会．遺伝学的検査に関するガイドライン．2003．jshg.jp/e/resources/data/10academies.pdf

❷ 日本神経学会，監．「神経疾患の遺伝子診断ガイドライン」作成委員会，編．遺伝カウンセリング．In: 日本神経学会．神経疾患の遺伝子診断ガイドライン　2009．東京: 医学書院; 2009．p.43-8.

❸ 福嶋義光監修，櫻井晃洋，編．総論．In: 遺伝カウンセリングマニュアル　第 3 版　東京: 南江堂; 2016．p.2-59.

❹ 日本医療研究開発機構．未診断疾患イニシアチブ（IRUD）．http://www.amed.go.jp/program/IRUD/

❺ 日本医学会．医療における遺伝学的検査・診断に関するガイドライン．2011．http://jams.med.or.jp/guideline/genetics-diagnosis.html

〈青木洋子〉

多職種連携チームをどのように組織しますか？ その有用性はどのようなものですか？

1. 自律した患者とは

　在宅療養中のALS患者を長期間フォローしていると，援助者の輪が次第に広がり，いつのまにか在宅療養基盤が安定していく人がいる一方，反対に支援者が1人・2人と抜け在宅療養自体が破綻してしまう人もいる．両者の違いはどこから来るのだろうか？　家族に介護者が複数いて交代メンバーがいることや，家庭の経済的要素などの家庭的要因も考えられる．また地域に援助可能な複数の訪問看護・ヘルパーステーションがあるなどの社会的環境要因も大きいと思われる．さらに病気の進行スピードや認知症の有無なども影響するであろう．それらを考慮したうえで，筆者は介護をしてくれている家族や訪問サービスを提供している支援者へ，患者本人が配慮することも大きいと感じている．そのような周囲に対する配慮ができている人は，介護を受けている患者というよりも，障害が大きくても地域社会の中で生きていく自律した人といえると思う．自律した人はわれわれにパワーを与えてくれることも多い．

2. ALSケアセンターの創設とその診療の目的

　安定した在宅療養を継続するためには患者の自律が重要と考えた筆者らは，2006年6月，以前に勤務していた国立病院機構宮城病院臨床研究部に多職種で構成するALSケアセンターを立ち上げた．そしてALSの新しい治療薬開発のための臨床治験を実施しつつ，患者・家族のメンタルサポートと"自律"を育む療養支援を目指してきた．
　患者が病気のことを知る状況は人それぞれである．発病後ごく初期で病状もまだ軽微な時期に運動ニューロン疾患を疑われ，精査を受けながら経過観察を続けている人もいれば，呼吸・嚥下障害など生命にかかわるほど症状が進行してから初めて病名を告げられる人もいる．いずれの場合でも，最初の病名・病態の説明は，多くは確定診断をした専門病院の神経内科医から進行性疾患であり根本的治療がないなど，ある程度の予後も含めて行われることが多いと思われる．その説明を受けた時の患者・家族は衝撃を受け，医師の説明の半分も頭に入らないこと

もしばしばである.

3. ALS ケアセンターの診療

　筆者は，最初の病名・病態の説明を"告知の開始"としてとらえ，患者・家族が正確に病気を認識しそれに向かいあうまで"告知の継続"が必要と考えている．それは，病名・病態の説明をぼやかしてやわらかい表現で告げることではない．今後訪れる障害に対し，後手に回らず，いち早く対処できる心構えを持ってもらうためには，病気と向き合う必要がある．それは厳しい現実から目をそらしている患者・家族には，精神的苦痛を伴うことでもある．その苦痛を和らげることは，医師だけで行えるほどたやすいことではない．そのため筆者の外来には初診時から看護師・医療ソーシャルワーカー（MSW）に関わってもらっている．

　当センターの初診の診療は，ほとんどの場合セカンドオピニオンを求めて紹介されてくるため，完全予約制の外来で，その窓口は MSW が行っている．MSWは患者・家族から連絡が入ると現在の状況を聞き取り受診目的を整理する．また必要に応じ地域の保健師や，最近各県に配置されてきた難病医療専門員などの院外職種とも連携し，初診につなげていくよう働きかけている．すなわち多職種連携は，当センター受診前から開始されているといえる．

　以上の経過を経た初診の診療で，専門医が患者の病状を評価した上で，患者・家族の疾患理解の程度を考慮しつつ，改めて病気について説明し，現在できること，今後どのような準備が必要になるかなど問題点を整理できるように支援している．

4. 当センターの支援の特徴

1 コミュニケーション支援

　当センターでは，患者の自律を育む働きかけとして，コミュニケーション支援を積極的に行っている．ALSでは病状の進行と共に構音障害のため発話困難となり，上肢筋力低下も伴い筆談もできなくなってくる．患者は口パクや目の動きなどの合図で自分の気持ちを介助者に汲み取ってもらおうとすることも多い．

　当センターでは，入院中にコミュニケーションをパソコンで行うよう，患者に徹底的に訓練を行っている．その訓練を経た患者はコミュニケーションで苦労をしなくなっていく．

このような取り組みが成功した症例を紹介したい．平成23年の東日本大震災では，当時ALSケアセンターのあった国立病院機構宮城病院は甚大な被害を受け，ライフラインも寸断されたため，入院中の侵襲的人工呼吸器装着ALS患者9名を被災地外に搬送した．普段患者が使っている意思伝達装置も一緒に搬送したが，東京の病院に自衛隊のヘリで搬送された患者から，後日このような手紙をいただいた．

「あのグラウンドから飛び立ってから1週間が過ぎました．随分時間がたったような気がいたしております．こちらでは意思伝達装置が大活躍をしております．意思伝達装置『伝の心』をうまく使いこなしていると先生初め皆さんびっくりしておりますが，宮城病院では当たり前なのです．先生の方針，リハビリの先生の御指導に改めて感謝申し上げます．本当にありがとうございます．皆様，お疲れのなきよう，お体を大切にお過ごしください．1日も早く戻れる日を信じ，意思伝達装置とともに頑張ります」

このように，いつでもどんな状況でもコミュニケーションが取れるように指導している．

2 患者自ら発信を

気管切開し人工呼吸器を装着した四肢麻痺状態でも，独居で在宅療養を希望した患者を紹介する．この文章はその準備期間に書かれたものである．

「この3カ月間，先生に数々の課題を出され，その都度調べたり，わからない所はケアマネに相談したりして課題を提出しておりました．先生はその都度厳しいコメントを残して立ち去って行くだけで，決してこれという回答はして下さいませんでした．しかしながら，この作業を根気強く繰り返していくうちに，今まで漠然としか分かっていなかった事や，これからしなければならない事がみえて来るようになりました．

先生は『自分で動き出さないと何事も始まらない．精神的にも自立して生きて生きなさい』という事を叱咤激励しながら教えて下さったのだと思います．」

この患者は自らボランティア募集のため新聞に投稿し，ボランティアを育成するためのプログラムも作成し，念願の独居在宅人工呼吸療養を実現させた．そのことは新聞で記事にされ，地方紙の夕刊の第1面に大きく掲載された．その後患者は7年間在宅療養を継続させた．

5. 当センターの現状

　ALS ケアセンターはその後 2012 年 1 月から医療法人徳洲会に移ったが，基本姿勢は今も変わっていない．徳洲会グループの全国ネットワークを通じて，より広範囲の支援を行えるようになった．

　当センターの支援の下で，現在侵襲的人工呼吸器を装着して独居生活をしている女性の 1 例を紹介する．患者は 2013 年当時 41 歳の女性で，ほぼ四肢麻痺状態・非侵襲的人工呼吸器を終日装着・胃瘻を使用し山口県で両親と同居していたが，介護破綻の状態であった．

　筆者と MSW は山口県の患者宅を訪問し，コミュニケーション方法を口パクから意思伝達装置に変更し，どの介護者でも意思を読み取れるように指導した．2014 年 5 月妹の住む大阪の徳洲会系列の病院に入院し，2015 年 1 月気管切開し侵襲的人工呼吸器装着となった．7 月から入院・在宅を半々で独居生活をスタートさせ，2016 年 9 月からは完全に在宅療養に移行している．

　その患者から 2016 年末に届いたメールを紹介する．

　「(前略) そして…長い間かかりました．まさかこんなに入院生活が長引くとは思わず，病院の皆さんにも大変ご負担をおかけしました．先生や MSW さんの協力がなければ，何も始まらなかったわけで，私 1 人の力ではここまで来られませんでしたし，移住しての在宅もかなわなかったと思います．

　11 月より地域のクリニックの先生が訪問に来てくれて，とても親身に診てくれます．最初は受け入れが難しい感じだったらしいのですが，私のメッセージを見てくれて，『手紙を読んだので来ましたよ』と言って引き受けてくださいました．先生や MSW さんにたくさん叱られながらやってきたことが，こうして生かされ，ありがたいなぁと思いました．お 2 人の指導がなければ手紙なんて書いてなくて，気持ちも伝わらずきっと訪問も断られたことでしょう．

　いろいろとお世話になり御指導いただき，本当にありがとうございます．これからもきっとうまくいかないことや，悔しい思いをすることもあるでしょうが，これまでの苦労を忘れず前に進んでいきたいです．」

　はじめは介助者にお礼の言葉も発せられなかった患者が，自ら手紙を書くことで地域のかかりつけ医の協力を得られるようになるなど支援の輪を広げていっている．

6. 最近の動向

　筆者らは 2015 年の日本神経学会学術集会で，仙台徳洲会病院に新たに開棟した ALS を中心とする神経難病病棟の 2 年間の経過を報告した．平均入院患者数は 25 人で，平均在院日数は約 40 日であった．呼吸不全に陥った ALS 患者の約 7 割が気管切開＋人工呼吸器装着を希望し，特に女性の装着率が高い傾向にあった．

　海外でも 2012 年イタリアの Adriano Chiò らは 1995〜2004 年の 10 年間での ALS 患者 1,260 例の疫学的研究を行った．その結果，NPPV 装着 ALS 患者では，ALS 診療に多専門職種が関わるセンターを受診している患者の群は，一般の神経内科クリニックを受診している群より 3 カ月生存期間が長かったと報告した．

　筆者らが ALS 診療に関わって 30 年以上となるが，25 年前に調査した結果は気管切開＋人工呼吸器装着は約 3 割で，女性の装着率は低かった．当時と異なることといえば，病初期からの多職種連携があげられるが，そのことが人工呼吸器装着率と関係しているかは今後の検討が必要である．

Pearls

　ALS は根本的な治療法がない，進行性の疾患のため，「延命処置は希望しない」と意思表示する患者・家族も多い．「延命処置は希望しない」が医療的に何もしないとすり替えてしまうことがないように，医療者は肝に銘じておくことが大切である．患者の真意は「適切な時期に適切な緩和医療を受けたい」との希望の表現である．英国の David Oliver らが監修した "Palliative care in amyotrophic lateral sclerosis" の第 1 版の翻訳が「非悪性腫瘍の緩和ケアハンドブック ALS（筋萎縮性側索硬化症）を中心に」（監訳 中島 孝）として最近出版されている[3]．ALS の診療に携わる職種の医療者に一読をお勧めしたい．

文献

[1] Chiò A, Calvo A, Moglia C, et al. Non-invasive ventilation in amyotrophic lateral sclerosis: a 10 year population based study. J Neurol Neurosurg Psychiatry. 2012; 83: 377-81.

[2] 大隅悦子, 今井尚志. 当院における ALS 診療. 第 56 回日本神経学会学術集会. 2015; 55: 379.

[3] Oliver D, et al eds, 中島　孝翻訳. 非悪性腫瘍の緩和ケアハンドブック ALS（筋萎縮性側索硬化症）を中心に. 東京: 西村書店; 2017.

〈今井尚志〉

| I 病型，病態，病因，経過（予後） | II 診断，遺伝学的検査 | III 検査，機能評価 | IV 治療，治験，将来的治療 |

6 患者・家族に対してどのように支援するのが適切ですか？

　患者・家族への支援は，長期的に安定した療養生活を送るために，いかに生きるかを患者・家族自身が考えることができるように継続して支援することが大切になる．疾患の特性から慢性的に進行性の経過をたどるため，経済的・心理的負担が大きくなるほか，介護に著しく人手を要し家族の負担も大きくなる　図1．患者・家族が自ら症状の進行に伴う身体変化や生活変化に応じた生活を工夫し，暮らしやすい環境を整えることができるような支援が求められる．そのためにも，病気・病期を正しく理解することへの支援が重要となる．

1. 病気・病期の理解への支援について

1 診断初期への支援

　はじめて病気・病期の説明を行う場面では，身体的・精神的状態を評価し医師と患者・家族間の意思疎通不足や混乱を防ぐことを目的に多職種〔看護師，医療相談員（MSW），難病医療専門員など〕で同席して行われることが望ましい．告知は，過酷な内容でもあるため説明の後には患者・家族それぞれの思いを聞き取る面談などの場面の設定が重要な支援となる．面談などの中では，医師の説明内容についても確認を行うことも重要である．理解が不足と思われる点や間違った解釈をしている場合は，改めて，医師からの説明場面を設定することで理解も深まりやすくなる．また，診断初期から多職種により継続した療養生活支援を開始し患者・家族が地域で孤立することがないよう支援することが大切になる．

2 診断後の継続支援（機能低下への支援）

　患者の病状を評価し理解度の確認も行いながら，さまざまな対処方法があることを伝え患者自らが選択できるよう情報提供することが求められる．病気・病期を理解した上で患者が望む医療処置や対処方法の選択と療養環境整備が望まれる．

　機能低下が進み介護量が増えると，介護者の負担も増え療養のバランスが崩れやすくなる．特に「排泄」，「食事」，「入浴」，「移動」，「コミュニケーション」はその要因となりやすい．例えば，「排泄」では，下肢機能低下が進むと自力でト

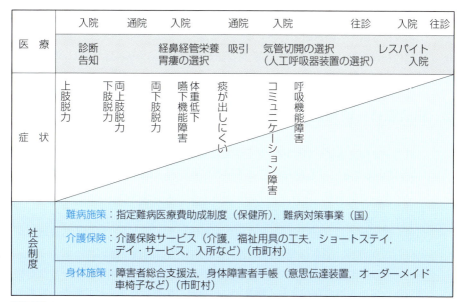

図1 筋萎縮性側索硬化症患者の症状経過と療養生活支援の相関図の一例
(吉良潤一. 難病医療専門員による難病患者のための難病相談ガイドブック. 改訂2版. 福岡: 九州大学出版会; 2011. 引用一部改変)

イレに行くことが困難になり昼夜問わず排泄のたびに人手を要するようになる．トイレまでの移動をベッド横のポータブルトイレ，床上での尿器，オムツなど，障害程度を評価しながら排泄方法の変更を適宜勧めていく必要がある．安定した療養生活は，患者も介護者も「安全」に過ごすことが大切であり，特定の介護者に負担がかからないような工夫・変更が必要である．
　医師からは，進行を見据えた療養上で気を付けるべきポイントなどアドバイスがあると患者自らも考えるきっかけになる．

3 医療処置決定への支援

　胃瘻や気管切開など医療処置を受けた後も自宅での生活を継続することになる．そのため，生活の実態のイメージがつかないまま医療処置を受けて自宅に戻った場合などは混乱しやすく，生活の継続が困難になるといった問題にもつながりやすい．医療処置を受けるか否かの決定は，患者自身が病気とどのように付き合って行けばよいか，将来の人生の再構築も含めた生活の実態のイメージを持って意思決定ができることが望まれる．患者自身が病気・病期を理解し，将来の生活に

| Ⅰ 病型，病態，病因，経過（予後） | Ⅱ 診断，遺伝学的検査 | Ⅲ 検査，機能評価 | Ⅳ 治療，治験，将来的治療 |

ついて家族と話し合う時間を確保することも大切な支援となる．

　支援者は個人の価値観で説明するのではなく，幅広い視野を持って療養環境を見据えた選択肢の提案と患者と家族の想いを確認しながら自己決定し進めて行けるよう，多職種で連携しながら継続した支援が求められる[1]．

2. 相談窓口・情報提供について

　患者・家族は病気に対する不安，将来に対する不安などさまざまな不安を抱え，「困っていること」，「心配なこと」，「どうしたいか」について整理できずに混乱していることもある．不安なとき，いつでも相談できる場所についての情報提供も大切な支援となる．入院中や通院中の場合は，入院先や通院先の医師や看護師の他，医療相談員（MSW）などで相談が可能である．また，居住する地域の所轄保健所保健師，難病医療連絡協議会の難病医療専門員（難病コーディーネーター），難病相談支援センターの難病相談員，当事者（ピアサポーター）など相談可能な場所が複数存在する　**図2**　．相談窓口が複数あることで患者・家族の状況により選べるメリットもある．相談可能な場所・職種について簡単に述べる．

(1) 医療相談室の医療相談員（MSW）

　入院，通院されている患者の介護に関する悩みや経済的な不安などのほか，福祉制度に関する相談など，どこに相談してよいか分らないなどの不安に対して相談することが可能である[2][3]．

(2) 保健所保健師

　難病患者の療養を支援する難病事業を実施しており，指定難病（医療費助成制度）[4]の申請の手続きを行う場所である．指定難病（医療費助成制度）の申請場面において保健師が在席している場合には患者・家族と面談を行っている．面談では，患者・家族の病識の確認と日常生活上の不安，抱える問題について話を聞いているほか，希望や必要に応じて後日，家庭訪問を行うなど支援も実施している[5]．地域移行後の患者・家族の孤立を防ぐためにも診断後，自宅に戻る前に患者・家族の同意を得ながら病院など医療機関から所轄保健所保健師に連絡を入れることで支援介入がしやすくなる．

(3) 介護支援専門員（ケアマネジャー）

　「介護保険法」に基づき，要介護者や要支援者の相談に応じ，必要な支援サービスとの調整など支援関係機関とも連携し相談支援が可能である．40歳以上のALS患者は介護保険が利用可能となる．申請窓口は市町村になるが申請前であっ

340　498-22888

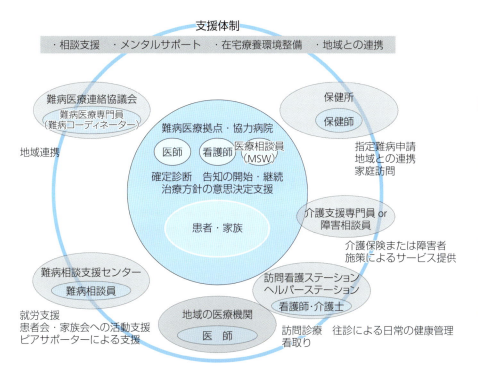

図2　支援体制

ても居住区の「地域包括支援センター」で相談も可能である[3].

(4) 難病相談支援センター

　複数の難病相談員（保健師，看護師，社会福祉士）や難病当事者（ピアサポーター）が難病患者・家族の日常生活の悩みや不安，就労などに関する相談や難病に関するさまざまな情報提供を行っている．当事者同士で分かり合える想いや悩みなど問題解決に向けたヒントにつながることもある．また，地域活動支援や難病の患者団体の支援など講演会や交流会など相談会の開催も行っている．難病相談支援センターは各都道府県に設置されている．詳細については，厚労省などが支援している情報サイトである「難病情報センターのホームページ http://www.nanbyou.or.jp/）」[6]から検索することができる．患者・家族もアクセスしやすい．

(5) 難病医療連絡協議会

　看護師，保健師，社会福祉士などの資格を有する難病医療専門員（難病コーディネーター）が電話や面談，電子メールなどの方法により難病患者・家族から

の医療相談，療養相談に応じている．また，重症難病患者の入院などの相談にも応じている．都道府県によって配置状況や活動内容など異なる[7]．難病情報センターのホームページ[6]「相談窓口の一覧」からも検索が可能である．

難病相談支援センターと難病医療連絡協議会は，ともに国の難病対策の一環として各都道府県に設置されているが都道府県によって設置状況などに違いがある．

3. 宮城県における療養支援について（紹介）

現在，各地方自治体で独自の療養支援が行われている．宮城県では①神経難病医療ネットワーク，②災害時支援を行っているので，最後に紹介する．

(1) 神経難病医療ネットワーク

神経難病患者と家族が住み慣れた地域で安心して生活できるように，在宅医療と入院医療を円滑に推進することを目的に東北大学病院に設置された．難病医療専門員（看護師）2名が専任で，①医療などの相談，②短期入院〔介護疲労などの軽減を目的（レスパイト）とする入院〕などの調整，③在宅療養者支援（保健所との連携により地域支援のための連絡調整など），④医療従事者などの実施研修会の開催などを行っている．神経難病医療ネットワークには4つの拠点病院と21の協力病院が選定されており，診断と告知の継続や合併症の治療，受け入れ可能な範囲での短期入院などを行っている．

(2) 災害時支援

2011年3月11日に発生した東日本大震災を経験し，医療機器を使用して在宅療養をしている患者・家族にとって停電時の電源確保に関する取り組みが課題になった．震災後に実施した状況調査のまとめから，津波などによる自宅損壊がなく，電源の確保が可能となれば自宅で過ごす可能性が高いが，その際には，介護者不足による不安が大きいことがわかった．そこで，電源確保を中心に在宅で72時間は対応できる準備を推奨していく方向で検討を開始した．その結果，普段から自助力を高め災害時にも対応できる「自分で作る災害時対応ハンドブック2014年版」を作成した 図3 ．

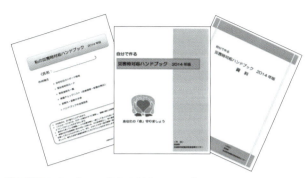

図3　自分で作る　災害時対応ハンドブック　2014年版
〈特徴〉
1. 自分の病気・障害の理解を促す内容
2. 震災直後の調査から今後の災害時の不安
「電源確保」「人材確保」「連絡方法」を含む内容
3. 東日本大震災の経験談

「自分で作る災害時対応ハンドブック 2014年版」は当センター（宮城県神経難病医療連携センター）ホームページからダウンロードが可能。http://www.miyagi-nanbyou.jp/handbook.html
厚生労働科学研究費補助金難治性疾患等克服研究事業「難病患者への支援体制に関する研究」班（研究代表者　西澤正豊　新潟大学教授）にて冊子作成した。

> **Pearls**
>
> 　患者・家族に対する支援には，患者と家族がそれぞれの生き方を考えながら自らの意思で決定して行けるような情報提供が大切になる．また，考えるための時間を確保するためにも早期診断し，病気を理解していただけるよう伝えることが医療者には求められる．いかに生きるかを患者・家族が考え，自ら選択することができるように多職種で連携しながら継続した支援が必要になる．

文献

1. 日本神経学会, 監.「筋萎縮性側索硬化症診療ガイドライン」作成委員会, 編. 筋萎縮性側索硬化症診療ガイドライン 2013. 東京: 南江堂; p.46-74.
2. 東北大学病院ホームページ　http://www.hosp.tohoku.ac.jp/consultation/001.html
3. 阿部康二, 編著. 神経難病のすべて―症状・診断から最先端治療, 福祉の実際まで―. 東京: 新興医学出版社; 2007. p.205, 350-1.

❹ 厚生労働省ホームページ
http://www.mhlw.go.jp/stf/seisakunitsuite/bunya/kenkou_iryou/kenkou/nanbyou/
❺ "難病対策" 各都道府県難病行政と保健師の役割. シンポジウム記録集. 2013. p.7-16.
❻ 難病情報センターホームページ　http://www.nanbyou.or.jp/
❼ 吉良潤一. 難病医療専門員による難病患者のための難病相談ガイドブック. 改訂2版. 福岡: 九州大学出版会; 2011.

〈関本聖子〉

索 引

■あ

アイソジェニック細胞	170
アミロイド	51
アモレ SU-1	202
安静時電位	120
アンチセンスオリゴ	28
アンチセンスオリゴヌクレオチド	172
アンチセンス核酸医薬品	36
アンドロゲン受容体	22

■い

意思伝達装置	207
医師の態度	313
遺伝カウンセリング	328
遺伝学的異質性	78
遺伝学的検査	330
遺伝形式	330
遺伝子型表現型相関	78
遺伝子治療	37
遺伝子変換	32
医療介護連携	152
胃瘻	244
胃瘻造設	230
咽頭気管分離術	242
咽頭全摘術	242
インフォームド・コンセント	93, 331

■う

ウェルドニッヒ・ホフマン	31
うつ状態	193
運動単位電位	120
運動ニューロン-骨格筋クロストーク	22
運動ニューロン疾患	9, 46
運動誘発電位	122

運動療法	190

■え

栄養障害	236
エクソーム解析	86
エダラボン	144
エネルギー消費量	233
エネルギー代謝	229
嚥下障害	113, 191, 222, 236
嚥下食	239
嚥下造影	113
嚥下体操	237
炎症性サイトカイン	136

■お

オートファジー	26, 172
オピオイド	289, 303

■か

下位運動ニューロン障害	72
下位運動ニューロン徴候	34
介護福祉	254
介護保険制度	321
改訂 ALS Functional Rating Scale	3
改訂 El Escorial 診断基準	74
臥位での努力性肺活量	114
外部（着脱式）バッテリー	266
解離性小手筋萎縮（split hand）	98
核酸医療	180
過興奮性	170
画像バイオマーカー	130
家族性 ALS	78
カフアシスト	288
カフマシーン	197
空嚥下	238

345

カルシトニン遺伝子関連ペプチド	28	経鼻チューブ	250	
換気損失	202	経皮的内視鏡的胃瘻造設術	114, 230,	
間欠的経管栄養法	240		240, 245, 249	
患者会	209	頸部前屈位	238	
患者の自己決定権	310	ゲノム	86	
間接訓練	237	ゲノム編集	174	
完全閉じ込め状態	207, 208	言語訓練	318	
緩和医療	337	言語療法士	194	
緩和ケア	303	原発性側索硬化症	40	
緩和治療	232			

■き

気管食道吻合術	242	
気管切開下人工呼吸器	279	
気管切開下侵襲的呼吸器療法	270	
気管切開下陽圧換気	261	
気管切開術	242, 264	
企業治験	158	
偽性球麻痺	102	
球脊髄性筋萎縮症	21, 86, 99, 161	
球麻痺	101, 275	
強オピオイド	294	
筋萎縮性側索硬化症	46, 53, 86,	
	110, 161, 190, 260	
筋原性変化	22	
筋線維束性収縮	98	
筋力低下	34	

■く

グリア系細胞	171

■け

痙縮	294
痙性片麻痺型（Mills syndrome）	42
継続支援	338
経腸栄養	244
頸椎症性筋萎縮症	97
頸椎症性神経根症	97
頸椎症性脊髄症	97
経鼻経管	250

■こ

構音障害	192
高カロリー療法	234
高次脳機能	206
拘縮	294
抗神経抗体	47
厚生省特定疾患調査研究班による	
重症度分類	110
公費負担	207, 208
高頻度胸壁振動法	264
興奮性アミノ酸トランスポーター2	18
誤嚥性肺炎	236
誤嚥防止	242, 252, 253
呼吸器中止	288
呼吸筋筋力低下	286
呼吸筋トレーニング	192
呼吸困難の発生メカニズム	286
呼吸困難の評価	286
呼吸困難への対応	287
呼吸障害	250
呼吸不全	260
呼吸リハビリテーション	291
呼吸療法士	194
告知	310, 316
骨パジェット病	60
コデインリン酸塩	290
古典型	38
孤発性ALS	78
コミュニケーション	283
コミュニケーション支援	334

コミュニケーション障害	205

■さ

災害対策	283
最大咳嗽流速	114
最大吸気圧	114
在宅医療	149
在宅人工呼吸管理	199
在宅人工呼吸器装着	255
在宅用人工呼吸器	266
サイバニクス治療	163, 166
細胞移植治療	174
細胞外マトリックス	178
作業療法士	194
酸素吸入	291

■し

支援	338
軸索	169
シスタチン C	133
次世代シークエンサー	330
視線入力装置	209
持続的経鼻経管栄養法	240
疾患進行バイオマーカー	134
疾患特異的バイオマーカー	134
指定難病	319, 321
自動吸引システム	197
シナプス形成	178
ジヒドロコデインリン酸塩	290
若年性一側上肢筋萎縮症	100
斜め型筋萎縮	100
重合核依存性重合モデル	51, 52
重症度スケール	4
終末期医療	232
終末期ケア	303
障害者総合支援法	209, 321
情報提供	340
静脈栄養	244
食道瘻	244
除痛ラダー	295

自律	333
針筋電図	72, 119
神経因性疼痛	294
神経筋接合部	169, 178
神経原性変化	22
神経伝導検査	117
神経難病医療ネットワーク	342
神経変性疾患	21
人工呼吸器	310
人工呼吸器取り外し	289
人工呼吸療法	260
進行性球麻痺	99
進行性球麻痺型	38
進行性筋萎縮症	39
深指屈筋の萎縮	105
侵襲型 BMI	213
身体障害者手帳	323
浸透率	78
診療報酬	154

■す

髄液検査	72
ストレイン	51

■せ

声門上嚥下	238
脊髄性筋萎縮症	31, 39, 86, 99, 161
脊髄性進行性筋萎縮症	39, 99
脊髄前角細胞	32, 35
摂食嚥下	224
線維束性収縮	72, 120
全ゲノム解析	86
前頭側頭型認知症	12, 86, 124, 177
前頭側頭葉変性症	54, 86

■そ

創始者効果	78

■た

体液バイオマーカー	133

体格指数	230
体重減少	229
代替コミュニケーション	192, 205
大腿四頭筋の筋力低下	104
体内埋込装置	217, 218
ダイレクト法	233
唾液中タンパク	138
多系統蛋白質症	60, 177
多専門職種ケアチーム	277
多巣性運動ニューロパチー	99
脱神経	34
多能性幹細胞	168
段階的告知手法	312
単核球浸潤	105
痰吸引の承認	310

■ち

チーム医療	150
治験	156
腸瘻	244, 246
直接訓練	238
治療（薬力学）バイオマーカー	134
鎮静	291

■て

低定量持続吸引	199
テストステロン	27
テレモニタリング	277

■と

疼痛	193
頭部挙上訓練	29
動脈血二酸化炭素分圧	232
特例補装具	209
独居在宅人工呼吸療養	335
努力性肺活量	272

■な

内部バッテリー	266
難病医療専門員	209

難病医療連絡協議会	341
難病相談支援センター	209, 326, 340
難病特別対策推進事業	326

■に

日常生活用具給付事業	325
ニューロフィラメント	136
尿中 p75^{ECD}	137
認定遺伝カウンセラー	94

■の

脳信号解読	214

■は

排痰補助装置加算	198
発症前診断	331
ハプロタイプ	12
ハンチントン病	187
反復刺激試験	121

■ひ

鼻腔吸気圧	114
非自律性細胞死	171
非侵襲型 BMI	212
非侵襲的換気療法	261
非侵襲的呼吸器療法	270
非侵襲的人工呼吸	287
非侵襲的陽圧換気	261
非侵襲的陽圧換気療法	270
非侵襲的陽圧補助呼吸	240
ヒト内在性レトロウイルス K	19
病診	152
病病連携	152
平山病	100
疲労	194
頻呼吸	289

■ふ

封入体筋炎	104
封入体ミオパチー	60, 65

縁取り空胞	104
プリオン	51
プリオン仮説	51, 52
プリオン様伝播	52
プリオン様ドメイン	54, 55, 56
ブレイン・マシン・インターフェース	208, 212
プロテアーゼ耐性バンド	54, 55

■へ

ヘッブ則	163
変形性頸椎症	97
変形性腰椎症	98

■ほ

放射線誘導下胃瘻造設	233
傍腫瘍性神経症候群	46
歩行運動機能再生	166
補助具	191
補助呼吸器	315
補装具	207
補装具費支給	325
ポリグルタミン病	22

■ま

マイクロ流体デバイス	177
末梢静脈栄養法	250
末梢神経伝導検査	72

■み

ミダゾラム（ドルミカム）	292

■も

文字盤	210
モノカルボン酸トランスポーター1	16
モルヒネ	289, 297
モルヒネ塩酸塩	290
モルヒネ硫酸塩	290
モルペス	290

■や

夜間の酸素飽和度の低下	114
薬物療法	142

■ゆ

有痛性筋痙攣	294
ユビキチン-プロテアソーム系	26
ユビキチン陽性封入体	64

■よ

予後	281

■り

理学療法士	194
リハビリテーション	190
リュープロレリン酢酸塩	25
療養生活環境整備事業	326
リルゾール	142
臨床遺伝専門医	94
臨床試験	156

■る

ルーティーン化療法	319

■れ

レスパイト	339, 342
レスパイトケア	151

■ろ

ロボットスーツ HAL	29, 161

■わ

ワイヤレス体内埋込装置	219

■A

ALS functional rating scale-revised （ALSFRS-R）	110
ALS/PDC	9
ALSAQ	115

ALSSQOL-R	115
ALS 患者の生命予後	3
ALS 患者の予後予測	6
ALS 機能重症度分類	222
ALS 集積地	9
ALS の緩和ケア	308
ALS の診断	70
ALS の診断基準	73
Asidan	10
augmentative and alternative communication（AAC）	205
Awaji 基準	75

B

Babinski 徴候	72
behavioral variant FTD（bv FTD）	124
bv FTD 国際診断基準	125
BMAA	10
brachial amyotrophic diplegia（BAD）	40

C

C9orf72	12, 14
C9ORF72	170
C9orf72 遺伝子異常	3
C9ORF72 ジペプチドリピートタンパク	134
CD8 陽性 T 細胞	105
CGRP1	28
Chaddock 反射	72
Chiari I 型奇形	101
cybernic treatment	166

D

D-PEJ	246
diffusion tensor imaging（DTI）	130
DIV: 中心静脈栄養	241

E

electrical impedance myography（EIM）	140
ER-associated degradation	17
ES 細胞	171

F

flail arm syndrome	40, 97
flail leg syndrome	40, 98
frontal assessment battery（FAB）	115
FTD-ALS1（*C9ORF72*）	83
Functional MRI（fMRI）	130
FUS	170
FUS/TLS	56
FUS/TLS の伝播	56
FVC	272
%FVC（%努力性肺活量）	241

H

HAL-ML05	161
HAL 医療用下肢タイプ	161
hand-held dyanometry（HHD）	139
HB9 遺伝子	177
heat shock factor-1（HSF-1）	27
heat shock protein（HSP）	26
histone deacetylase（HDAC）阻害薬	36
Hybrid Assistive Limb（HAL）	29, 161

I

IBM	65
IBMPFD	60
IOC	240
iPS 細胞	168

L

lower motor neuron disease（LMND）	39

350

M

magnetic resonance spectroscopy (MRS)	130
maximal inspiratory pressure: MIP	114
mechanical insufflation/exsufflation (MIE)	288
mechanically assisted coughing	264
miRNA	138
modified Norris scale	110
monomelic amyotrophy	99
motor unit number estimation (MUNE)	140
motor unit number index (MUNIX)	140
mouthpiece ventilation (MPV)	293
MSP	60
MS コンチン	290
multifocal motor neuropathy (MMN)	99

N

NG	240
non invasive ventilation (NIV)	287
non-invasive positive pressure ventilation (NPPV)	261, 270
non-invasive ventilation: NIV	261, 270
nonfluent/agrammatic variant PPA (na PPA)	126

O

oblique amyotrophy	100
optineurin	17

P

peak cough flow (PCF)	114
PEG	245, 277
PEG-J	246

percutaneous endoscopic gastrostomy (PEG)	230
Peroxisome proliferator-activated receptor-γ (PPARγ)	28
PET	130
PMA	39
primary lateral sclerosis (PLS)	40
PRO (patient reported outcome)	161
progressive bulbar palsy (PBP)	99
progressive muscular atrophy (PMA)	99
PTEG	247

Q

QOL	274

R

RNA foci	172
RNA 顆粒	63
RNA 結合蛋白	61
RNA 恒常性	63

S

S100β	137
SBMA	21, 86
SBMA に対する疾患特異的評価スケール (SBMAFRS)	29
SCA36	10
SEIQoL-DW	115
semantic variant PPA (sv PPA)	128
SF-36	115
slow vital capacity (SVC)	140
SMA	39
SMN (survival motor neuron) タンパク質	32
SMN1 遺伝子	32
SMN2 遺伝子	32
Sniff nasal inspiratory pressure (SNIP)	114
SOD1	56, 133

SOD1	14, 86, 170		TDP43	172
SOD1 の伝播	56		TGF-β1	137
SPECT	130		TIV	279
Spinal Cord MRI	130		TIV 導入の意思決定	280
spinal and bulbar muscular atrophy (SBMA)	99		TLS (totally locked-in state)	288
			totally locked-in state (TLS)	208
spinal muscular atrophy (SMA)	31		TPPV	250, 252, 256
splicing 修飾	36		tracheostomy with invasive ventilation (TIV)	270
split hand	98			
SPMA	39		tracheotomy positive pressure ventilation (TPPV)	261
sv PPA 診断基準	128			

■ T

TARDBP	14
TDP-43	14, 135
TDP-43 の伝播	54

■ V

VF: 嚥下造影	241
voxel & surface-based MRI Morphometry (VBM & SBM)	130

神経内科 Clinical Questions & Pearls
運動ニューロン疾患 　　　　　　　　　　　©

発　　行	2017 年 10 月 1 日	1 版 1 刷

シリーズ
監 修 者　　鈴　木　則　宏

編 集 者　　青　木　正　志

発 行 者　　株式会社　　中 外 医 学 社

　　　　　代表取締役　　青　木　　　滋

　　　　　〒 162-0805　東京都新宿区矢来町 62
　　　　　電　　話　　03-3268-2701（代）
　　　　　振替口座　　00190-1-98814 番

印刷・製本/三報社印刷（株）　　　〈RM・MU〉
ISBN 978-4-498-22888-7　　　　Printed in Japan

JCOPY ＜（社）出版者著作権管理機構　委託出版物＞

本書の無断複写は著作権法上での例外を除き禁じられています.
複写される場合は, そのつど事前に, （社）出版者著作権管理機構
（電話 03-3513-6969, FAX 03-3513-6979, e-mail: info@jcopy.
or.jp）の許諾を得てください.